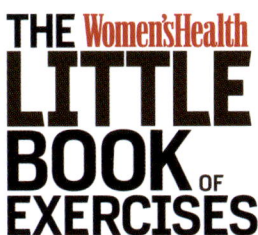

The Women's Health Little Book of Exercises by Adam Campbell
Copyright ⓒ 2014 by Rodale Inc., Emmaus, Pa. U.S.A
All Rights reserved.

Korean Translation edition ⓒ 2016 by CYPRESS
Published by arrangement with RODALE INC., Emmaus, PA. U.S.A
through Bestun Korea Agency, Seoul, Korea.
All Rights reserved.

이 책의 한국어 판권은 베스툰 코리아 에이전시를 통하여
저작권자인 Rodale Inc.와 독점 계약한 싸이프레스에 있습니다.
저작권법에 의해 한국 내에서 보호를 받는 저작물이므로
어떠한 형태로든 무단 전재와 무단 복제를 금합니다.

전 세계 100만 여성이 선택한 최고의 다이어트 가이드!

우먼즈헬스 빅북
핵심판

아담 캠벨(우먼즈헬스 피트니스 디렉터) 지음 | 김승환 옮김

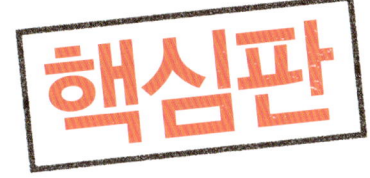

THE Women'sHealth
LITTLE
BOOK OF
EXERCISES

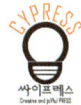
쌔이프레스

Prologue
꿈이 현실이 된다!

이 책은 지금 이 책을 펼친 당신과 같은 여성들을 위해 제작되었다. 두꺼운 뱃살에 꽁꽁 감춰진 복근을 발견하고 싶다거나, 중력의 법칙에 따라 하염없이 처지는 군살에게 이별을 고하고 싶다거나, 비키니가 어울리는 탄탄한 몸을 만들고 싶다거나, 좋아하는 운동을 더 잘하기 위해 기초 체력을 키우고 싶은 여성 등 건강한 몸을 가지고 싶은 모든 여성들에게 이 책은 최고의 선택이 될 것이다.

책 제목의 '핵심판'과 'Little'이라는 단어를 오해하면 안 된다. 이 책은 세계적으로 빅히트를 기록한 『우먼즈헬스 빅북 The Women's Health Big Book of Exercises』의 당돌한 동생 격으로, 『우먼즈헬스 빅북』의 핵심 내용들만 골라 담아 휴대가 편한 작은 크기의 새로운 버전으로 탄생했다. 운동 사진과 동작 설명만 봐도 충분히 이해할 수 있어 동작을 외울 필요가 없으며, 동작을 한눈에 체크할 수 있다는 장점이 있다.

가슴 근육을 시작으로 주요 근육별로 챕터가 나누어져 있고, 각 챕터는 기본동작은 물론 다양한 응용동작들을 소개하고 있다. 기본동작과 응용동작을 같이 실시하면 근육이 다양한 방식으로 자극되기 때문에 예쁜 근육을 만드는 동시에 근력을 효과적으로 키울 수 있다. 또한 전신 운동 챕터는 여러 개의 큰 근육을 동시에 강화한다. 그렇기 때문에 실시할 운동의 가짓수가 적고, 상대적으로 짧은 시간 안에 많은 칼로리를 소모하면서 대사량을 증가시킬 수 있다. 온몸을 움직이기 때문에 심혈관계통도 매우 활성화된다. 전신 운동은 이런 특성이 있기 때문에 시간이 부족한 사람은 물론 운동을 즐기는 사람에게도 좋다.

각 부위별 운동과 전신 운동 챕터가 끝나면 마지막 챕터에서는 '최고의 운동 프로그램 15가지'를 소개한다. 이 챕터는 당신의 몸을 과거와는 완전히 다르게 바꿔 줄 기적 같은 운동 프로그램들을 담고 있다. 다양한 개인 목적에 따른 맞춤형 프로그램을 실시하면 꿈에 그리던 날씬하고 섹시한 몸매를 가질 수 있을 것이다.

그럼 지금부터 꿈을 현실로 만들어보자!

우먼즈헬스 피트니스 수석 디렉터
아담 캠벨 Adam Campbell

Contents

Prologue: 꿈이 현실이 된다!　　　　　　　　　　　　　　4
Chapter 1: 가슴 운동　　　　　　　　　　　　　　　　8
Chapter 2: 등 운동　　　　　　　　　　　　　　　　　32
Chapter 3: 어깨 운동　　　　　　　　　　　　　　　　64
Chapter 4: 팔 운동　　　　　　　　　　　　　　　　　80
Chapter 5: 허벅지 앞쪽과 종아리 운동　　　　　　　　100
Chapter 6: 허벅지 뒤쪽과 엉덩이 운동　　　　　　　　128
Chapter 7: 코어 운동　　　　　　　　　　　　　　　154
Chapter 8: 전신 운동　　　　　　　　　　　　　　　184
Chapter 9: 워밍업　　　　　　　　　　　　　　　　190
Chapter 10: 최고의 운동 프로그램 15가지　　　　　　204
　• 베스트 체중 운동 프로그램 : 어디에서나 가능한 자유 운동 프로그램　208
　• 군살 제거 프로그램 : 지방 연소, 탄탄한 몸, 체형 변화를 위한 프로그램　210
　• 팔 라인 만들기 프로그램 : 이두근, 삼두근은 물론 전신에 효과적인 프로그램　213

- **여름 대비 비키니 프로그램** : 해변에서의 멋진 몸을 위한 6주 프로그램 **214**
- **마지막 5킬로그램 감량 프로그램** : 마지막까지 잘 안 빠지는 군살 제거 프로그램

  216
- **섹시 복근 프로그램** : 뱃살을 빼고 모양을 다듬는 프로그램 **218**
- **척추 건강 프로그램** : 건강한 척추를 위한 7분 프로그램 **219**
- **칼로리 폭발 프로그램** : 휴식시간을 최소화한 지방 제거 프로그램 **220**
- **근육질&슬림 바디 프로그램** : 신진대사량을 극대화하는 프로그램 **224**
- **시간 절약형 심혈관계 운동 프로그램** : 심폐 능력 강화 및 군살 제거 프로그램 **226**
- **굿바이 체지방 프로그램** : 체지방을 날려버리는 파워 프로그램 **228**
- **20초 핫 프로그램** : 격렬한 타바타 운동 응용 프로그램 **230**
- **트리플 세트 토치 프로그램** : 예쁜 팔, 다리, 배를 가장 빨리 만드는 프로그램 **232**
- **베스트 15분 운동 프로그램** : 빠르게 끝내는 자유 운동 프로그램 **234**
- **미드 스파르타쿠스 프로그램** : 인기 미드 〈스파르타쿠스SPARTACUS〉 출연 배우들을 훈련시킨 바로 그 프로그램 **236**

운동 및 음식 체크표 **238**

Chapter 1: 가슴 운동

Chest

대부분의 여성은 가슴 근육을 강화하는 데 큰 관심이 없다. 하지만 여성들에게도 가슴 운동이 필요하다. 가슴 운동은 상체 근력을 향상시키는 최고의 방법이기 때문이다. 가슴 근육 운동들은 삼각근(어깨 곡선을 만드는 근육)과 삼두근의 모양과 탄력을 만드는 데에도 큰 도움이 되므로, 가슴뿐만 아니라 어깨와 팔 라인을 만들 수도 있다. 만약 누군가 상체를 날씬하게 만들면서 근력까지 강해지는 것은 불가능하다고 말한다면, 가슴 운동이 그 해답이라고 말해주자.

가슴 근육이 발달하면 더 많은 칼로리를 소비하게 된다. 가슴 운동을 안 한다면 칼로리 소비는 포기하는 편이 낫다고 할 만큼 가슴 근육의 칼로리 소비는 어마어마하다. 그리고 또 한 가지 중요한 사실은 바로 규칙적인 가슴 운동이 복부 지방을 없애는 데에도 도움이 된다는 것이다.

가슴 운동의 보너스 효과

- **가슴 탄력 업:** 완벽한 자세와 균형 잡힌 가슴 근육은 가슴을 업 시킨다. 가슴 운동을 할 때는 가슴을 항상 천장을 향해 활짝 펴는 느낌을 갖는다.
- **스윙 능력 향상:** 테니스의 포핸드 스트로크나 다른 라켓 스포츠의 동작은 빠른 스윙 스피드를 요하므로 강한 가슴 근육과 코어 근육이 필요하다.
- **코어 근육 향상:** 푸시업은 가슴 근육만 강화하는 것이 아니다. 코어 근육도 함께 발달한다.

가슴을 이루는 근육들

대흉근 Pectoralis Major

대흉근[1]은 가슴을 이루는 가장 큰 근육으로 몸의 중심선을 향해 양팔을 잡아당기는 역할을 한다. 벤치 프레스를 생각해보자. 벤치 프레스에서 바벨을 몸통에서 멀리 밀어내는 동작을 취하면 팔 위쪽이 가슴 중심선에 가까이 오면서 팔이 펴진다. 이런 동작이 나오는 이유는 대흉근이 상완골의 안쪽에 붙어 있기 때문이다. 그러므로 대흉근이 수축하면서 대흉근을 이루고 있는 근섬유의 길이가 짧아지면 상완이 대흉근의 시작지점인 가슴 중심 부위로 다가가는 것이다.

푸시업이나 벤치 프레스가 가슴을 강화하는 데 가장 좋은 이유는 바로 이 때문이다. 예를 들어, 벤치 프레스를 할 때 손으로 중량을 잡으면 상완을 통해 그 중량이 가슴으로 전해지고 가슴 근육이 더욱 강하게 수축한다. 그리고 그 결과 가슴이 더욱 크고 단단해진다.

대흉근에서 흉골 부분에 있는 근육들을 합쳐 일반적으로 아랫가슴이라고 한다.

대흉근에서 쇄골 부위를 이루는 근섬유를 보통 윗가슴이라고 한다.

대흉근의 시작지점은 쇄골[2], 흉골[3], 늑골[4](흉골 바로 아래) 이렇게 3곳이다.

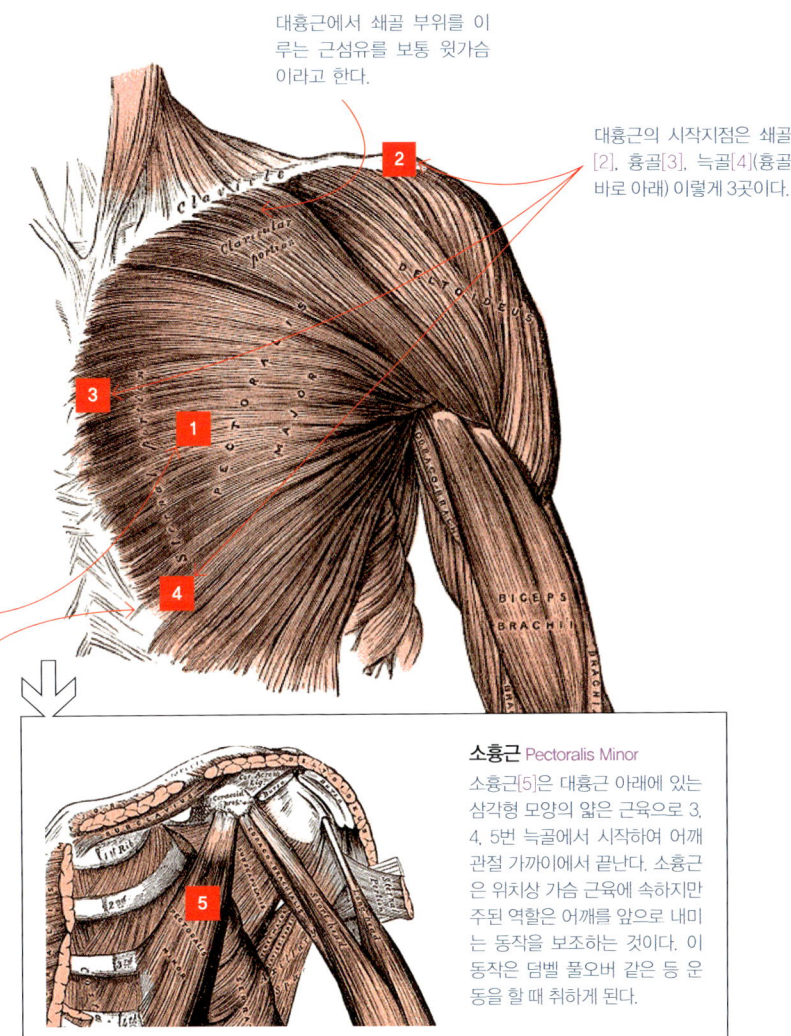

소흉근 Pectoralis Minor

소흉근[5]은 대흉근 아래에 있는 삼각형 모양의 얇은 근육으로 3, 4, 5번 늑골에서 시작하여 어깨 관절 가까이에서 끝난다. 소흉근은 위치상 가슴 근육에 속하지만 주된 역할은 어깨를 앞으로 내미는 동작을 보조하는 것이다. 이 동작은 덤벨 풀오버 같은 등 운동을 할 때 취하게 된다.

가슴 푸시업 PUSHUPS

이번 장에서는 47가지 가슴 운동을 소개한다. 각 부위별 섹션의 앞부분에는 기본동작으로 지정된 운동이 나온다. 이 동작은 다양한 응용동작의 기본이 되는 동작이기 때문에 확실히 자신의 것으로 만들어야 한다.

푸시업

푸시업의 목표 근육은 대흉근이지만 전면 삼각근과 상완삼두근 역시 동시에 강화할 수 있다. 삼각근과 상완삼두근은 푸시업의 모든 응용동작에서 보조적인 역할을 한다. 그리고 그 밖에도 승모근, 전거근, 복근, 회전근개 등이 동시에 수축하여 동작을 취하는 동안 어깨, 몸통, 골반을 잡아준다.

기본동작
푸시업 Pushup

- 팔을 어깨너비보다 팔을 약간 넓게 벌린 상태에서 팔이 어깨와 일직선이 되도록 아래로 뻗고 손바닥을 바닥에 붙인다.

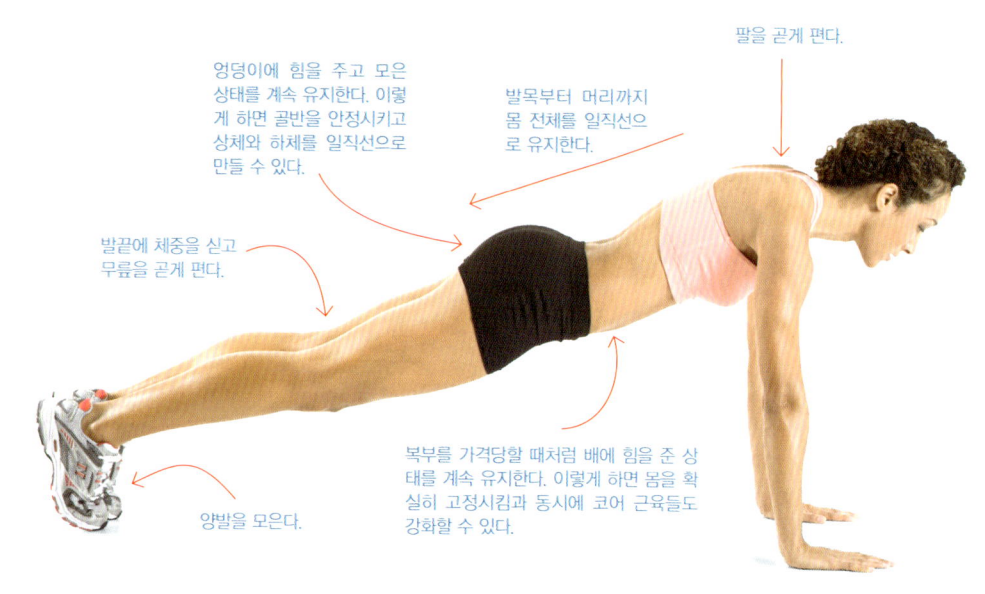

엉덩이에 힘을 주고 모은 상태를 계속 유지한다. 이렇게 하면 골반을 안정시키고 상체와 하체를 일직선으로 만들 수 있다.

발목부터 머리까지 몸 전체를 일직선으로 유지한다.

팔을 곧게 편다.

발끝에 체중을 싣고 무릎을 곧게 편다.

양발을 모은다.

복부를 가격당할 때처럼 배에 힘을 준 상태를 계속 유지한다. 이렇게 하면 몸을 확실히 고정시킴과 동시에 코어 근육들도 강화할 수 있다.

Chapter 1

운동의 왕, 푸시업

푸시업과 벤치 프레스 같은 가슴 운동은 가슴, 어깨, 삼두근을 강화하는데, 푸시업은 이 외에도 코어 근육, 등 상부, 등 하부, 둔근까지 강화한다. 그래서 푸시업은 전신 운동이라고 봐도 무방하다. 더 나아가 벤치 프레스와는 달리 완벽한 자세로 푸시업을 실시하면 어깨도 더 건강해진다. 이렇게 기억하자. 푸시업은 몸 전면뿐만 아니라 전신을 강화하는 운동이라는 사실을!

75

미국체력단련협회NSCA의 연구에 의하면, 기본 푸시업을 실시할 때는 체중의 75%를 들어 올리게 된다.

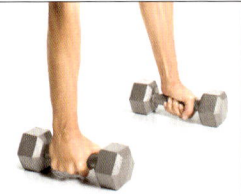

손목 보호
바닥에 손바닥을 대고 푸시업을 할 때 손목에 무리가 간다면 육각 덤벨을 활용한다. 육각 덤벨을 쓰면 손목 관절이 지면과 수직을 이루기 때문에 손목을 보호할 수 있다.

B
- 가슴이 바닥에 거의 닿을 때까지 팔꿈치를 구부리면서 몸을 내린다.
- 최저지점에서 잠시 멈춘 다음, 팔꿈치를 펴면서 최대한 빨리 시작 자세로 돌아간다.
- 동작을 취하는 도중에 엉덩이가 처지거나 너무 올라오면 자세가 망가진 것이다. 이때는 더 이상 반복하지 말고 세트를 마친다.

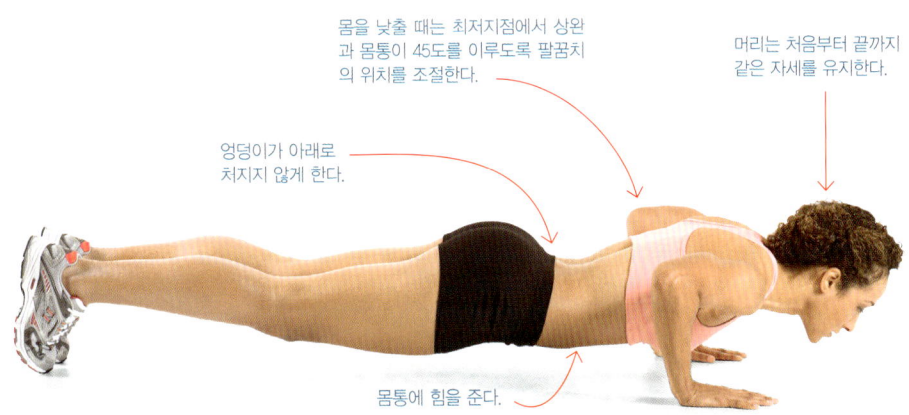

몸을 낮출 때는 최저지점에서 상완과 몸통이 45도를 이루도록 팔꿈치의 위치를 조절한다.

머리는 처음부터 끝까지 같은 자세를 유지한다.

엉덩이가 아래로 처지지 않게 한다.

몸통에 힘을 준다.

가슴   푸시업 PUSHUPS

응용동작 #1
인클라인 푸시업
Incline Pushup

- 손바닥을 바닥 대신 상자나 벤치에 올린다. 손의 위치가 높아지면 들어 올려야 할 체중이 줄어들기 때문에 운동이 좀 더 쉬워진다.

> 간이 계단을 사용 할 때는 근력이 향상될수록 낮은 계단으로 옮겨간다.

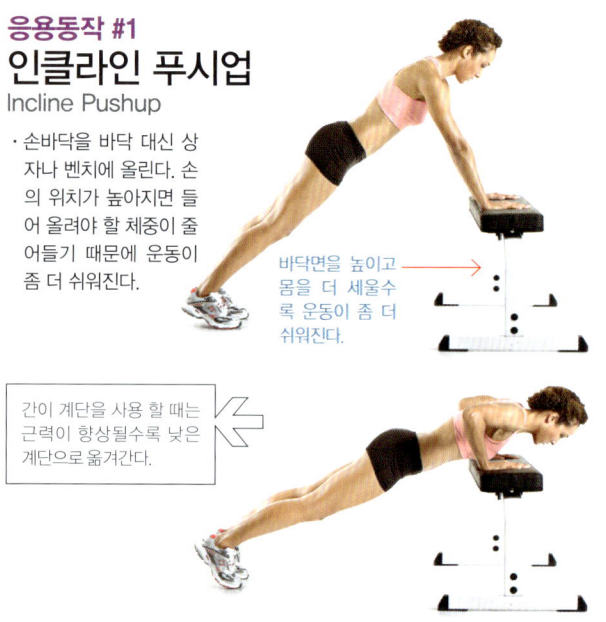

바닥면을 높이고 몸을 더 세울수록 운동이 좀 더 쉬워진다.

응용동작 #2
변형 푸시업
Modified Pushup

- 무릎을 구부려 바닥에 대고 발목을 교차시킨 상태로 실시한다. 변형 푸시업 역시 기본 푸시업보다는 난이도가 낮다.

변형 푸시업은 체중의 65%를 들어 올리는 운동이다.

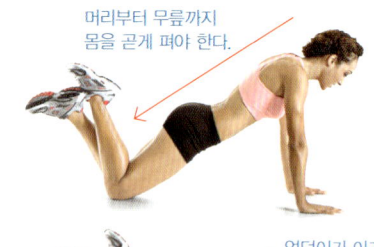

머리부터 무릎까지 몸을 곧게 펴야 한다.

엉덩이가 아래로 처지지 않게 한다.

응용동작 #3
디클라인 푸시업
Decline Pushup

- 발을 상자나 벤치에 올린 상태로 실시한다. 디클라인 푸시업은 들어 올려야 할 체중이 늘어나기 때문에 기본 푸시업보다 난이도가 높다.

> **어깨 강화**
> 텍사스의 학자들에 의하면, 디클라인 푸시업은 기본 푸시업에 비해 어깨를 안정시키는 근육들이 더 많이 사용된다.

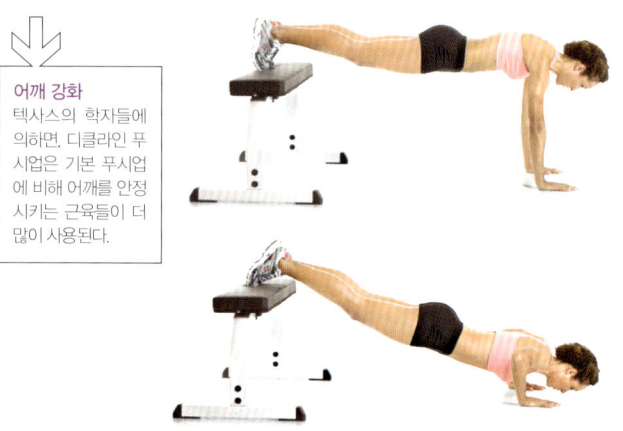

응용동작 #4
싱글-레그 디클라인 푸시업
Single-Leg Decline Pushup

- 한 발을 상자나 벤치에 올리고 다른 발을 들어 올린 상태로 실시한다.

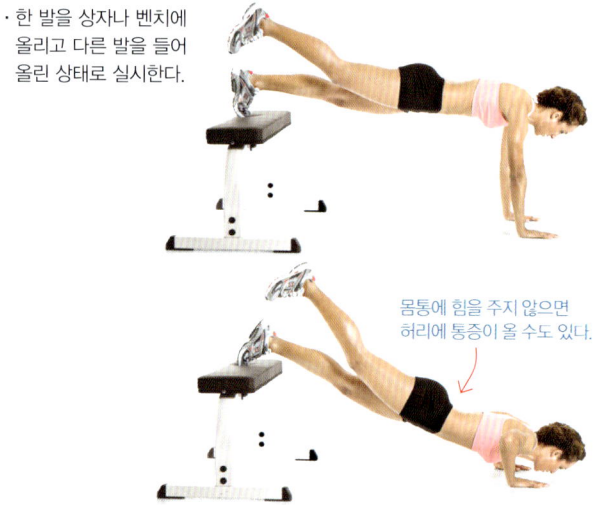

몸통에 힘을 주지 않으면 허리에 통증이 올 수도 있다.

Chapter 1

응용동작 #5
스위스볼 디클라인 푸시업
Swiss-Ball Decline Pushup

A
- 스위스볼 위에 발을 올린 자세에서 동작을 실시한다.

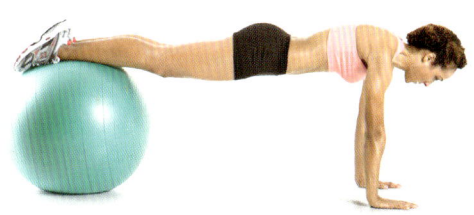

B
- 팔꿈치를 구부리면서 몸을 최대한 낮게 내린다. 이때 엉덩이가 처져서는 안 된다.

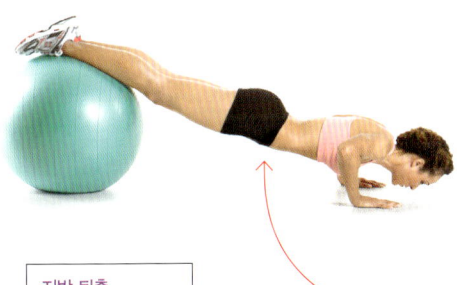

지방 퇴출
캐나다의 한 연구에 의하면, 푸시업은 지방을 감량하기에 운동량이 충분한지를 알아볼 수 있는 지표가 된다. 연구진은 푸시업 능력이 모자라는 사람들은 향후 20년 동안 체중이 10킬로그램 증가할 가능성이 78%나 높다는 사실을 발견했다.

공은 불안정하기 때문에 몸통 근육에 힘이 더 많이 들어간다. 그에 따라 운동의 난이도 높아진다.

응용동작 #6
스택드-피트 푸시업
Stacked-Feet Pushup

- 한쪽 발끝을 반대쪽 뒤꿈치에 올리고, 아래쪽 발로만 체중을 지탱한다.

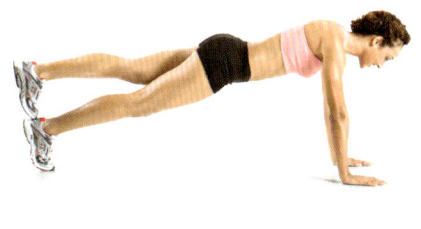

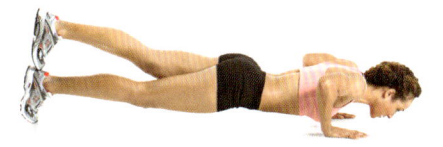

응용동작 #7
웨이티드 푸시업
Weighted Pushup

- 등 상부, 어깻죽지 부근에 중량을 올린 상태로 동작을 취한다. 이 운동은 중량을 올려줄 보조자가 필요하다.

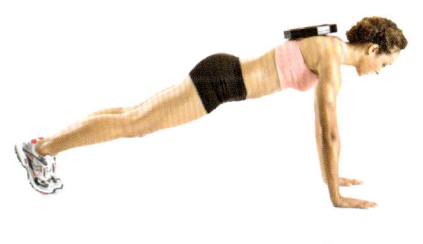

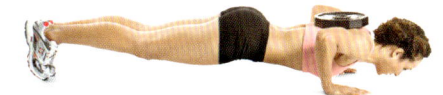

보조자가 없을 경우, 옷을 입고 주머니에 중량을 채우거나 등에 쇠사슬을 올릴 수도 있다.

푸시업 난이도

가장 어려움

9. 스위스볼 푸시업

8. 보수 푸시업

7. 싱글-레그 디클라인 푸시업

6. 스위스볼 디클라인 푸시업

5. 디클라인 푸시업

4. 스택드-피트 푸시업

3. 푸시업

2. 인클라인 푸시업

1. 변형 푸시업

가장 쉬움

가슴 | 푸시업 PUSHUPS

응용동작 #8
트리플-스톱 푸시업
Triple-Stop Pushup

- 아래 그림의 각 지점에서 2초 동안 멈춘다는 점을 제외하면 기본 푸시업과 동작이 같다.

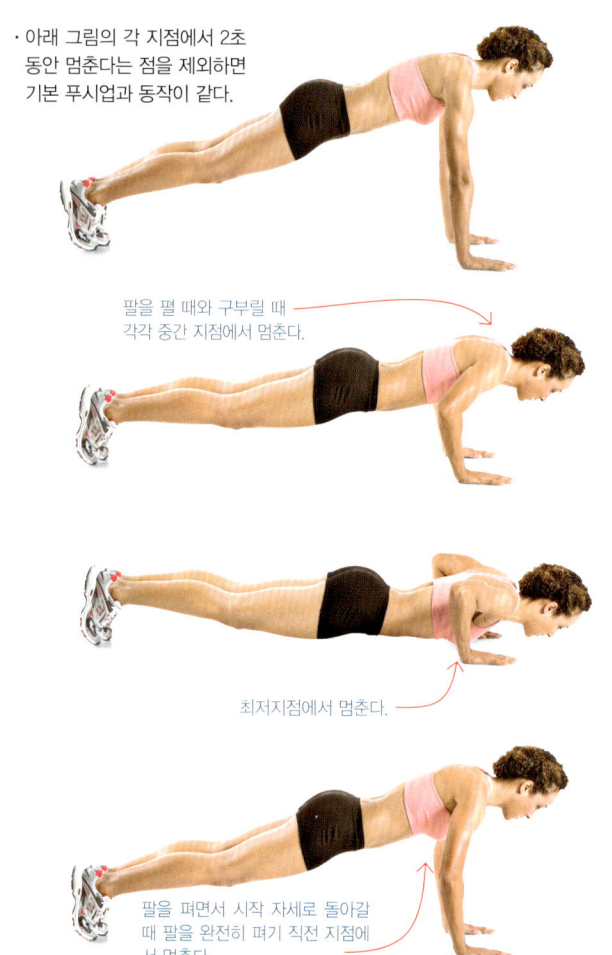

팔을 펼 때와 구부릴 때 각각 중간 지점에서 멈춘다.

최저지점에서 멈춘다.

팔을 펴면서 시작 자세로 돌아갈 때 팔을 완전히 펴기 직전 지점에서 멈춘다.

멈춤 효과
각 지점에서 잠시 멈추는 동작을 취하면 해당 관절 각도와 움직이는 방향으로 10도 각도마다 근력이 증가하기 때문에 어떤 각도에서도 약점이 없어진다. 뿐만 아니라 근육에 긴장을 가하는 시간이 길어지기 때문에 근육의 성장을 지속적으로 유발할 수 있다.

응용동작 #9
와이드-핸드 푸시업
Wide-Hands Pushup

- 손을 어깨너비의 2배로 벌린다.

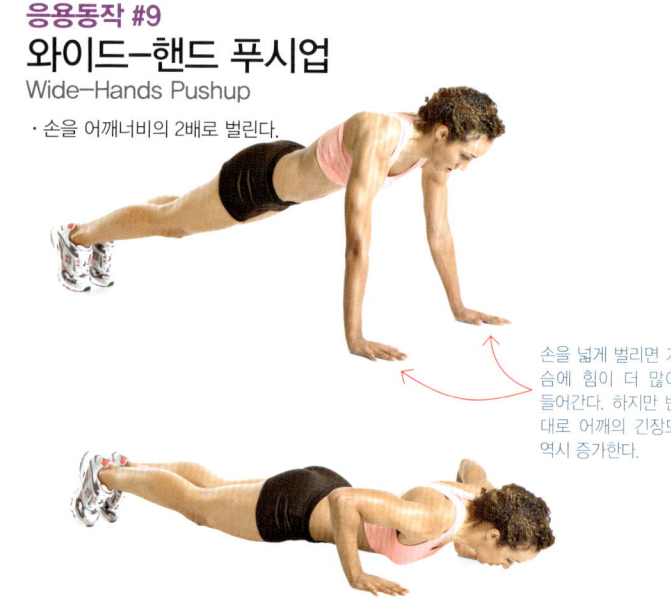

손을 넓게 벌리면 가슴에 힘이 더 많이 들어간다. 하지만 반대로 어깨의 긴장도 역시 증가한다.

응용동작 #10
클로즈-핸드 푸시업
Close-Hands Pushup

- 어깨 바로 아래에 손을 위치시킨다.

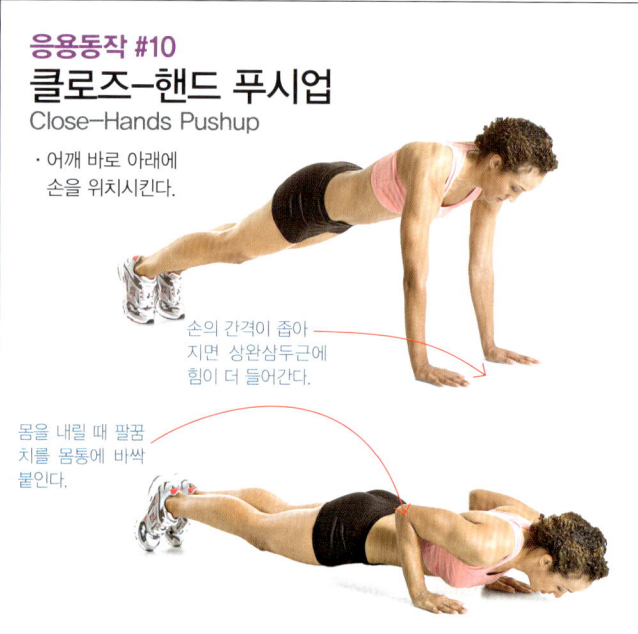

손의 간격이 좁아지면 상완삼두근에 힘이 더 들어간다.

몸을 내릴 때 팔꿈치를 몸통에 바싹 붙인다.

Chapter 1

응용동작 #11
스태거드-핸드 푸시업
Staggered-Hands Pushup

- 한손은 기본 푸시업 위치에 놓고 다른 손은 약간 앞으로 뻗는다.

손을 이렇게 앞뒤로 교차시키면 몸통과 어깨 근육에 더 큰 자극을 줄 수 있다.

각 세트마다 양손의 위치를 바꾼다.

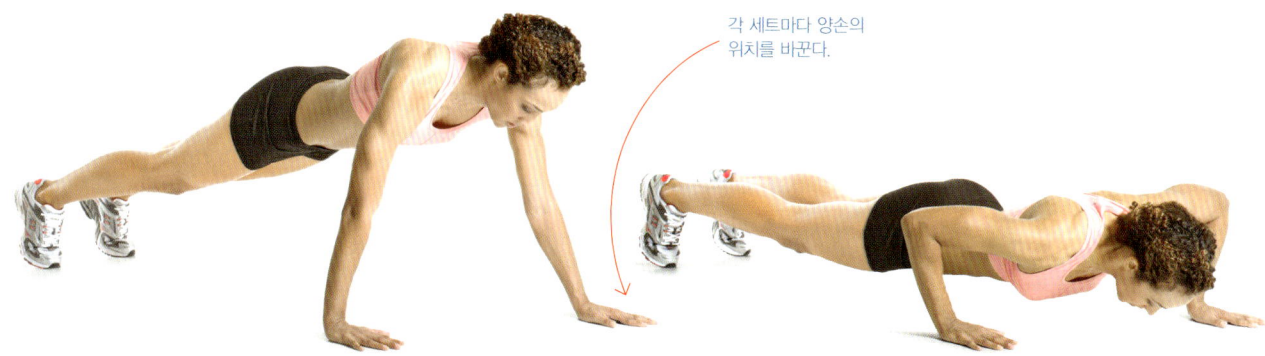

응용동작 #12
스파이더맨 푸시업
Spiderman Pushup

- 기본 푸시업 자세를 취한다.

- 팔꿈치를 구부려 지면을 향해 몸을 내릴 때, 오른발을 지면에서 떼고 오른쪽 무릎이 팔꿈치에 닿을 정도로 무릎을 끌어올리면서 오른쪽 다리 전체를 바깥쪽으로 내민다.
- 오른쪽 다리를 원위치로 돌린 다음, 팔꿈치를 펴면서 시작 자세로 돌아간다. 그 다음에는 동일한 요령으로 왼쪽 다리를 움직인다. 이 동작을 계속 반복한다.

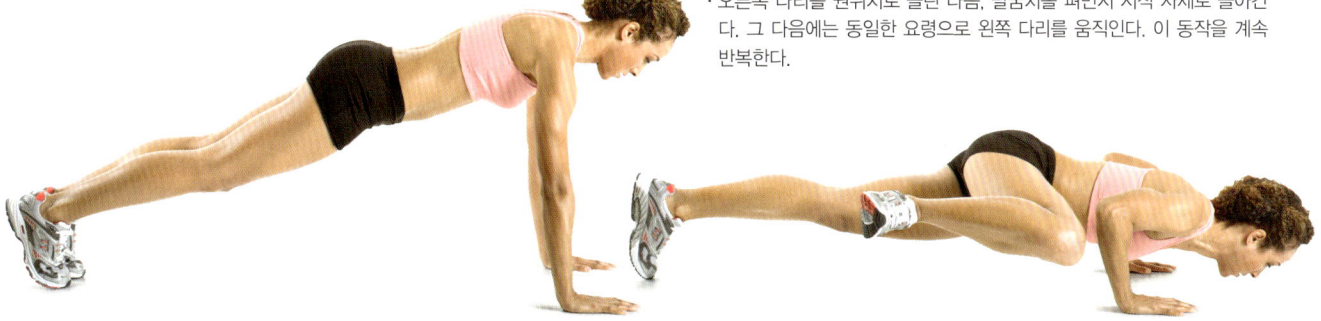

가슴 | 푸시업 PUSHUPS

응용동작 #13
스위스볼 푸시업
Swiss-Ball Pushup

- 손을 바닥 대신 스위스볼 위에 올린다.

상완삼두근 공략
이 운동은 기본 푸시업보다 상완삼두근에 힘이 약 30% 더 들어간다. 스위스볼은 불안정하기 때문에 상완삼두근에 힘을 줘야 팔꿈치와 어깨관절을 안정시킬 수 있다. 그 결과 더 많은 상완삼두근 근섬유를 동원하게 된다.

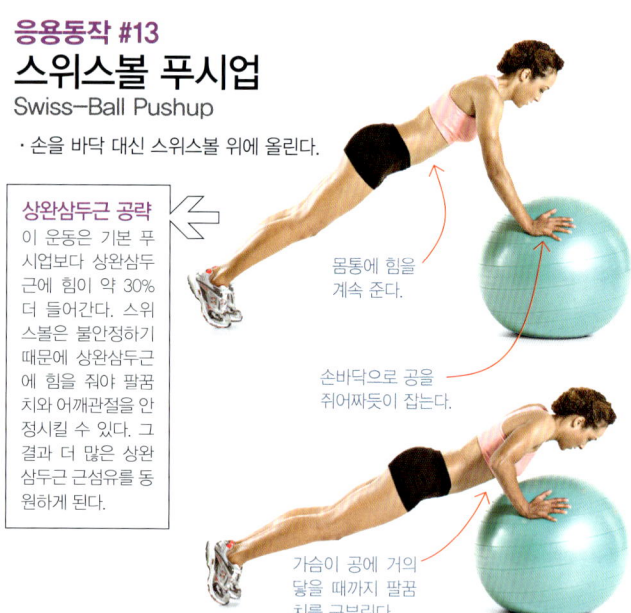

- 몸통에 힘을 계속 준다.
- 손바닥으로 공을 쥐어짜듯이 잡는다.
- 가슴이 공에 거의 닿을 때까지 팔꿈치를 구부린다.

응용동작 #14
메디신볼 푸시업
Medicine-Ball Pushup

- 양손을 메디신볼 위에 올린다.

복근 공략
뉴질랜드 연구진이 밝힌 바에 따르면, 스위스볼이나 메디신볼처럼 불안정한 물체 위에 손을 올린 상태로 푸시업을 실시하면 복근을 비롯한 코어 근육에 힘이 20% 더 들어간다.

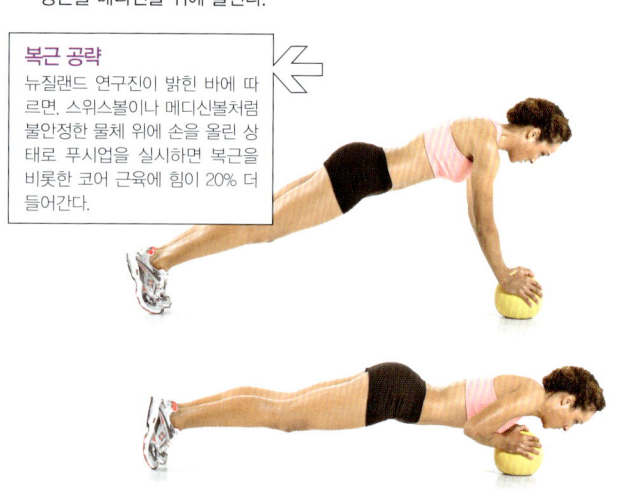

응용동작 #15
싱글-암 메디신볼 푸시업
Single-Arm Medicine-Ball Pushup

- 메디신볼 위에 한 손을 올린다.

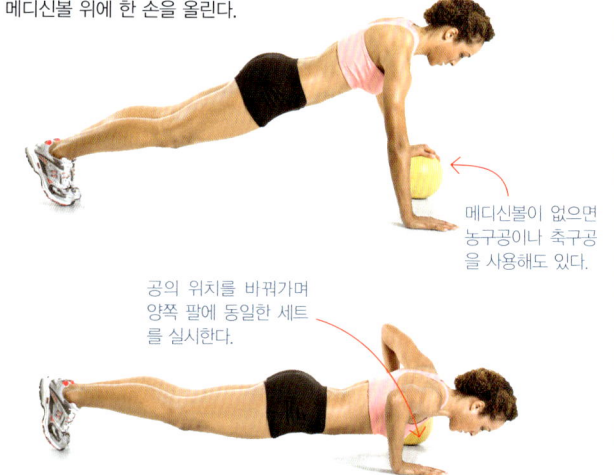

- 메디신볼이 없으면 농구공이나 축구공을 사용해도 있다.
- 공의 위치를 바꿔가며 양쪽 팔에 동일한 세트를 실시한다.

응용동작 #16
투-암 메디신볼 푸시업
Two-Arm Medicine-Ball Pushup

- 양손을 각각 메디신볼 위에 올린다.

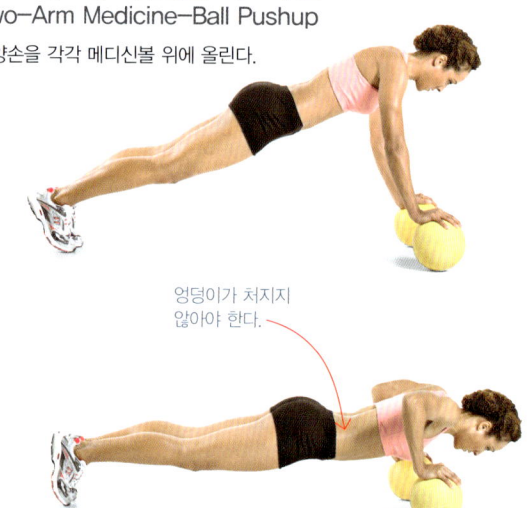

- 엉덩이가 처지지 않아야 한다.

Chapter 1

응용동작 #17
T-푸시업
T-Pushup

A
- 기본 푸시업의 손바닥 위치에 육각 덤벨을 놓는다.
- 양손으로 각각 육각 덤벨을 잡고 기본 푸시업 자세를 취한다.

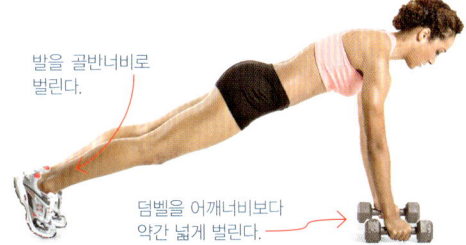

발을 골반너비로 벌린다.

덤벨을 어깨너비보다 약간 넓게 벌린다.

B
- 팔꿈치를 구부리면서 몸을 내린다.

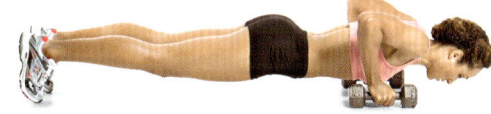

C
- 시작 자세로 돌아갈 때, 오른쪽 팔꿈치를 구부려 몸통 쪽으로 당기면서 오른쪽 몸통을 위쪽으로 회전시킨다. 그 다음 오른손에 든 덤벨이 어깨 바로 위에 오도록 팔꿈치를 완전히 편다.
- 덤벨을 내리면서 시작 자세로 돌아간 다음, 왼쪽도 동일한 요령으로 반복한다.

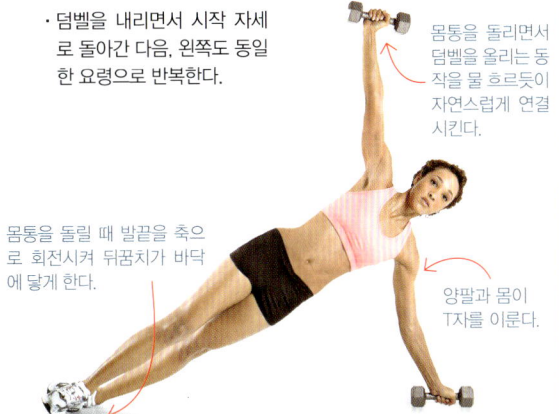

몸통을 돌리면서 덤벨을 올리는 동작을 물 흐르듯이 자연스럽게 연결시킨다.

몸통을 돌릴 때 발끝을 축으로 회전시켜 뒤꿈치가 바닥에 닿게 한다.

양팔과 몸이 T자를 이룬다.

응용동작 #18
유도 푸시업
Judo Pushup

A
- 우선 기본 푸시업 자세를 취한 다음, 발을 약간 앞으로 전진시켜 몸이 역 V자 모양이 되도록 엉덩이를 위로 올린다.

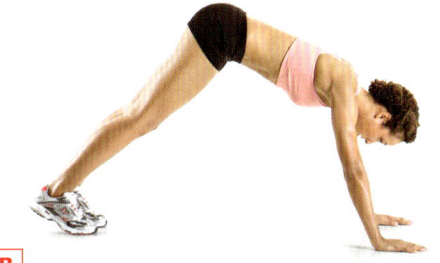

B
- 엉덩이를 든 상태를 유지하면서 턱이 바닥에 거의 닿을 정도로 팔꿈치를 구부려 몸을 내린다.

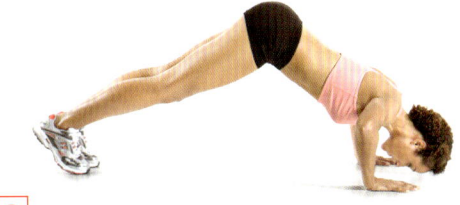

C
- 골반이 바닥에 거의 닿을 때까지 엉덩이를 내림과 동시에 팔꿈치를 펴면서 천정을 향해 머리와 어깨를 들어 올린다. 동작을 거꾸로 돌려 시작 자세로 돌아간 후 전체 동작을 반복한다.

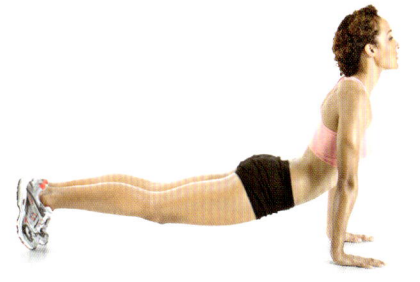

푸시업 횟수 늘리기

푸시업 기본동작이 어렵다면 응용동작 #1의 인클라인 푸시업을 시도해보자. 만약 이것도 힘들다면 약간의 트릭을 써보자. 파워랙(p.77 참조)에 가슴 높이 정도에 바를 설치한다. 그 다음 바에 손을 대고 푸시업 자세를 취한다. 그러면 몸이 인클라인 푸시업 자세보다 수직에 가깝게 된다. 그리고 완벽한 푸시업 자세를 유지하면서 12회를 실시한다. 횟수를 더 할 수 있다면 바의 높이는 한 칸 낮추어 반복하고, 이런 식으로 바의 높이를 계속 낮춰가며 도전해간다. 12회를 할 수 없을 때에는 바의 높이를 한 칸 높이고 다시 실시한다.

가슴 　푸시업 PUSHUPS

응용동작 #19
익스플로시브 푸시업
Explosive Pushup

- 팔꿈치를 구부리면서 몸을 내린 다음 손바닥이 바닥에서 떨어질 정도로 팔꿈치를 강하게 펴면서 몸을 들어 올린다.

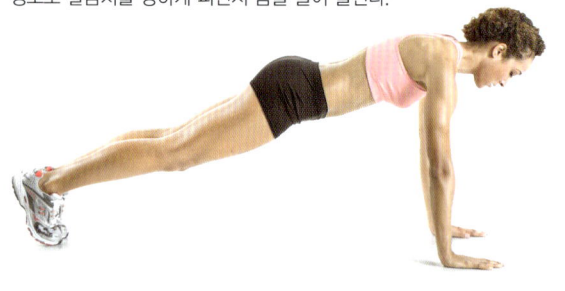

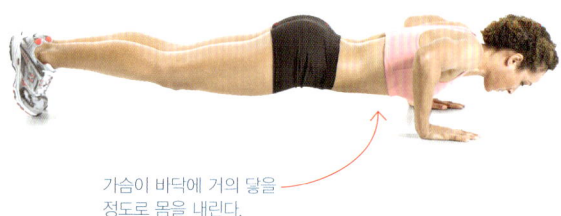

가슴이 바닥에 거의 닿을 정도로 몸을 내린다.

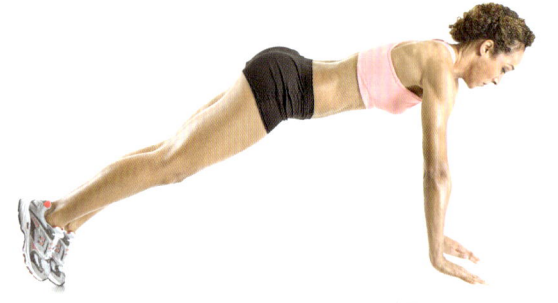

응용동작 #20
아이소–익스플로시브 푸시업
Iso–Explosive Pushup

- 최저지점에서 5초 동안 멈춘다는 점 외에는 익스플로시브 푸시업과 동작이 같다. 최저지점에서 동작을 멈추면 근육의 탄성이 완전히 제거되기 때문에 속근 섬유를 최대한 많이 활성화할 수 있다. 속근은 근력과 근육의 크기를 키우는 데 가장 좋은 근섬유이다.

응용동작 #21
익스플로시브 크로스오버 푸시업
Explosive Crossover Pushup

A
- 왼손은 바닥을 짚고, 오른손은 중량원판 위에 올린다.

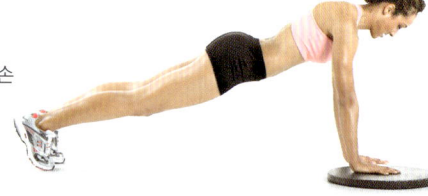

B
- 바닥을 향해 몸을 내린다.

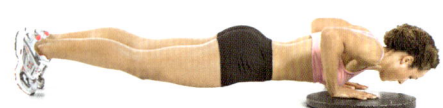

C
- 바닥에서 손이 떨어질 정도로 강하게 팔을 펌과 동시에 몸 전체를 오른쪽으로 튼다.

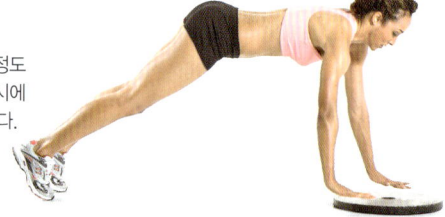

D
- 착지 시점에는 왼손이 중량 원판 위에 있고, 오른손은 바닥을 짚어야 한다.

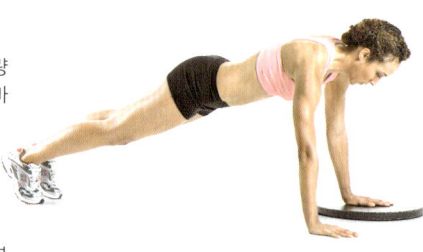

E
- 이 상태에서 팔꿈치를 구부리면서 몸을 내리고, 이번에는 오른손이 중량원판 위에 오도록 방향을 바꾸어 반복한다.

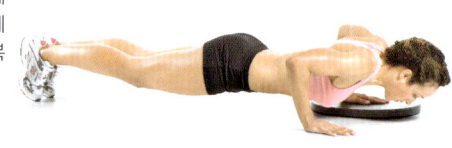

이렇게 각도를 전환하는 동작을 취하면 상완이 몸의 중심선을 향해 움직인다. 이 동작은 가슴의 최대 근육인 대흉근이 자아내는 주된 동작이기도 하다.

18

Chapter 1

응용동작 #22
보수 푸시업
Bosu Pushup

- 보수볼의 평평한 부분이 위로 오도록 보수볼을 뒤집은 상태에서 양쪽 모서리를 잡는다.

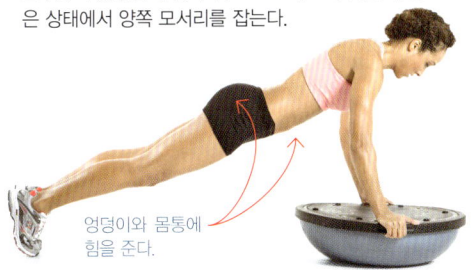

엉덩이와 몸통에 힘을 준다.

가슴이 보수볼의 평평한 부분에 거의 닿을 때까지 몸을 내린다.

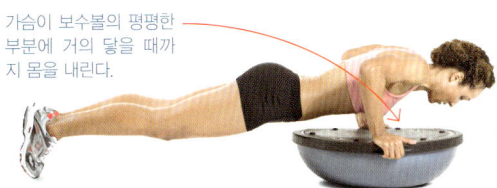

응용동작 #23
서스펜디드 푸시업
Suspended Pushup

 A
- 스트랩에 손잡이를 부착하고 단단한 바에 고정시킨다. 이때 손잡이는 바닥 바로 위에 위치한다.

 B
- 상완이 팔꿈치 아래에 올 때까지 몸을 내린다.

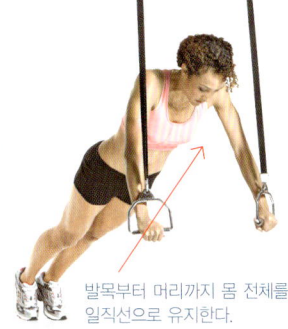

발목부터 머리까지 몸 전체를 일직선으로 유지한다.

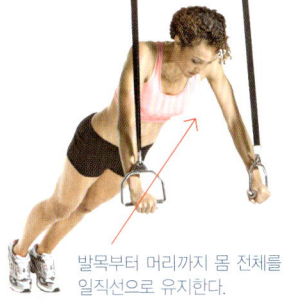

스트랩 효과

캐나다 연구진에 의하면, 스트랩에서 푸시업을 실시하면 복근과 등 상부 근육들의 활성도가 높아진다. 하지만 허리의 긴장도 역시 덩달아 올라간다는 단점도 있다. 이때 척추를 보호하려면 몸을 내리거나 올리는 동작을 취할 때 몸통과 엉덩이에 힘을 강하게 준 상태를 일정하게 유지해야 한다.

응용동작 #24
푸시업과 로우
Pushup and Row

A
- 기본 푸시업의 손바닥 위치에 육각 덤벨을 놓는다.
- 양손으로 각각 육각 덤벨을 잡고 기본 푸시업 자세를 취한다.

B
- 팔꿈치를 구부려 몸을 내리고 최저지점에서 잠시 멈춘 다음, 팔꿈치를 다시 펴면서 시작 자세로 돌아간다.

C
- 시작 자세로 돌아간 다음 가슴을 향해 덤벨을 잡아당긴다.
- 덤벨을 최대한 잡아당긴 지점에서 잠시 멈춘 다음, 다시 덤벨을 내리고 왼쪽도 동일한 요령으로 실시한다. 양쪽을 한 번씩 마친 상태가 1회 반복이다.

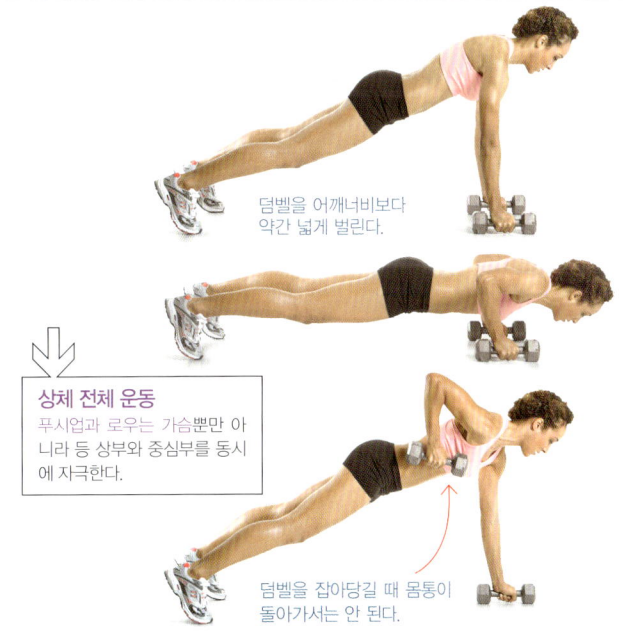

덤벨을 어깨너비보다 약간 넓게 벌린다.

상체 전체 운동
푸시업과 로우는 가슴뿐만 아니라 등 상부와 중심부를 동시에 자극한다.

덤벨을 잡아당길 때 몸통이 돌아가서는 안 된다.

가슴 프레스 PRESSES

프레스

프레스 운동의 목표 근육은 가슴에서 가장 큰 근육인 대흉근이다. 하지만 대부분의 동작들이 전면 삼각근과 상완삼두근을 동시에 자극한다. 삼각근과 상완삼두근은 모든 프레스 운동에서 보조적인 역할을 하기 때문이다. 또한 어깨 주변 근육들과 승모근 역시 어깨 관절을 안정시키는 역할을 하기 때문에 동시에 강화할 수 있다.

기본동작
바벨 벤치 프레스
Barbell Bench Press

A
- 바벨을 어깨너비보다 약간 넓게 오버핸드 그립으로 잡는다. 그 상태에서 팔을 완전히 펴고 바벨이 가슴뼈 위쪽 높이에 오도록 위치시킨다.

> **트레이너의 조언**
> 바벨을 들어 올릴 때는 몸에서 바벨을 밀어낸다기보다는 바벨로부터 몸을 밀어낸다는 상상을 한다. 단순한 마인드 컨트롤이지만 이런 생각을 가지고 있으면 자동적으로 좋은 자세를 유지하게 된다.

- 가슴뼈 위쪽에 바벨을 위치시킨다.
- 가슴으로부터 바벨을 들어 올릴 때는 바벨 양쪽 끝을 벌린다는 기분으로 밀어 올린다. 이 동작은 근섬유 동원량을 극대화한다.
- 손목을 곧게 유지한다.
- 동작을 취하면서 양쪽 견갑골(어깨뼈) 안쪽 날을 몸통 중심선으로 모은 자세를 계속 유지한다. 양쪽 견갑골을 모으면 상체를 단단하게 지지할 수 있기 때문에 큰 힘을 낼 수 있다.
- 뒤꿈치를 바닥에 붙인다.

Chapter 1

> **자세가 왜 중요한가**
> 벤치 프레스의 테크닉을 유심히 살펴보면 특이한 점을 발견할 수 있다. 배리 대학의 연구에 의하면, 벤치 프레스를 시작하기 전에 정확한 자세를 숙지한 사람들은 바벨을 들어 올리는 속도가 183%까지 빨라진다. 이 속도가 빠를수록 힘겨운 지점 Sticking Point을 잘 통과할 수 있기 때문에 더 무거운 중량을 다룰 수 있게 된다.

응용동작
클로즈-그립 바벨 벤치 프레스
Close-Grip Barbell Bench Press

- 팔을 어깨너비로 벌려 오버핸드 그립으로 바벨을 잡는다.

> **상완삼두근 강화**
> 클로즈 그립으로 바벨을 잡으면 상완삼두근에 힘이 더 많이 들어간다. 실제로 클로즈-그립 벤치 프레스는 상완삼두근의 근력과 크기를 키우는 가장 좋은 운동 가운데 하나이다.

B
- 바벨을 수직으로 곧게 내린 다음, 최저지점에서 잠시 멈췄다가 다시 바벨을 곧게 들어 올리면서 시작 자세로 돌아간다.
- 바벨을 내릴 때는 팔꿈치를 벌리지 말고 상완과 몸통이 45도를 이루도록 한다. 이 각도를 유지하면 어깨 관절에 무리가 덜 간다.

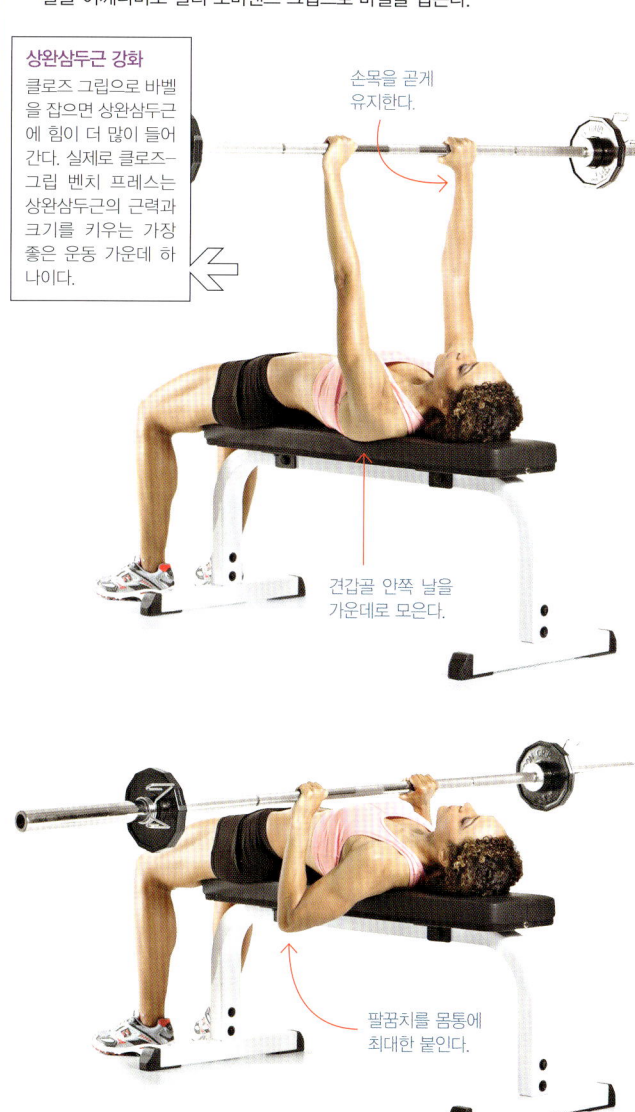

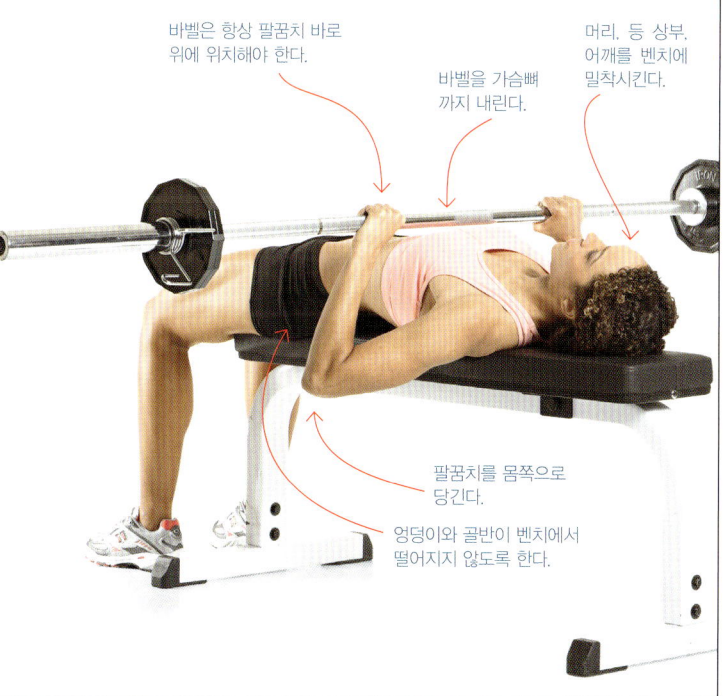

가슴 　프레스 PRESSES

인클라인 바벨 벤치 프레스
Incline Barbell Bench Press

A
- 각도 조절이 가능한 벤치의 각도를 약 15~30도 사이로 조절한다.
- 벤치에 누워 팔을 어깨너비보다 약간 넓게 벌리고 오버핸드 그립으로 바벨을 잡는다.

B
- 바벨을 가슴 상단까지 내린다.
- 최저지점에서 잠시 멈춘 다음 팔꿈치를 펴면서 시작 자세로 돌아간다.

바벨은 어깨로부터 수직으로 들어 올린다.
팔을 완전히 편다.
손목을 곧게 유지한다.
발바닥을 지면에 붙인다.

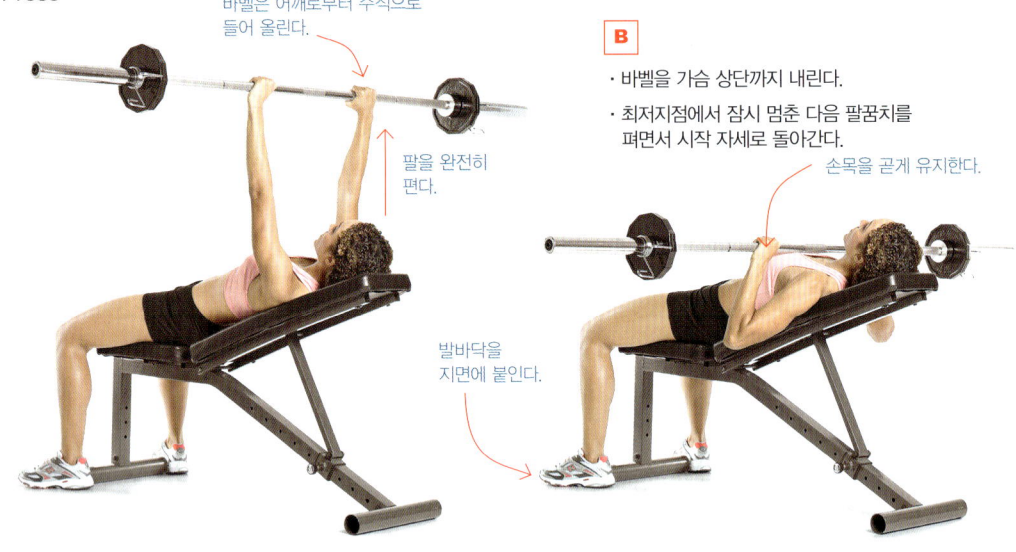

디클라인 바벨 벤치 프레스
Decline Barbell Bench Press

A
- 디클라인 벤치에 누워 팔을 어깨너비보다 약간 넓게 벌리고 오버핸드 그립으로 바벨을 잡는다.
- 팔을 곧게 펴면서 가슴 하단으로부터 수직으로 바벨을 들어 올린다.

B
- 바벨을 가슴 하단까지 내린다.
- 최저지점에서 잠시 멈춘 다음 팔꿈치를 펴면서 시작 자세로 돌아간다.

손바닥이 전면을 향한다.
다리를 장치에 잘 고정시킨다.
바벨이 가슴 하단에 거의 닿을 때까지 내린다.

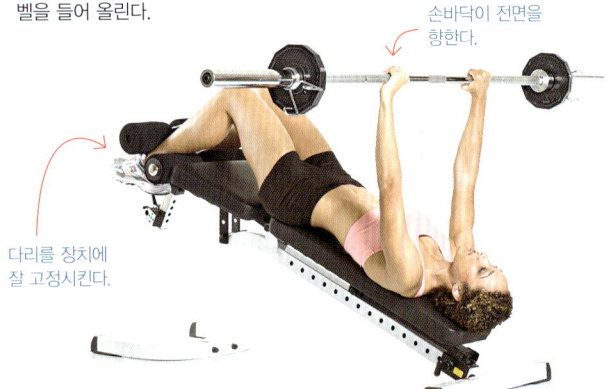
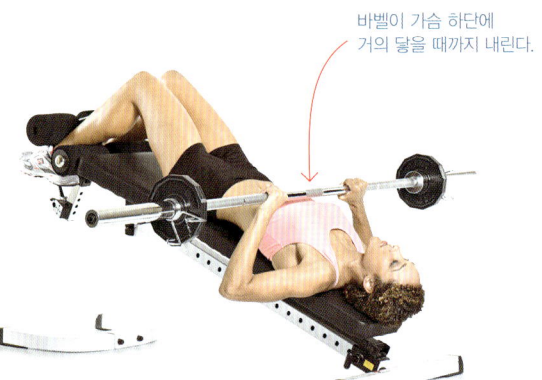

Chapter 1

바벨 플로어 프레스
Barbell Floor Press

A
- 벤치 대신 바닥에 누워 오버핸드 그립으로 바벨을 잡는다.

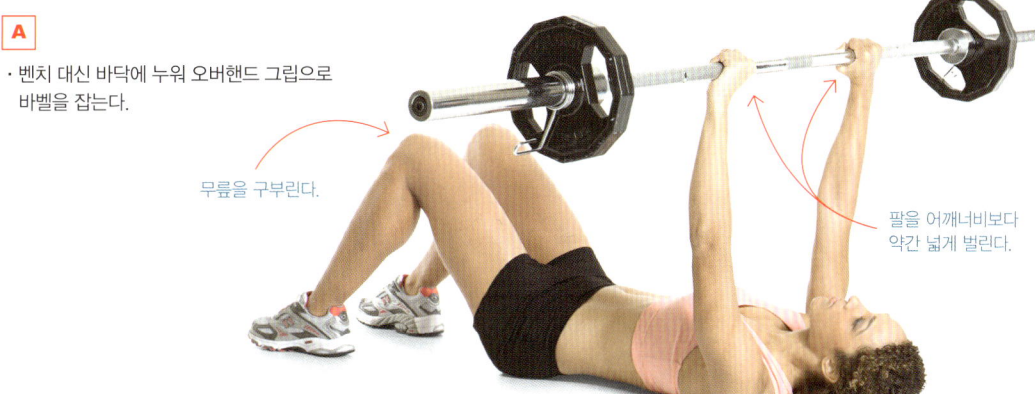

무릎을 구부린다.

팔을 어깨너비보다 약간 넓게 벌린다.

B
- 상완이 바닥에 닿을 때까지 바벨을 내린다.
- 바벨을 내릴 때 팔꿈치를 몸통 가까이 계속 유지한다.
- 최저지점에서 잠시 멈춘 다음 팔꿈치를 펴면서 시작 자세로 돌아간다.

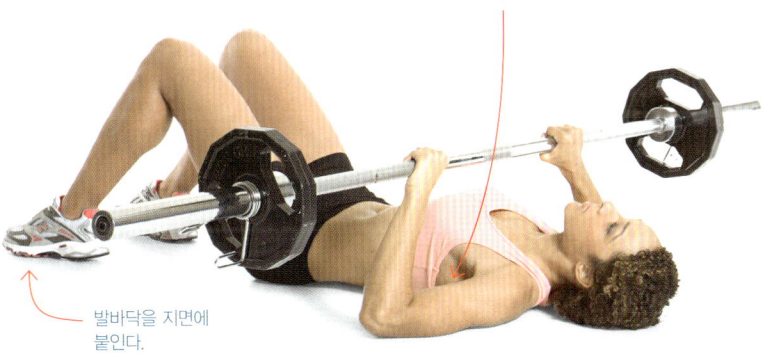

상완은 몸통과 45도를 이뤄야 한다.

발바닥을 지면에 붙인다.

바닥의 효과
바닥은 상완이 수평 이하로 내려가지 않도록 막아주는 역할을 하기 때문에 벤치 프레스에서 가장 힘든 마지막 동작에서 사용되는 근육들을 집중적으로 수축시킬 수 있다.

통증의 비밀

이번 장에 나온 모든 운동들은 대흉근 전체를 사용한다. 하지만 인클라인 벤치 프레스를 한 다음 날 가장 쑤시고 아픈 곳은 그 중에서도 가슴 상단이고, 디클라인 벤치 프레스를 한 다음 날에는 가슴 하단이 아프다. 이는 몸과 팔의 각도에 따라 대흉근 중에서도 수축하는 부위가 달라지기 때문이다. 다시 말해, 운동에 따라 부위별로 근섬유가 손상되는 정도와 통증의 정도가 달라진다.

가슴 | 프레스 PRESSES

기본동작
덤벨 벤치 프레스
Dumbbell Bench Press

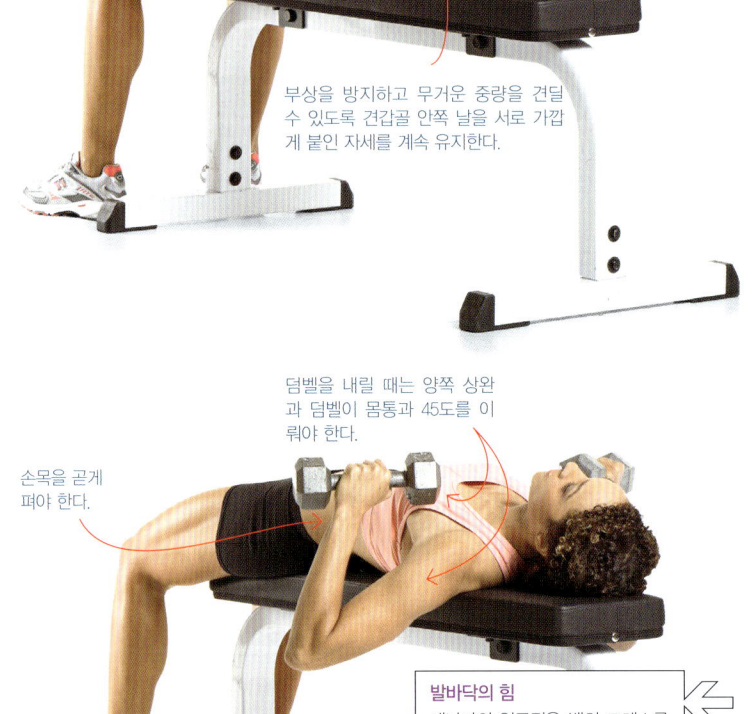

A
- 양손에 덤벨을 잡고 평벤치에 누워 양쪽 덤벨이 거의 닿을 정도로 덤벨을 가슴 위쪽으로 들어 올린다.
- 손바닥은 아래를 향한 상태에서 안쪽으로 약간 회전시킨다.
- 동작을 시작하기 전에 양쪽 견갑골(날개쭉지 뼈)을 가운데로 모으고, 동작을 취하는 내내 이 자세를 계속 유지한다.

덤벨 안쪽 끝이 서로 가까워지도록 손바닥을 약간 안쪽으로 돌린다.

덤벨은 서로 가깝되 닿지는 않게 한다.

부상을 방지하고 무거운 중량을 견딜 수 있도록 견갑골 안쪽 날을 서로 가깝게 붙인 자세를 계속 유지한다.

B
- 손의 각도를 유지한 상태에서 덤벨이 가슴 옆까지 오도록 내린다.
- 최저지점에서 멈춘 다음, 최대한 빨리 팔꿈치를 펴면서 시작 자세로 돌아간다.
- 매번 반복을 할 때마다 최고지점에서 팔을 완전히 편다.

덤벨을 내릴 때는 양쪽 상완과 덤벨이 몸통과 45도를 이뤄야 한다.

손목을 곧게 펴야 한다.

발바닥을 지면에 붙인다.

> **중량 상승**
> 영국의 연구진은 벤치 프레스를 할 때 정신이 산만한 상태보다 정신을 집중한 상태에서 중량을 12% 더 들어 올릴 수 있다는 사실을 발견했다. 연구에 참여한 사람들은 운동 경험이 많은 이들로, 운동을 시작하기 전에 20초 동안 정신을 집중하는 시간을 가졌다. 그러므로 벤치 프레스를 할 때는 잡담을 삼가고 운동에 집중해야 한다.

> **발바닥의 힘**
> 캐나다의 연구진은 벤치 프레스를 할 때 바닥에서 발을 떼면 상체의 힘이 30%까지 줄어들고 몸통에 과도한 힘이 들어가기 때문에 물체를 들어 올리는 힘이 현저하게 약해진다는 사실을 발견했다.

응용동작 #1
얼터네이팅 덤벨 벤치 프레스
Alternating Dumbbell Bench Press

- 양쪽 덤벨을 동시에 올리는 대신 팔을 바꿔가며 덤벨을 번갈아 들어 올린다.

한쪽 덤벨을 내림과 동시에 반대쪽 덤벨을 들어 올린다.

응용동작 #2
얼터네이팅 뉴트럴-그립 덤벨 벤치 프레스
Alternating Neutral-Grip Dumbbell Bench Press

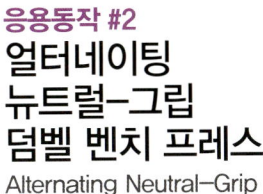
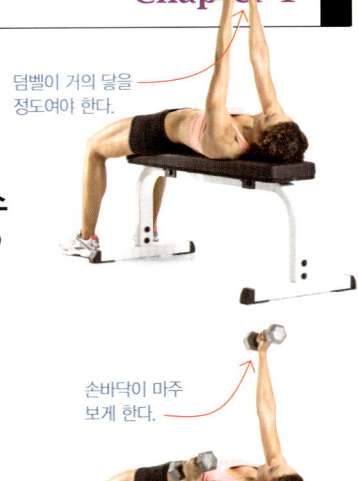

덤벨이 거의 닿을 정도여야 한다.

- 양쪽 덤벨을 동시에 올리는 대신 팔을 바꿔가며 덤벨을 번갈아 들어 올린다. 이때 한쪽 덤벨을 내림과 동시에 반대쪽 덤벨을 들어 올린다.

손바닥이 마주 보게 한다.

얼터네이팅 덤벨 프레스는 체중이 몸 양쪽에 계속 번갈아 실리기 때문에 코어 근육의 활성도가 증가한다.

응용동작 #3
뉴트럴-그립 덤벨 벤치 프레스
Neutral-Grip Dumbbell Bench Press

- 손바닥이 마주 보도록 덤벨을 잡는다.

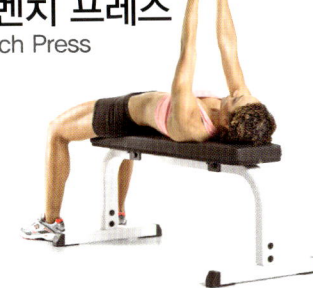
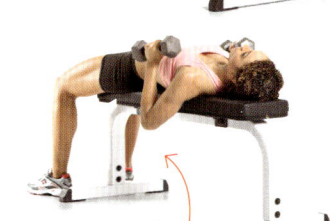

가슴 상단 강화
뉴트럴-그립 벤치 프레스는 인클라인 프레스처럼 가슴 상단에 힘이 더 많이 들어가기 때문에, 각도를 조절할 수 있는 벤치가 없는 경우 대흉근 상단을 효과적으로 강화할 수 있는 운동이다.

덤벨을 내릴 때 팔꿈치가 벌어지지 않도록 몸 가까이 붙인다.

응용동작 #4
싱글-암 덤벨 벤치 프레스
Single-Arm Dumbbell Bench Press

- 이 운동은 기본적인 덤벨 벤치 프레스와 같은 동작을 취하되, 한쪽 팔의 반복 횟수를 마친 다음 반대쪽 팔을 곧바로 반복하는 방식으로 진행한다.

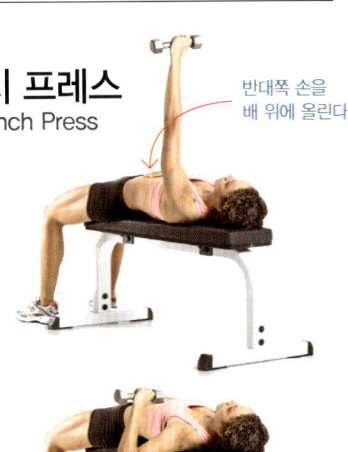
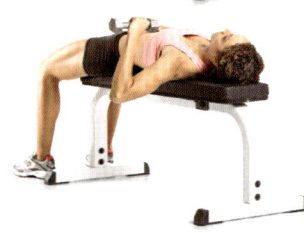

반대쪽 손을 배 위에 올린다.

복근 강화
한 손에만 덤벨을 들고 하는 운동은 모두 복근에 힘이 더 들어간다.

25

가슴 프레스 PRESSES

기본동작
인클라인 덤벨 벤치 프레스
Incline Dumbbell Bench Press

팔을 곧게 펴야 한다.

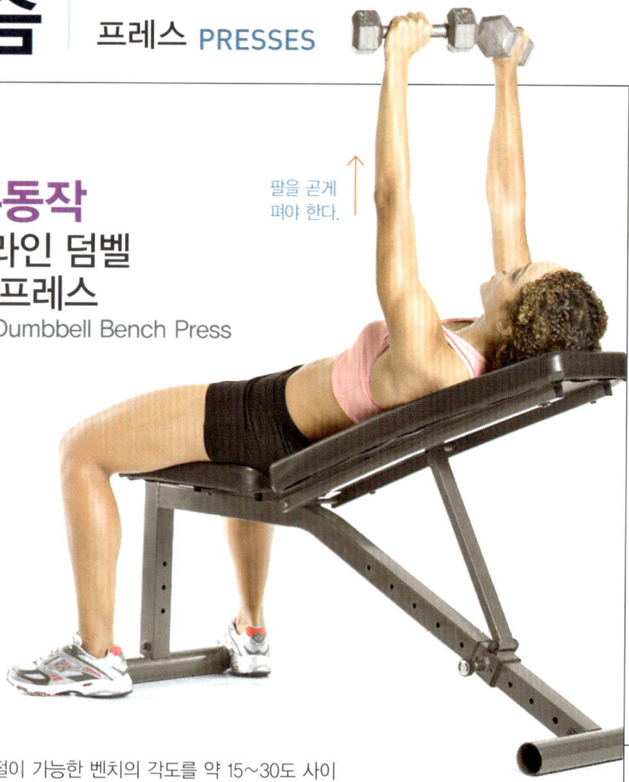

A
- 각도 조절이 가능한 벤치의 각도를 약 15~30도 사이로 조절한다.
- 벤치에 누워 어깨 위 지점에서 덤벨을 잡고 팔을 곧게 편다.

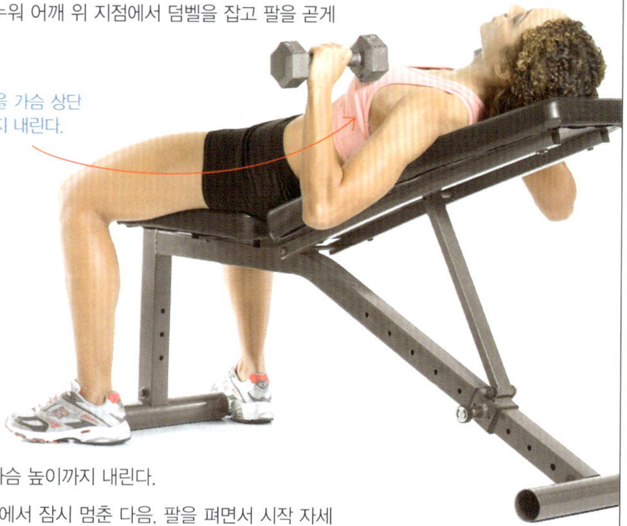

덤벨을 가슴 상단 옆까지 내린다.

B
- 덤벨을 가슴 높이까지 내린다.
- 최저지점에서 잠시 멈춘 다음, 팔을 펴면서 시작 자세로 돌아간다.

응용동작 #1
뉴트럴-그립 인클라인 덤벨 벤치 프레스
Neutral-Grip Incline Dumbbell Bench Press
- 양쪽 손바닥이 마주 보는 방향으로 덤벨을 잡고 실시한다.

벤치의 각도가 가파를수록 어깨를 많이 써야 한다.

팔꿈치를 몸 가까이 유지한다.

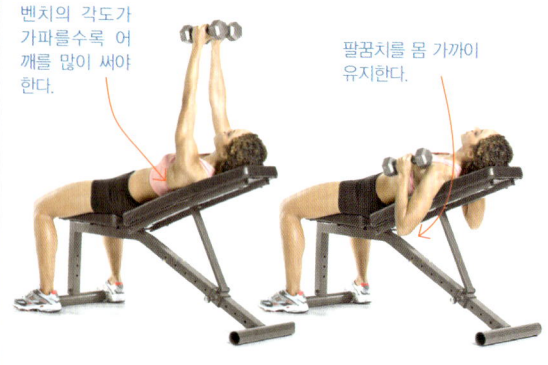

응용동작 #2
얼터네이팅 인클라인 덤벨 벤치 프레스
Alternating Incline Dumbbell Bench Press
- 양쪽 덤벨을 동시에 올리는 대신 팔을 바꿔가며 덤벨을 번갈아 들어 올린다.

한쪽 덤벨을 내림과 동시에 반대쪽 덤벨을 들어 올린다.

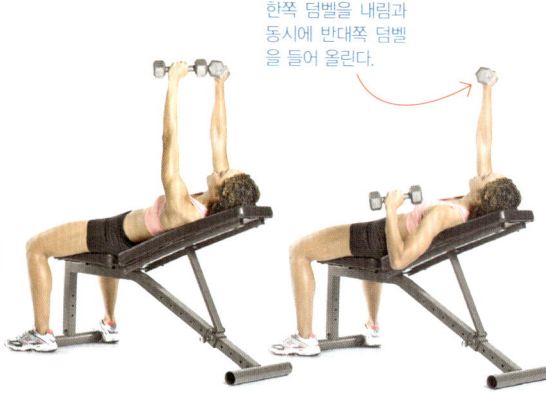

디클라인 덤벨 벤치 프레스
Decline Dumbbell Bench Press

A
- 양손에 덤벨을 잡고 디클라인 벤치에 눕는다.
- 덤벨은 가슴 하단 위쪽 지점에 위치한다.

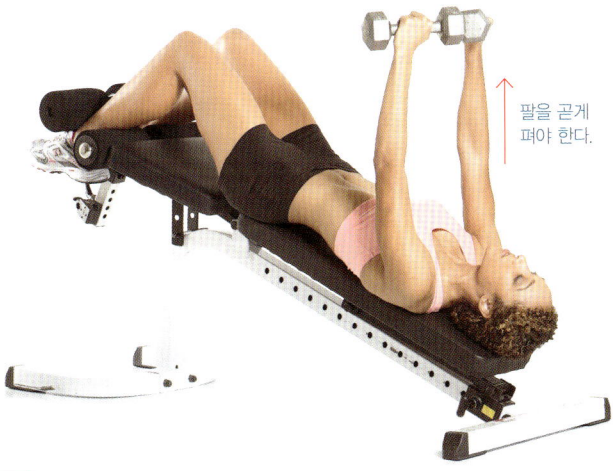

팔을 곧게 펴야 한다.

B
- 덤벨을 양쪽 가슴 하단 옆으로 내린다.
- 최저지점에서 잠시 멈춘 다음, 팔꿈치를 펴면서 시작 자세로 돌아간다.

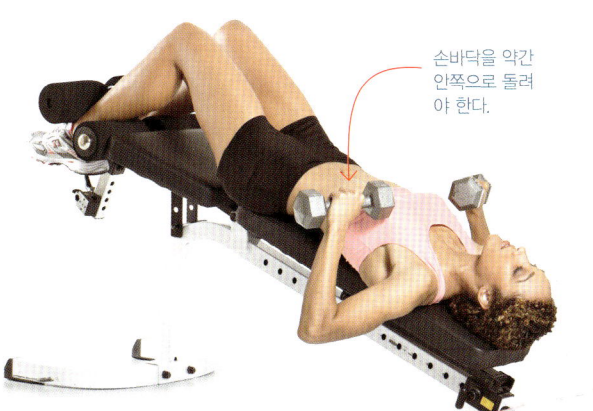

손바닥을 약간 안쪽으로 돌려야 한다.

덤벨 플로어 프레스
Dumbbell Floor Press

A
- 양손에 덤벨을 잡고 바닥에 눕는다.
- 가슴 위쪽으로 팔을 편다.

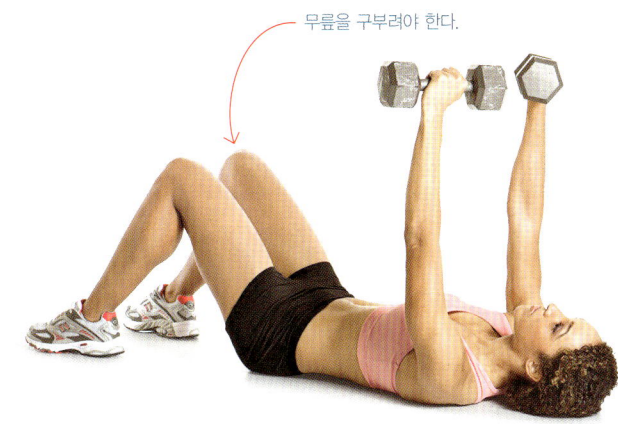

무릎을 구부려야 한다.

B
- 상완이 바닥에 닿을 때까지 덤벨을 내린다.
- 최저지점에서 잠시 멈춘 다음, 팔꿈치를 펴면서 시작 자세로 돌아간다.

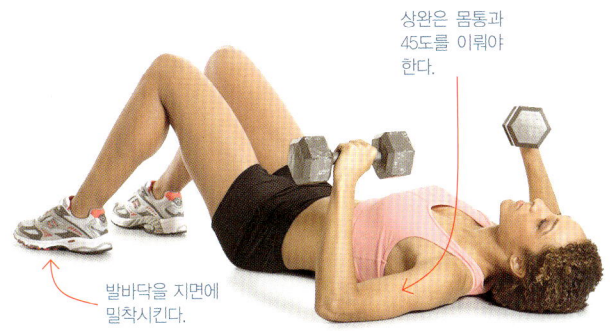

상완은 몸통과 45도를 이뤄야 한다.

발바닥을 지면에 밀착시킨다.

가슴 | 플라이 FLYS

플라이

플라이의 주요 목표 근육은 대흉근이다. 이때 전면 삼각근은 동작을 보조한다.

기본동작
덤벨 플라이
Dumbbell Fly

A
- 양손에 덤벨을 들고 평벤치에 눕는다.
- 덤벨을 어깨 높이에서 앞쪽으로 뻗은 다음, 팔꿈치를 살짝 구부린다. 이때 손바닥은 아래쪽을 향한다.

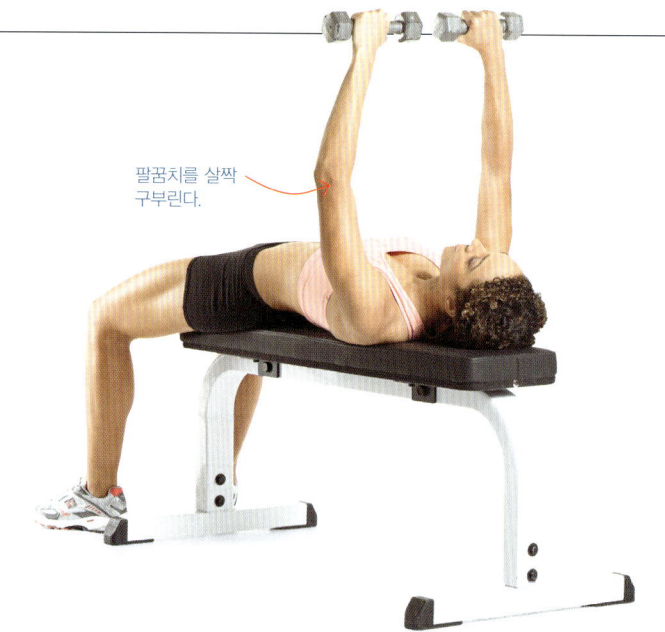

팔꿈치를 살짝 구부린다.

B
- 팔꿈치 각도를 유지하면서 상완이 바닥과 수평을 이루는 지점까지 내려가도록 양팔을 옆으로 벌린다.
- 최저지점에서 잠시 멈춘 다음, 덤벨을 다시 올리면서 시작 자세로 돌아간다.

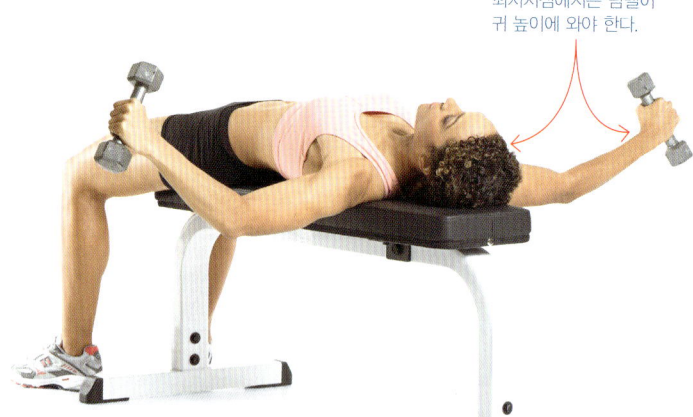

최저지점에서는 덤벨이 귀 높이에 와야 한다.

플라이 활용법

체스트 플라이는 전체 운동에서 막바지 즈음에 하는 것이 좋다. 트루먼 주립대학 연구진은 벤치 프레스에 비해 체스트 플라이를 할 때 가슴 근육에 힘이 들어가는 시간이 23% 짧다는 사실을 발견했다. 바벨 벤치 프레스 대신 덤벨 플라이를 할 수도 있지만, 주된 가슴 운동으로 활용하기에는 플라이 종류의 운동이 다소 약하다는 것이 연구진의 의견이다.

Chapter 1

응용동작 #1
인클라인 덤벨 플라이
Incline Dumbbell Fly

- 인클라인 벤치의 각도를 낮게 조절한 상태에서 벤치에 눕는다.

응용동작 #2
인클라인 덤벨 플라이 투 프레스
Incline Dumbbell Fly to Press

- 이 운동은 덤벨 플라이와 덤벨 프레스의 동작을 조합한 것이다. 먼저 인클라인 벤치에 누워 힘이 빠지기 시작할 때까지 인클라인 플라이를 최대한 반복한다. 그 다음 즉시 연이어 인클라인 덤벨 프레스를 최대한 반복한다. 이 때 자세가 흐트러져서는 안 된다.

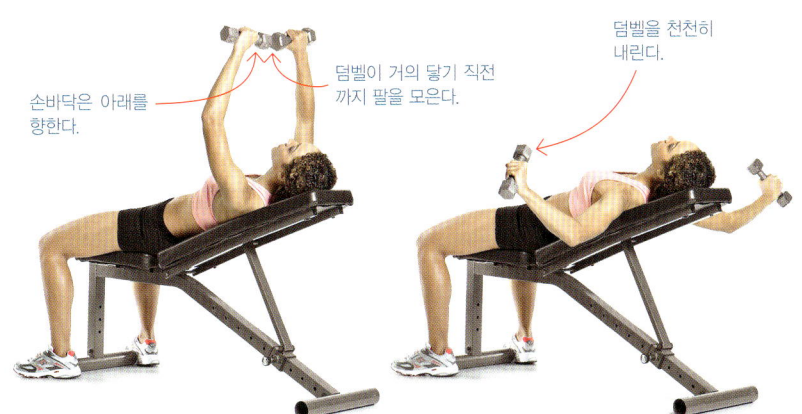

손바닥은 아래를 향한다.

덤벨이 거의 닿기 직전까지 팔을 모은다.

덤벨을 천천히 내린다.

WARNING!
체스트 플라이 머신의 맹점

펙데크 플라이 머신 Pec Deck Fly Machine이라고 알려져 있는 체스트 플라이 머신은 어깨 앞쪽을 과도하게 스트레칭시키기 때문에 어깨 주변 조직이 손상되고, 그로 인해 어깨 충돌 증후군 같이 고통스러운 증상이 나타날 수도 있다. 그러므로 이제부터는 플라이 머신을 이용하는 대신 이번 장에서 소개하는 플라이 운동들을 하기 바란다. 어떤 운동이든지 관절 가동범위 전체에 걸쳐 통증이나 이상 징후가 없을 때에만 운동의 효과를 볼 수 있다.

응용동작 #3
디클라인 덤벨 플라이
Decline Dumbbell Fly

- 디클라인 벤치에 누워 동작을 실시한다.

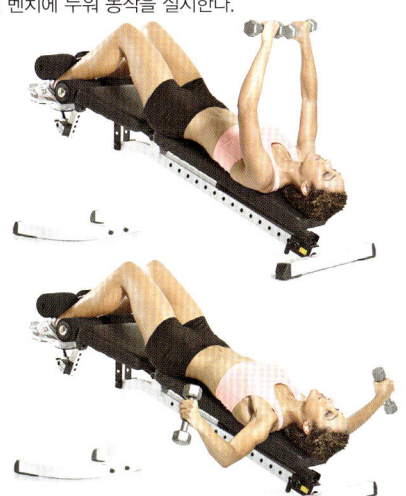

응용동작 #4
스위스볼 덤벨 플라이
Swiss-Ball Dumbbell Fly

- 등 상부와 등 중심부를 스위스볼 위에 단단히 대고 눕는다.

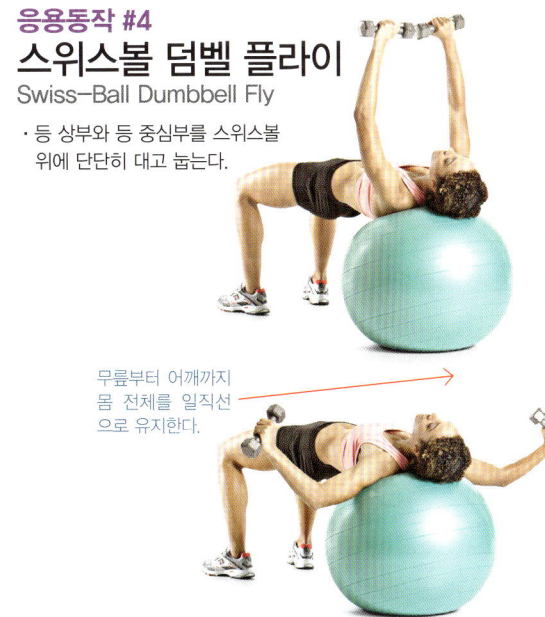

무릎부터 어깨까지 몸 전체를 일직선으로 유지한다.

가슴

우먼즈헬스 공개! 지금껏 경험하지 못한 고강도 가슴 운동
푸시업 플러스 Pushup Plus

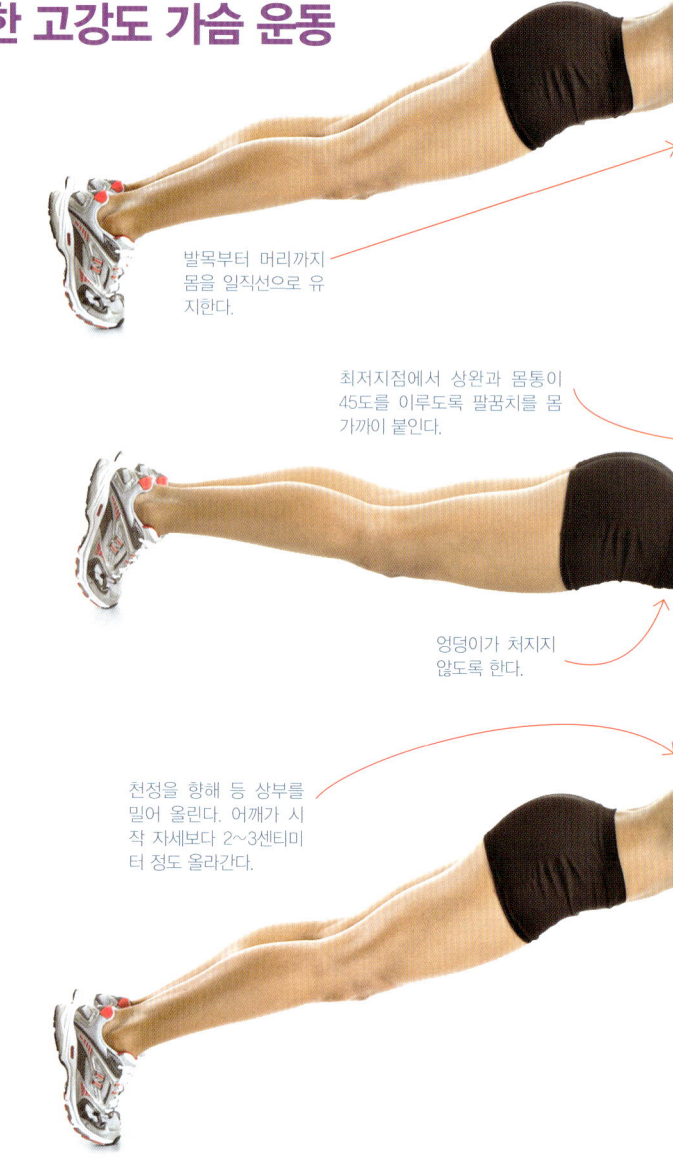

발목부터 머리까지 몸을 일직선으로 유지한다.

최저지점에서 상완과 몸통이 45도를 이루도록 팔꿈치를 몸 가까이 붙인다.

엉덩이가 처지지 않도록 한다.

천정을 향해 등 상부를 밀어 올린다. 어깨가 시작 자세보다 2~3센티미터 정도 올라간다.

푸시업 플러스는 가슴 근육뿐만 아니라 전거근을 매우 효과적으로 자극하는 운동이다. 양쪽 가슴의 측면을 이루는 몸통 부위에 톱니바퀴처럼 붙어 있는 전거근은 견갑골의 움직임을 보조하는 작지만 중요한 근육이다. 하지만 대부분 전거근을 무시하기 때문에 약해지기도 쉽다. 전거근이 약해지면 어깨 충돌 증후군 같이 고통스러운 부상을 입을 가능성이 높아진다. 어깨 충돌 증후군은 근육의 건이 어깨 관절 사이에 낄 때 발생하는 증상이다. 뿐만 아니라, 전거근이 약해지면 견갑골이 앞, 아래쪽으로 기울어지고 그로 인해 어깨가 굽어져 자세가 돌이킬 수 없이 망가질 수도 있다.

푸시업 플러스는 전거근을 강화하여 이런 문제점을 예방할 수 있는 운동이다. 푸시업 플러스에서 천정을 향해 등 상부를 밀어 올리는 마지막 동작은 전거근을 강화하는 데 아주 효과적이다. 미네소타 대학 연구진은 푸시업 플러스가 기본적인 푸시업보다 전거근을 38%나 더 활성화한다는 사실을 발견했다.

Chapter 1

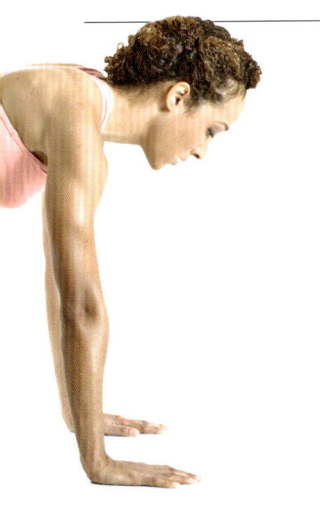

A
- 양손을 어깨너비보다 약간 넓게 벌리고 어깨로부터 수직으로 팔을 뻗어 기본 푸시업 자세를 취한다.
- 복부를 가격당할 때처럼 복근에 힘을 준 자세를 계속 유지한다.

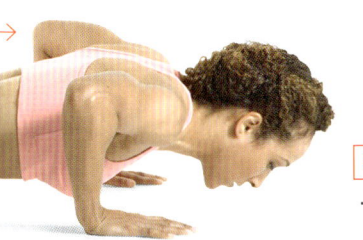

B
- 가슴이 거의 바닥에 닿을 때까지 몸을 내린다.

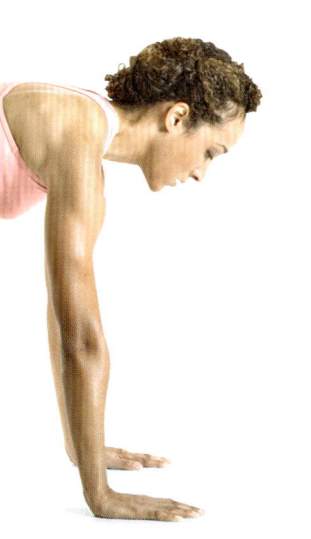

C
- 최저지점에서 잠시 멈춘 다음, 팔꿈치를 펴면서 최대한 빨리 시작 자세로 돌아간다.
- 팔을 완전히 편 다음에는 천정을 향해 등 상부를 밀어 올린다. 이 동작은 눈으로 확인하기 어려울 정도로 미묘하지만 느낌은 확실히 다르다.
- 등 상부를 밀어 올린 상태에서 1초 동안 멈춘 다음, 다시 전체 푸시업을 시작한다.

보너스 운동!
스위스볼 푸시업 플러스
Swiss-Ball Pushup Plus

A
- 어깨 아래로 손을 뻗어 스위스볼의 옆을 잡는다.

B
- 몸통에 힘을 준 상태를 유지하면서 스위스볼에 가슴이 스칠 정도까지 몸을 내렸다가 팔꿈치를 펴면서 시작 자세로 돌아간다.

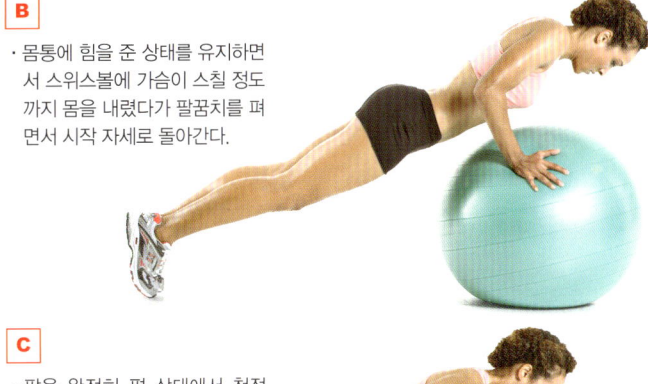

C
- 팔을 완전히 편 상태에서 천정을 향해 등 상부를 밀어 올리는 '플러스' 동작을 취한다.

Chapter 2: 등 운동

Back

섹스 어필을 하고 싶어 하는 대부분의 여성들에게 등 근육만큼 과소평가된 부위도 없을 것이다. 하지만 탄탄한 등은 등이 파인 드레스처럼 몸매를 강조하는 옷을 입었을 때 매력을 드리낼 수 있을 뿐만 아니라 잘못된 자세를 바로잡는 데 가장 중요한 부위이기도 하다. 등 상부 근육을 강화하면 어깨를 잡아당기는 데 도움이 되기 때문에 등이 굽지 않고 키가 커 보여 멋진 자태를 뽐낼 수 있다. 그리고 축 처진 모습이 아닌 활기차고 당당한 모습으로 보이게 한다.

이 장에서 소개하는 등 운동을 실시하면 가장 빠르게 등 모양을 바로잡을 수 있으며, 걸음걸이도 멋있고 당당해진다.

등 운동의 보너스 효과

- **섹시한 팔 라인은 덤!:** 등 운동은 팔 근육 강화에도 효과가 있다. 중량을 들어 올리기 위해서는 팔꿈치를 항상 구부려야 하기 때문에 이두근 단련에 도움이 된다. 자, 한번 생각해보자. 암 컬 같은 팔 운동이나 로우 또는 친업 같은 전통적인 등 운동을 할 때 여러분의 팔이 그 차이점을 인지하고 있을까?
- **탄탄한 복근:** 등 운동은 배에 쌓여 있는 지방을 태우는 역할도 한다. 근육을 더 강화할수록 칼로리 연소도 더 늘어난다는 것을 잊지 말자.
- **상체 강화:** 등 상부와 중간에 있는 근육은 어깨 관절을 안정시키는 핵심 역할을 한다. 그리고 어깨가 강하고 안정적이어야 벤치 프레스에서 암 컬에 이르기까지 모든 상체 운동을 할 때 더 무거운 중량을 들어 올릴 수 있다.

등을 이루는 근육들

후면 삼각근 Rear Deltoid

후면 삼각근[1]은 어깨 근육으로만 생각하기 쉽지만 실제로는 상완을 후방으로 잡아당기는 역할을 하기 때문에 등 상부의 움직임에도 큰 영향을 미친다. 로우 종류의 운동을 할 때 역시 후면 삼각근이 큰 역할을 한다.

대원근 Teres Major

대원근[2]은 광배근처럼 견갑골의 외측 모서리에서 시작하여 상완의 안쪽 면에 부착된다. 그러므로 대원근은 상완을 몸통의 아래쪽으로 잡아당기는 광배근의 기능을 보조하는 역할을 한다.

광배근 Latissimus Dorsi

광배근[3]은 척추와 골반이 있는 등의 절반 아래 부분에서 시작하여 상완 안쪽 면에 부착된다. 광배근은 높은 선반에 있는 물체를 잡을 때처럼 팔을 올린 상태에서 상완을 몸통으로 다시 끌어내리는 역할을 한다. 그러므로 광배근을 강화하려면 친업, 풀업, 랫 풀다운, 풀오버 같이 높은 곳에 있는 중량을 끌어내리는 동작을 취하는 운동을 해야 한다.

승모근 Trapezius

승모근[4]은 등 상부에 위치한 삼각형 모양의 근육으로, 근섬유의 배열이 다양하기 때문에 여러 가지 동작에 동원된다.

승모근의 위쪽 근섬유[A]는 어깨를 으쓱거리는 동작을 취할 때처럼 견갑골을 들어 올리는 역할을 한다. 이 근섬유를 강화하는 데 가장 좋은 운동은 래터럴 레이즈와 슈러그이다. 이 운동들은 Chapter 3 어깨 운동에 나와 있다.

척추와 수직을 이루고 있는 승모근의 중간 근섬유[B]는 등의 중심선을 향해 견갑골을 잡아당기는 역할을 한다. 이 근섬유는 로우 종류의 운동으로 강화할 수 있다.

견갑골을 향해 대각선으로 올라가는 형상을 하고 있는 승모근의 하단 근섬유[C]는 견갑골을 아래로 잡아당기는 역할을 한다. 이 근섬유들 역시 로우 종류의 운동으로 강화할 수 있다.

능형근 Rhomboids

능형근은 승모근 아래에 위치하며 대능형근[5]과 소능형근[6]으로 나뉘어져 있다. 이 근육들은 척추에서 시작하여 견갑골에 부착된다. 능형근은 크기가 작고, 양쪽 견갑골을 몸의 중심선으로 끌어 모으는 승모근의 역할을 보조한다.

등 상부 | 로우와 레이즈 ROWS & RAISES

이번 장에서는 77가지 등 운동을 소개한다. 이 77가지 운동들은 등 상부 운동과 광배근 운동으로 나뉘어져 있고, 각 부위별 섹션의 앞부분에는 기본동작이 나와 있다. 응용동작을 연습하기 전에 먼저 이 기본동작을 마스터하자. 기본동작을 충실히 마치고 나면 어떤 응용동작이든 실수 없이 할 수 있을 것이다.

로우와 레이즈

로우와 레이즈 운동의 주요 목표 근육은 승모근 중간 근섬유, 승모근 하단 근섬유, 대능형근, 소능형근이다. 로우 동작을 보조하거나 어깨를 안정시키는 승모근 상단 근섬유, 후면 삼각근, 어깨 주변 근육도 함께 강화할 수 있다.

기본동작
인버티드 로우
Inverted Row

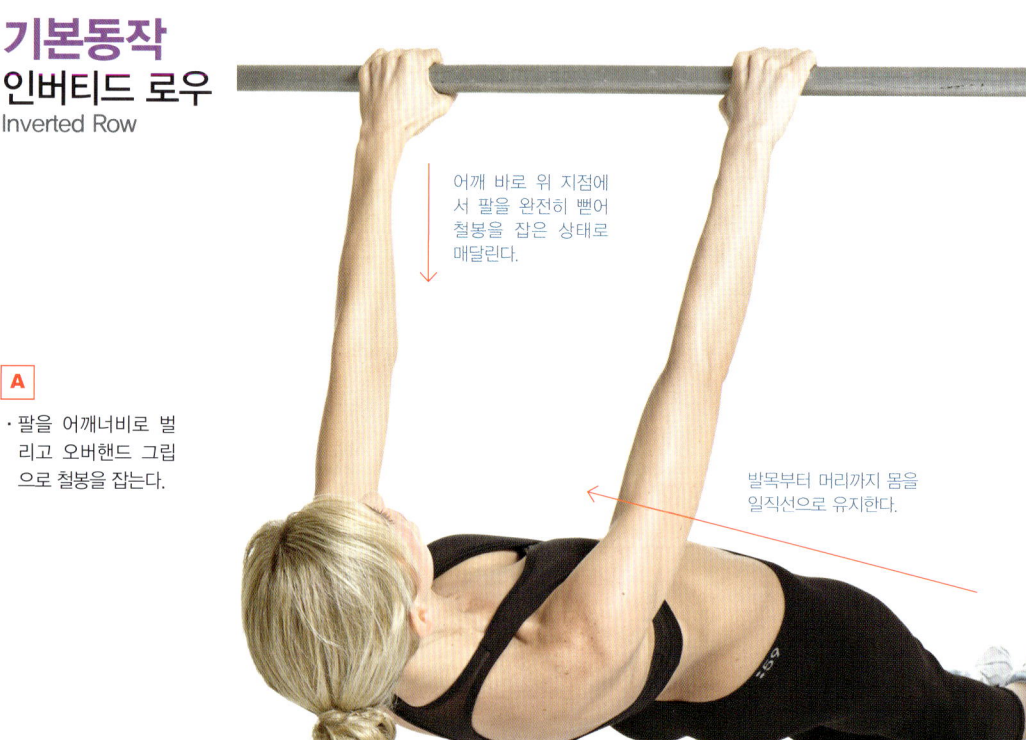

어깨 바로 위 지점에서 팔을 완전히 뻗어 철봉을 잡은 상태로 매달린다.

A
· 팔을 어깨너비로 벌리고 오버핸드 그립으로 철봉을 잡는다.

발목부터 머리까지 몸을 일직선으로 유지한다.

Chapter 2

푸시업의 반대 동작?
푸시업이 가슴을 강화하듯이 인버티드 로우는 등을 강화한다. 인버티드 로우는 등 상부와 중심부를 강화하는 효과도 뛰어나지만 코어 근육에도 좋다.

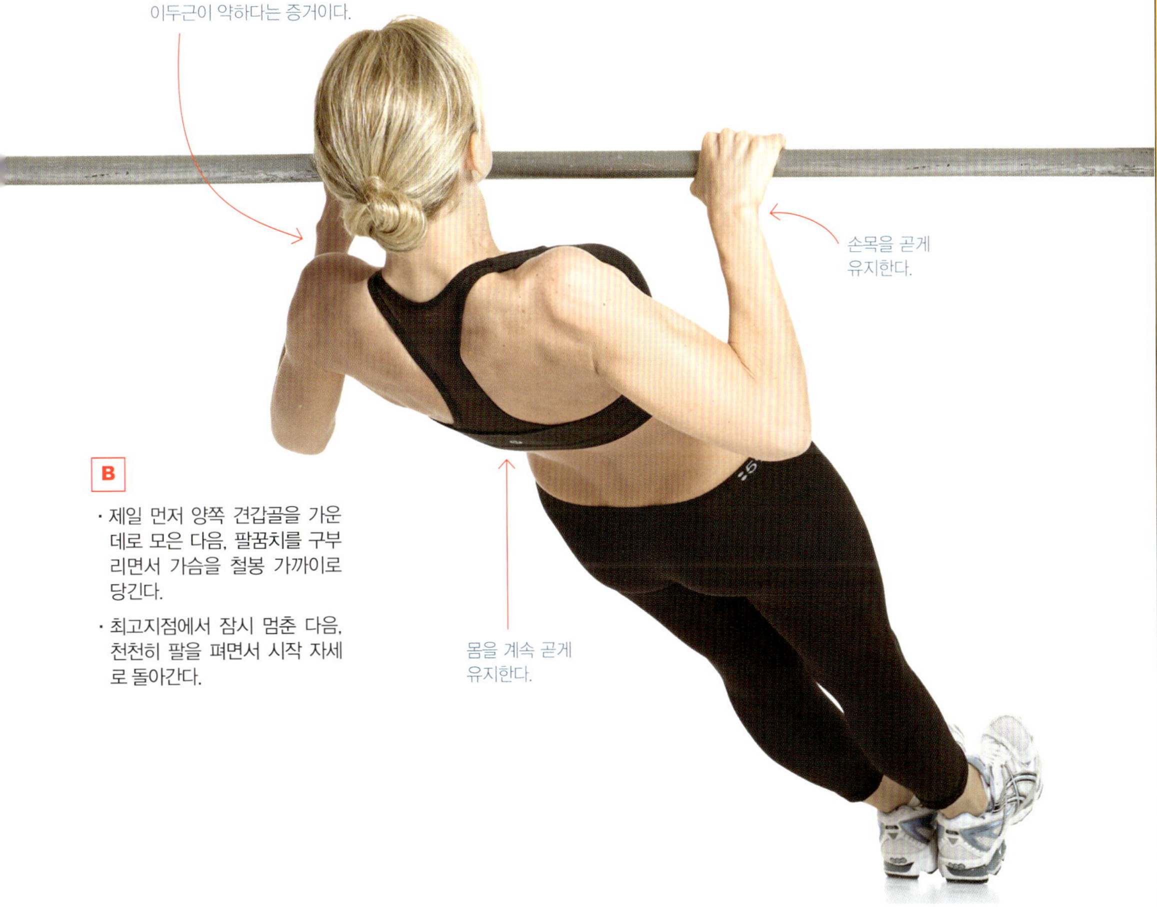

로우가 중요한 이유

로우 종류의 운동은 중량을 들어 올릴 때 견갑골을 단단하게 고정시키는 역할을 하는 승모근과 능형근을 강화한다. 어깨가 불안정하면 가슴과 팔을 강화하기 위한 운동을 할 때 근력을 제대로 발휘할 수 없다. 예를 들어, 벤치 프레스를 100킬로그램 들어 올릴 수 있는 가슴 근육을 가지고 있다 해도, 어깨가 받쳐주지 않으면 동작을 제대로 취할 수 없다. 그러므로 근력을 골고루 발휘하려면 로우 운동을 통해 어깨 주변 근육을 동시에 강화해야 한다.

손목을 곧게 유지하지 못하고 구부러진다는 것은 등 상부나 이두근이 약하다는 증거이다.

손목을 곧게 유지한다.

B
- 제일 먼저 양쪽 견갑골을 가운데로 모은 다음, 팔꿈치를 구부리면서 가슴을 철봉 가까이로 당긴다.
- 최고지점에서 잠시 멈춘 다음, 천천히 팔을 펴면서 시작 자세로 돌아간다.

몸을 계속 곧게 유지한다.

등 상부 | 로우와 레이즈 ROWS & RAISES

응용동작 #1
변형 인버티드 로우 Modified Inverted Row
• 다리를 펴지 말고 무릎을 직각으로 구부린 자세에서 시작한다.

무릎을 구부리면 들어 올려야 할 체중이 줄어든다.

응용동작 #2
언더핸드-그립 인버티드 로우
Underhand-Grip Inverted Row
• 팔을 어깨너비로 벌리고 언더핸드 그립으로 철봉을 잡는다.

언더핸드 그립으로 철봉을 잡으면 이두근이 더욱 강하게 수축한다.

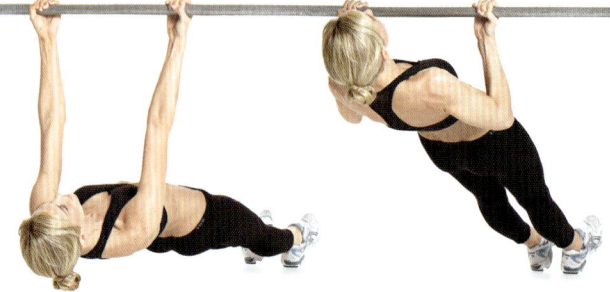

응용동작 #3
엘리베이티드-피트 인버티드 로우
Elevated-Feet Inverted Row
• 뒤꿈치를 상자나 벤치 위에 올린 자세에서 시작한다.

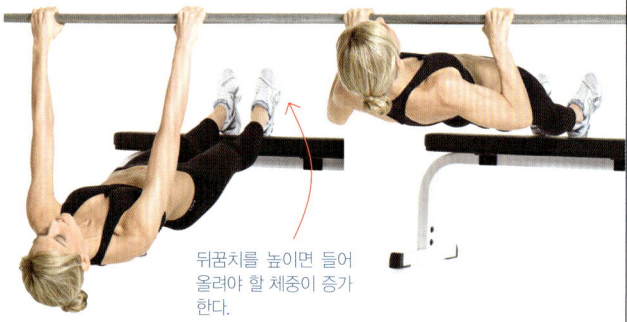

뒤꿈치를 높이면 들어 올려야 할 체중이 증가한다.

응용동작 #4
스위스볼 인버티드 로우
Inverted Row with Feet on Swiss Ball
• 뒤꿈치를 스위스볼 위에 올린 자세에서 시작한다.

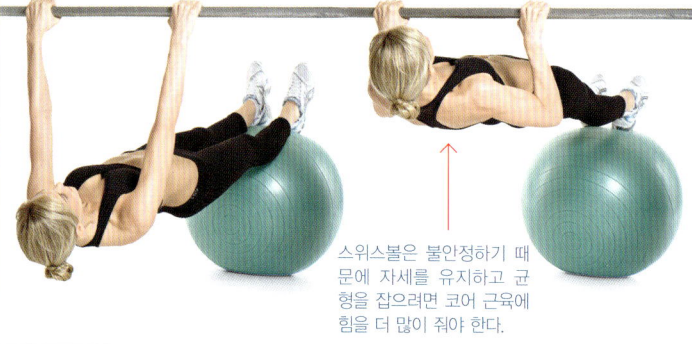

스위스볼은 불안정하기 때문에 자세를 유지하고 균형을 잡으려면 코어 근육에 힘을 더 많이 줘야 한다.

Chapter 2

응용동작 #5
웨이티드 인버티드 로우
Weighted Inverted Row

· 중량원판을 가슴 위에 얹어 운동 강도를 높인다.

응용동작 #6
싱글-암 인버티드 로우
Single-Arm Inverted Row

· 왼손으로는 오버핸드 그립으로 철봉을 잡고, 오른팔은 팔꿈치를 직각으로 구부린 채 허공에 위치시킨다.

· 왼쪽 팔꿈치를 구부리면서 몸을 끌어올림과 동시에 오른팔을 앞으로 길게 뻗는다.

· 정해진 반복 수를 완료한 다음, 팔을 바꾸어 동일한 요령으로 동작을 반복한다.

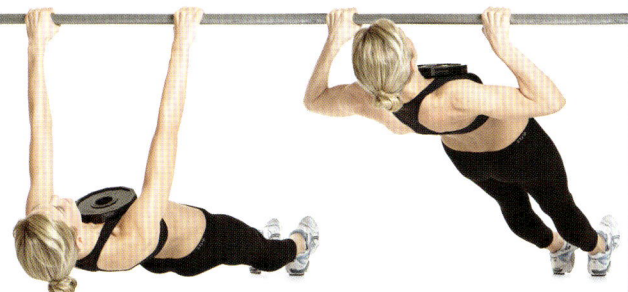

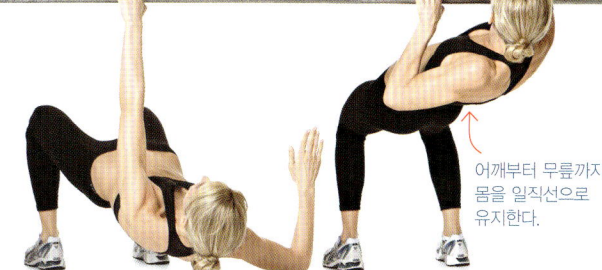

어깨부터 무릎까지 몸을 일직선으로 유지한다.

응용동작 #7
서스펜디드 인버티드 로우
Suspended Inverted Row

· 손잡이가 달린 스트랩 한 쌍을 철봉에 부착한다. 이때 손잡이는 바닥으로부터 약 1미터 높이에 와야 한다.

스트랩은 철봉과 달리 불안정하기 때문에 자세를 유지하려면 자연스럽게 어깨 주변 근육에 힘이 들어간다.

응용동작 #8
타월-그립 인버티드 로우
Towel-Grip Inverted Row

· 손으로 철봉을 잡는 위치에 타월을 두른다.

* 양손으로 각각 타월의 끝을 잡고 양쪽 손바닥이 마주보게 한다.

* 가슴을 최대한 높이 끌어당긴다.

타월을 잡으면 등 근육뿐만 아니라 전완에도 힘이 많이 들어가기 때문에 악력이 향상된다.

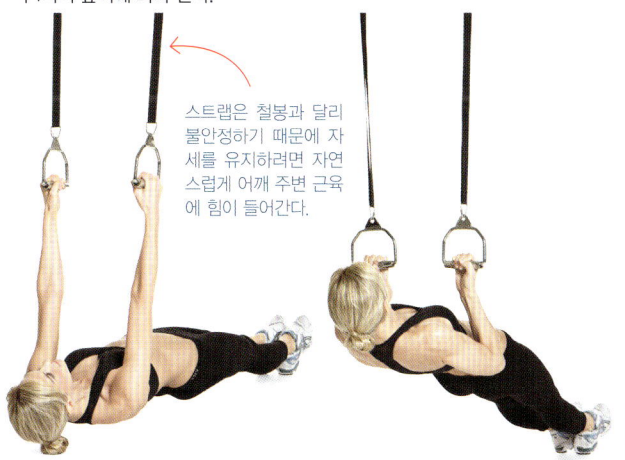

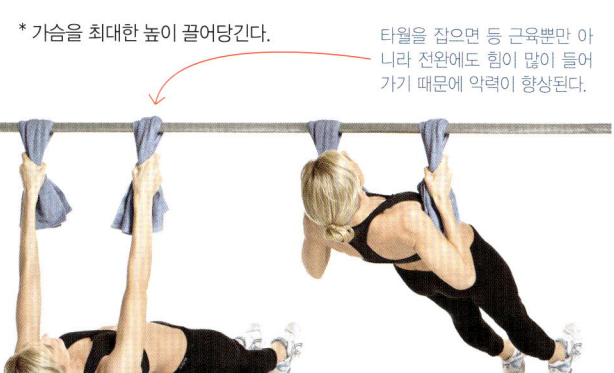

37

등 상부 | 로우와 레이즈 ROWS & RAISES

기본동작
바벨 로우
Barbell Row

A

- 어깨너비보다 약간만 넓게 오버핸드 그립으로 바벨을 잡고 팔을 아래로 곧게 늘어뜨린다.
- 골반과 무릎을 구부리고 몸통이 바닥과 거의 수평이 될 때까지 상체를 기울인다.

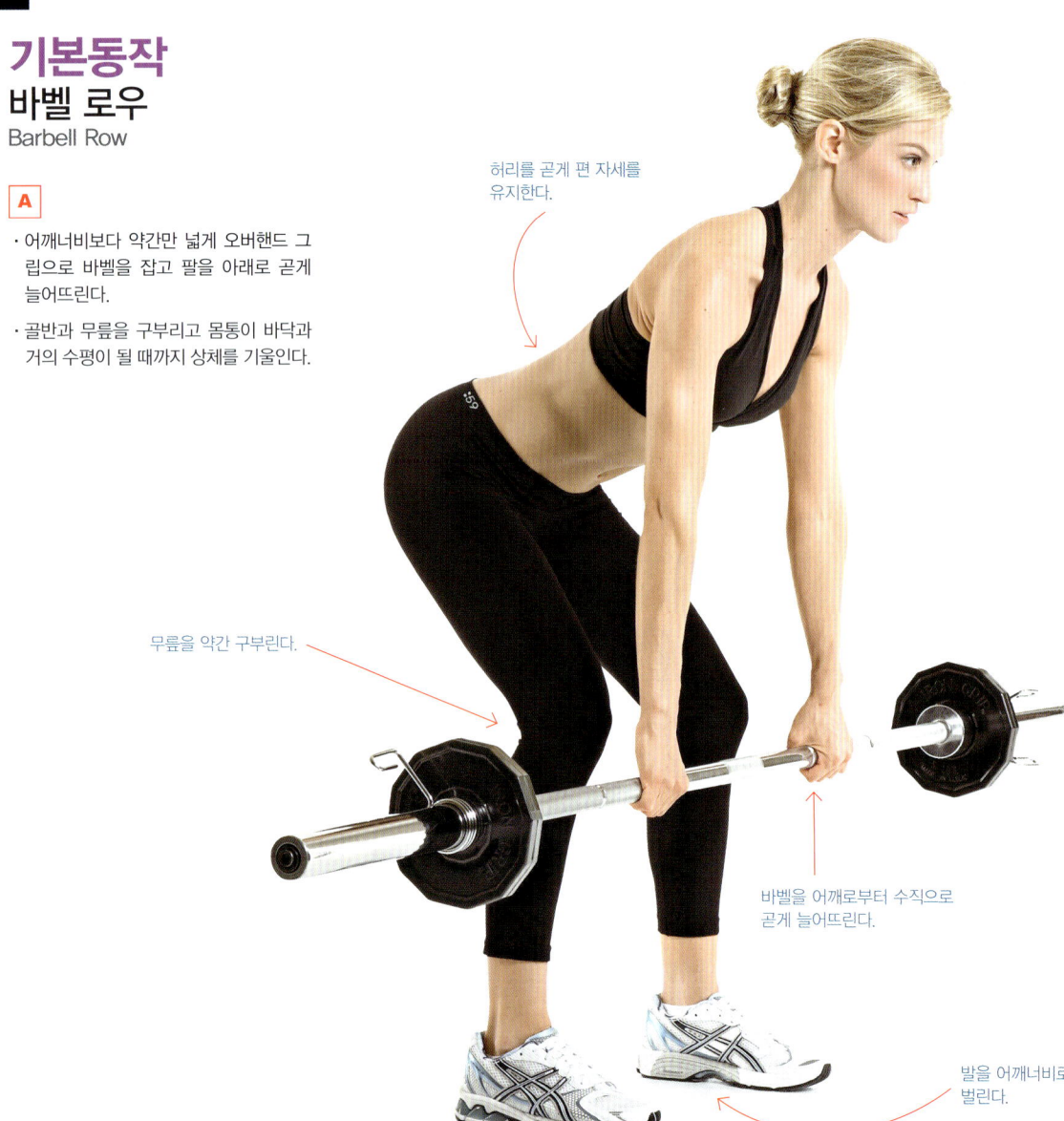

허리를 곧게 편 자세를 유지한다.

무릎을 약간 구부린다.

바벨을 어깨로부터 수직으로 곧게 늘어뜨린다.

발을 어깨너비로 벌린다.

Chapter 2

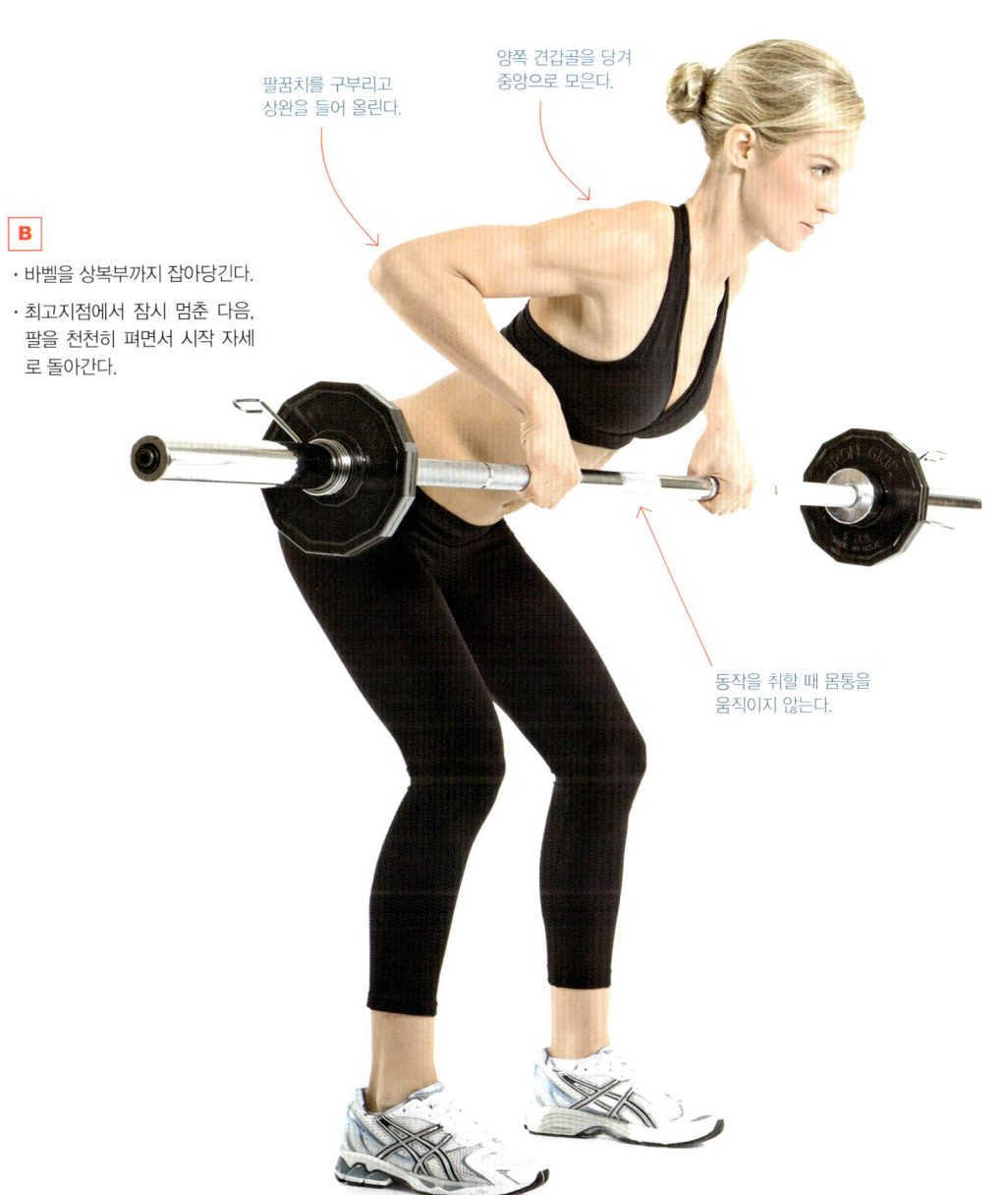

팔꿈치를 구부리고
상완을 들어 올린다.

양쪽 견갑골을 당겨
중앙으로 모은다.

B
- 바벨을 상복부까지 잡아당긴다.
- 최고지점에서 잠시 멈춘 다음, 팔을 천천히 펴면서 시작 자세로 돌아간다.

동작을 취할 때 몸통을
움직이지 않는다.

WARNING!
로우 동작 시 주의점

로우 동작을 취할 때는 허리를 구부리지 않도록 각별히 주의해야 한다. 허리를 구부리면 추간판탈출증 같은 부상을 입을 수도 있다. 이런 사태를 방지하려면 중량을 선택해놓은 상태에서 먼저 허리를 곧게 펴고 바로 선 자세를 취한다. 그리고 상체를 계속 곧게 유지한 채로 무릎을 살짝 구부림과 동시에 엉덩이를 최대한 뒤로 뺀다. 그 다음 몸통 자세를 그대로 유지하면서 몸통이 바닥과 거의 수평을 이룰 때까지 상체를 앞으로 기울인다. 이 상태에서 자세를 거울로 확인한다.

등 상부 | 로우와 레이즈 ROWS & RAISES

오버핸드, 뉴트럴, 언더핸드, 엘보-아웃 그립 등 4가지를 조합하여 다음 8가지 덤벨 로우를 실시한다. 4가지 그립은 각 로우 동작과 모두 조합이 가능하기 때문에 덤벨 로우 하나로 27가지 등 운동을 즐길 수 있다.

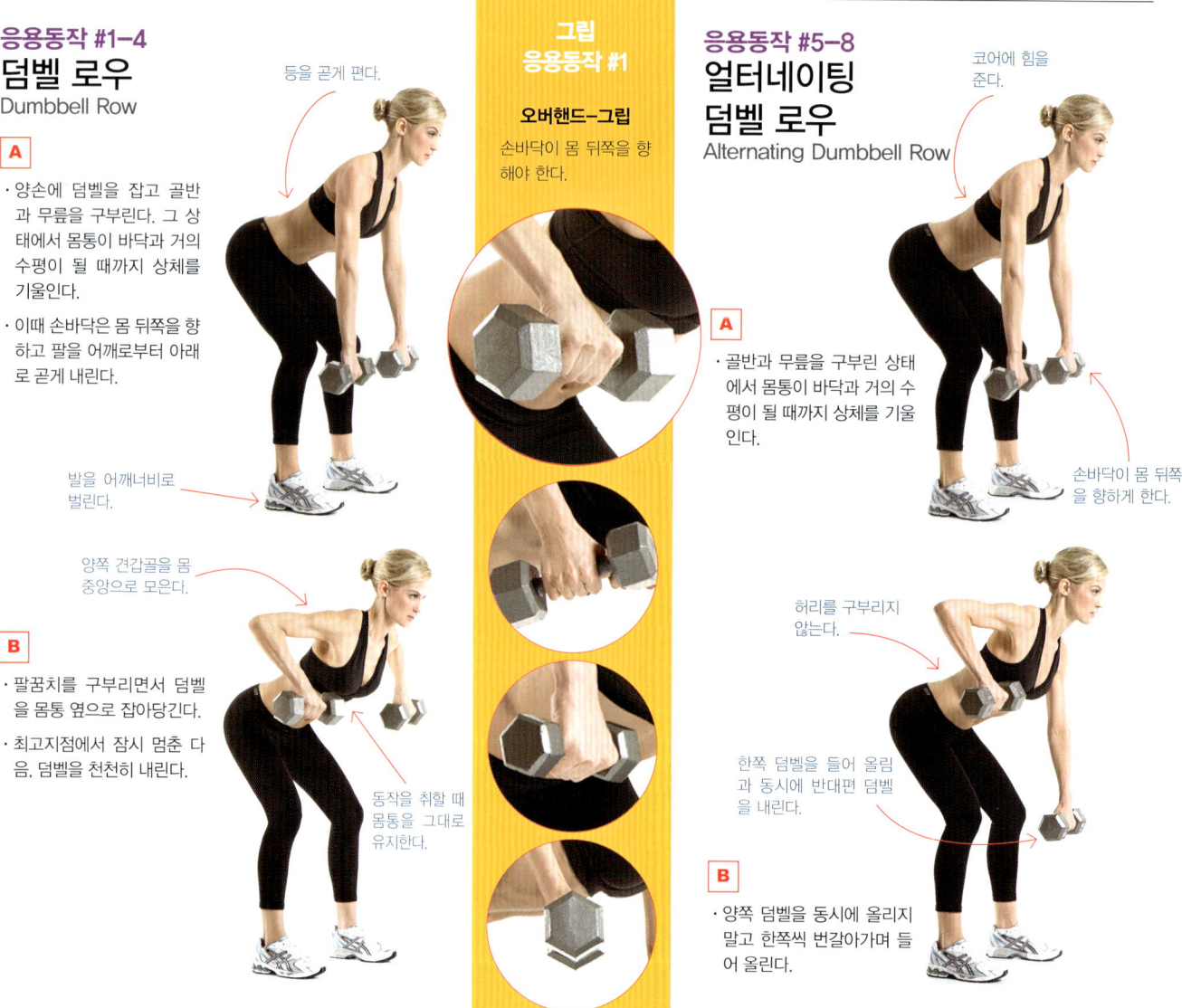

응용동작 #1-4
덤벨 로우
Dumbbell Row

A
- 양손에 덤벨을 잡고 골반과 무릎을 구부린다. 그 상태에서 몸통이 바닥과 거의 수평이 될 때까지 상체를 기울인다.
- 이때 손바닥은 몸 뒤쪽을 향하고 팔을 어깨로부터 아래로 곧게 내린다.

등을 곧게 편다.
발을 어깨너비로 벌린다.

B
- 팔꿈치를 구부리면서 덤벨을 몸통 옆으로 잡아당긴다.
- 최고지점에서 잠시 멈춘 다음, 덤벨을 천천히 내린다.

양쪽 견갑골을 몸 중앙으로 모은다.
동작을 취할 때 몸통을 그대로 유지한다.

그립 응용동작 #1
오버핸드-그립
손바닥이 몸 뒤쪽을 향해야 한다.

응용동작 #5-8
얼터네이팅 덤벨 로우
Alternating Dumbbell Row

A
- 골반과 무릎을 구부린 상태에서 몸통이 바닥과 거의 수평이 될 때까지 상체를 기울인다.

코어에 힘을 준다.
손바닥이 몸 뒤쪽을 향하게 한다.

B
- 양쪽 덤벨을 동시에 올리지 말고 한쪽씩 번갈아가며 들어 올린다.

허리를 구부리지 않는다.
한쪽 덤벨을 들어 올림과 동시에 반대편 덤벨을 내린다.

Chapter 2

응용동작 #9-12
싱글-레그 뉴트럴-그립 덤벨 로우
Single-Leg Neutral-Grip Dumbbell Row

A
- 골반과 무릎을 구부린 상태에서 몸통이 바닥과 거의 수평이 될 때까지 상체를 기울인다.
- 한쪽 다리를 들어 올린다.

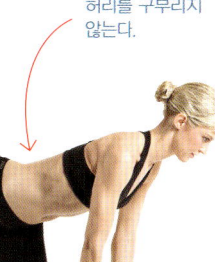

허리를 구부리지 않는다.

양쪽 손바닥이 마주 보게 한다.

B
- 덤벨을 몸통 옆으로 잡아당긴다.
- 세트를 마치면 발을 바꾸어 실시한다.

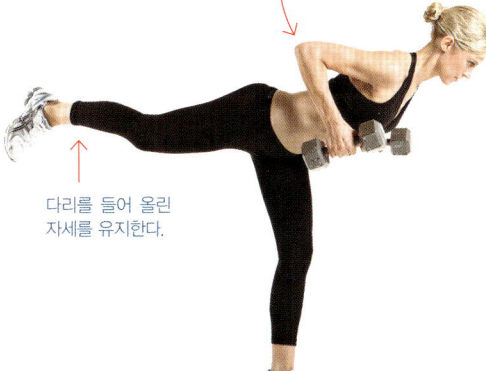

팔꿈치를 몸 가까이 붙인다.

다리를 들어 올린 자세를 유지한다.

그립 응용동작 #2

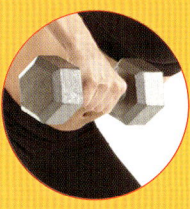

뉴트럴-그립
손바닥이 마주 보는 자세를 취한다. 중량을 들어 올릴 때 팔꿈치를 몸 가까이 붙인다.

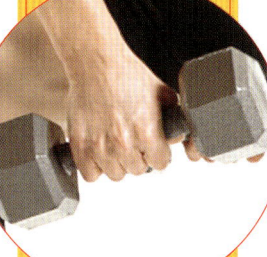

응용동작 #13-16
싱글-암 뉴트럴-그립 덤벨 로우
Single-Arm Neutral-Grip Dumbbell Row

반대쪽 손은 손바닥이 위쪽을 향하도록 해서 등 뒤에 올린다.

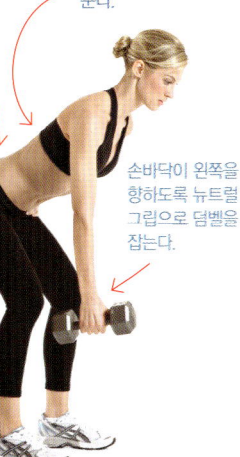

몸통에 힘을 준다.

손바닥이 왼쪽을 향하도록 뉴트럴 그립으로 덤벨을 잡는다.

A
- 오른손에 덤벨을 잡고 골반과 무릎을 구부린다. 그 상태에서 몸통이 바닥과 거의 수평이 될 때까지 상체를 기울인다.
- 팔을 어깨로부터 길게 뻗어 덤벨을 아래로 내린다.

⬇

싱글-암 로우는 몸의 양쪽을 각각 따로 움직이기 때문에 코어 근육에 강한 자극을 주고, 근육의 불균형을 해소할 수 있다.

B
- 팔꿈치를 몸 가까이 유지하면서 덤벨을 몸통 옆으로 잡아당긴다.

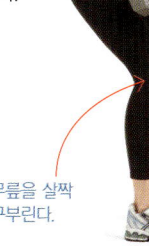

덤벨을 당길 때 몸통을 틀거나 들어 올리지 않는다.

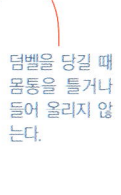

무릎을 살짝 구부린다.

41

등 상부 | 로우와 레이즈 ROWS & RAISES

응용동작 #17-20
싱글-암, 싱글-레그 언더핸드-그립 덤벨 로우
Single-Arm, Single-Leg Underhand-Grip Dumbbell Row

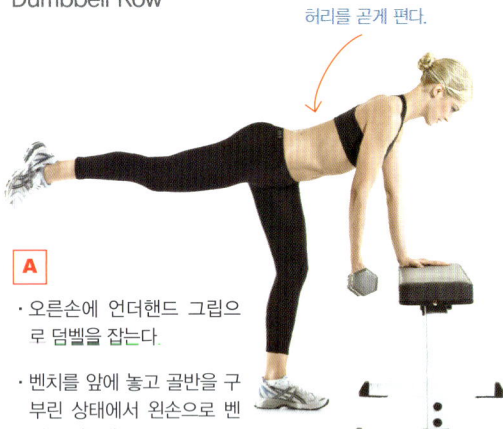

A
- 오른손에 언더핸드 그립으로 덤벨을 잡는다.
- 벤치를 앞에 놓고 골반을 구부린 상태에서 왼손으로 벤치를 짚는다.
- 왼쪽 다리를 뒤쪽으로 들어 올린다.

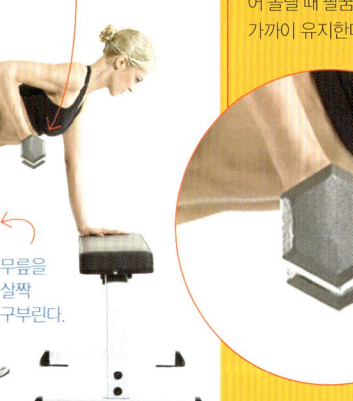

B
- 덤벨을 몸통 옆으로 들어 올린다. 이때 팔꿈치는 몸 가까이 유지한다.

그립 응용동작 #3

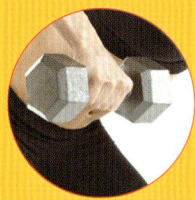
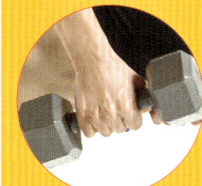
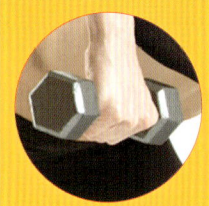

언더핸드-그립
손바닥이 앞쪽을 향한다. 이때 뉴트럴 그립과 마찬가지로 덤벨을 들어 올릴 때 팔꿈치를 몸 가까이 유지한다.

응용동작 #21-24
스탠딩 서포티드, 싱글-암 언더핸드-그립 덤벨 로우
Standing Supported, Single-Arm Underhand-Grip Dumbbell Row

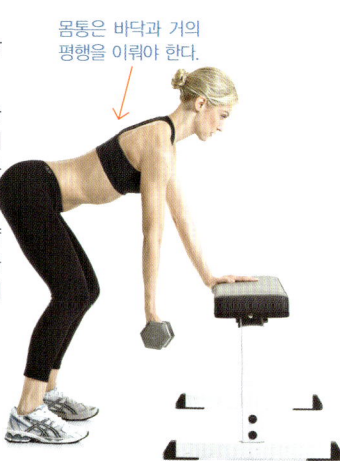

A
- 오른손에 덤벨을 잡는다.
- 벤치를 앞에 놓고 골반을 구부린 상태에서 왼손으로 벤치를 짚는다.
- 손바닥이 앞쪽을 향한 상태에서 덤벨을 든 팔을 아래로 곧게 편다.

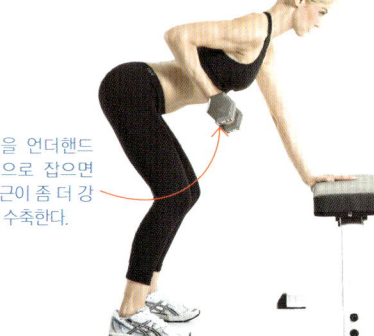

B
- 덤벨을 몸통 옆으로 들어 올린다. 이때 팔꿈치는 몸 가까이 유지한다.

Chapter 2

응용동작 #25
덤벨 페이스 풀 익스터널 로테이션 Dumbbell Face Pull with External Rotation

- 인클라인 벤치를 가장 낮은 각도로 조절한 상태에서 가슴을 벤치에 대고 엎드린다.
- 팔을 펴고 덤벨을 어깨로 부터 아래로 내린다.
- 팔꿈치를 구부리고 덤벨을 얼굴 옆으로 잡아당기면서 동시에 상완을 최대한 높이 들어 올린다.
- 최고지점에서 잠시 멈춘 다음, 반대 동작을 통해 시작 자세로 돌아간다.

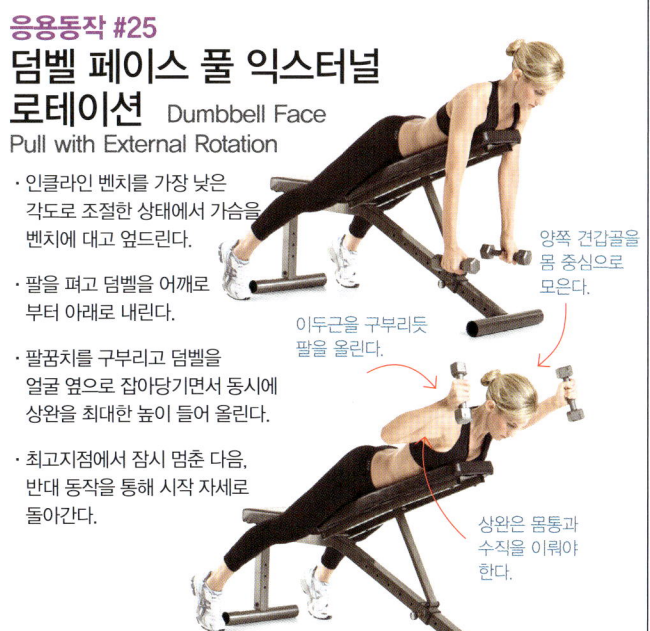

양쪽 견갑골을 몸 중심으로 모은다.

이두근을 구부리듯 팔을 올린다.

상완은 몸통과 수직을 이뤄야 한다.

응용동작 #26
싱글-암, 뉴트럴-그립 덤벨와 로테이션 Single-Arm, Neutral-Grip Dumbbell Row and Rotation

- 한쪽 손에 덤벨을 든다.
- 덤벨을 들어 올리면서 같은 쪽 몸통을 위로 회전시킨다.
- 최고지점에서 잠시 멈춘 다음, 덤벨과 몸통을 내리면서 시작 자세로 돌아간다.
- 한쪽 팔로 정해진 횟수를 반복한 다음, 팔을 바꾸어 동일한 요령으로 반복한다.

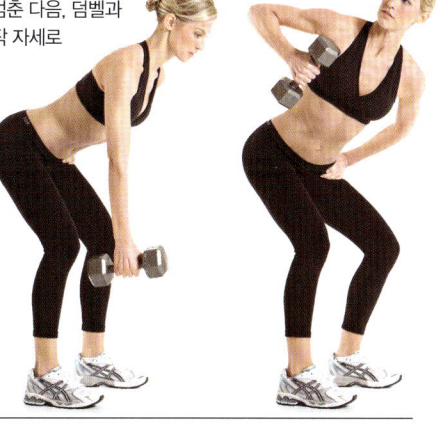

응용동작 #27
싱글-레그, 싱글-암 로테이셔널 덤벨 로우 Single-Leg, Single-Arm Rotational Dumbbell Row

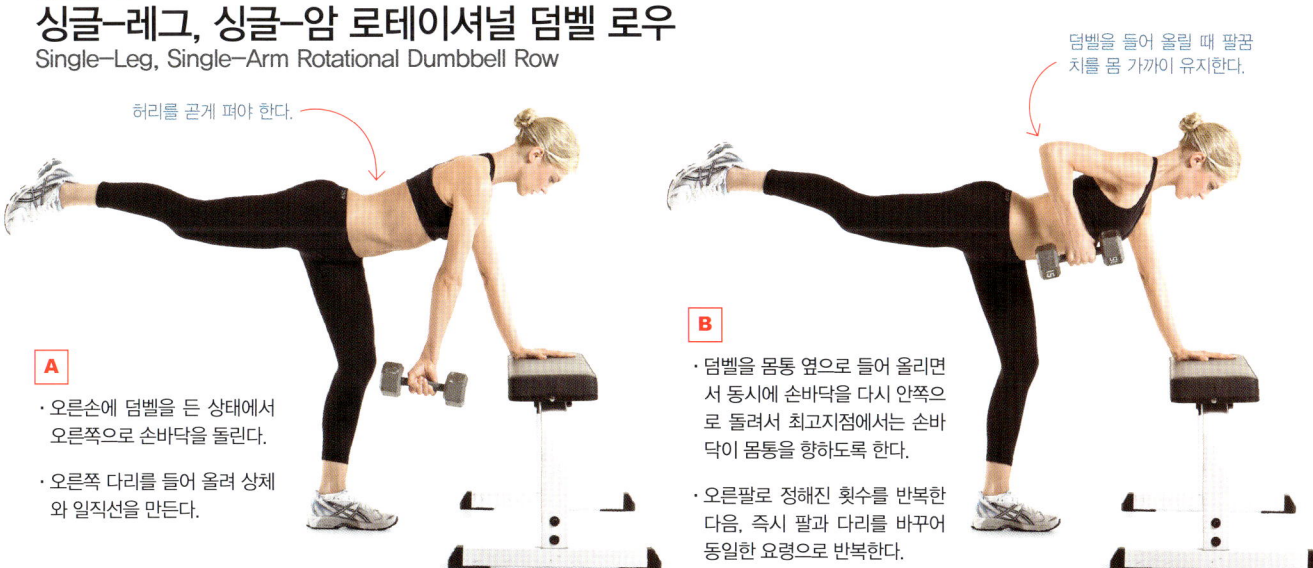

허리를 곧게 펴야 한다.

덤벨을 들어 올릴 때 팔꿈치를 몸 가까이 유지한다.

A
- 오른손에 덤벨을 든 상태에서 오른쪽으로 손바닥을 돌린다.
- 오른쪽 다리를 들어 올려 상체와 일직선을 만든다.

B
- 덤벨을 몸통 옆으로 들어 올리면서 동시에 손바닥을 다시 안쪽으로 돌려서 최고지점에서는 손바닥이 몸통을 향하도록 한다.
- 오른팔로 정해진 횟수를 반복한 다음, 즉시 팔과 다리를 바꾸어 동일한 요령으로 반복한다.

등 상부 | 로우와 레이즈 ROWS & RAISES

Y–T–L–W–I 레이즈

이 운동은 견갑골을 잡아주는 등 상부의 여러 근육을 강화하는 환상적인 운동으로, 특히 승모근을 강화하는 데 좋을 뿐만 아니라 어깨 주변 근육과 삼각근을 강화하는 효과도 뛰어나다.

  Y–T–L–W–I 레이즈 모두를 활용하여 운동한다면 등 상부를 완벽하게 강화할 수 있다. 레이즈 운동 시 능력에 따라 덤벨을 사용할 수 있고 사용하지 않을 수도 있다. 만약 무거운 무게의 덤벨을 이용해 운동을 하기 힘들다면, 가벼운 덤벨을 사용하거나 덤벨을 잡는 듯한 자세만 취해도 된다. 이 운동은 인클라인 벤치나 스위스볼에 가슴을 대고 엎드려서 실시할 수도 있고 바닥에서 실시할 수도 있다. 스위스볼을 사용할 때는 자세를 잡기 위해 코어 근육을 동원해야 하기 때문에 난이도가 좀 더 높아지지만 Y–T–I 레이즈에 해당하는 동작들은 맨바닥에 누워서 실시해도 효과적이다. 때문에 특별한 기구가 없어도 여행지나 호텔에서도 손쉽게 할 수 있다.

인클라인 Y 레이즈
Incline Y Raise

- 인클라인 벤치를 가장 낮은 각도로 조절한 상태에서 가슴을 대고 엎드린다.

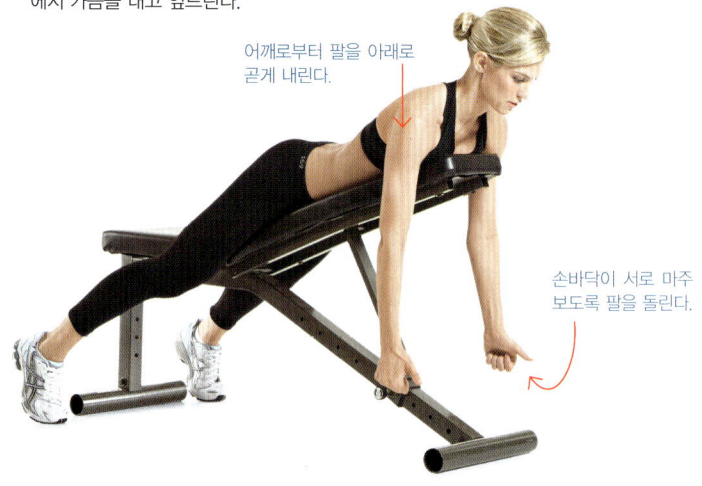

어깨로부터 팔을 아래로 곧게 내린다.

손바닥이 서로 마주 보도록 팔을 돌린다.

- 몸통과 팔을 30도 각도로 맞춘 상태에서(대문자 Y 모양) 팔이 몸과 일직선을 이룰 때까지 팔을 들어 올린다.
- 최고지점에서 잠시 멈춘 다음, 팔을 천천히 내리면서 시작 자세로 돌아간다.

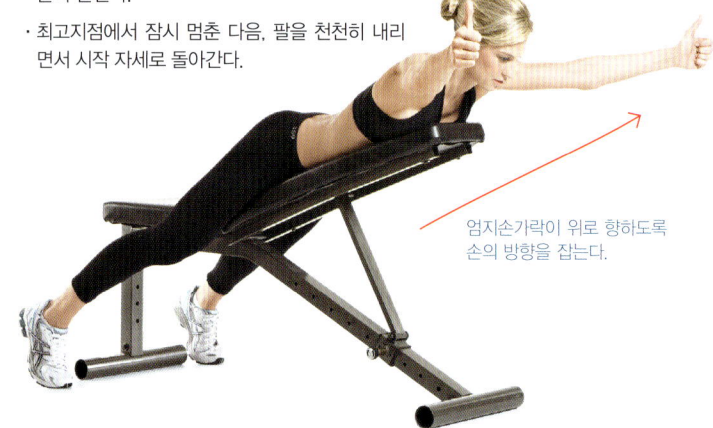

엄지손가락이 위로 향하도록 손의 방향을 잡는다.

Chapter 2

플로어 Y 레이즈
Floor Y Raise

A
- 바닥에 이마를 대고 엎드려 팔을 완전히 펴고, 그 상태에서 몸통과 팔이 30도를 이루도록 팔을 위로 들어 올린다. 이때 손바닥은 서로 마주 보게 한다.

B
- 양팔을 최대한 높이 들어 올린다.
- 최고지점에서 잠시 멈춘 다음, 팔을 천천히 내리면서 시작 자세로 돌아간다.

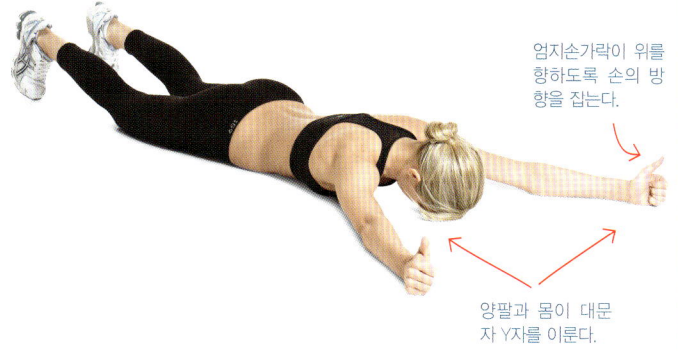

엄지손가락이 위를 향하도록 손의 방향을 잡는다.

양팔과 몸이 대문자 Y자를 이룬다.

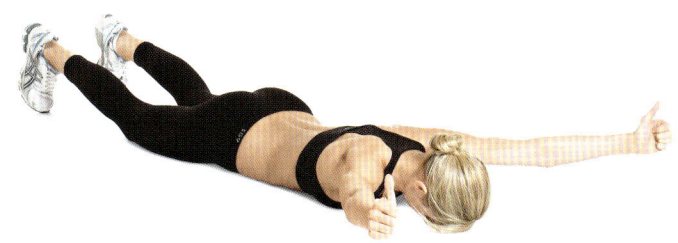

스위스볼 Y 레이즈
Swiss-Ball Y Raise

A
- 스위스볼 위에 엎드려 등을 곧게 펴고 가슴이 공에 닿지 않도록 들어 올린다.

B
- 몸통과 팔이 이루는 각도를 30도로 맞춘 상태에서(대문자 Y 모양) 팔이 몸과 일직선을 이룰 때까지 팔을 들어 올린다.
- 최고지점에서 잠시 멈춘 다음, 팔을 천천히 내리면서 시작 자세로 돌아간다.

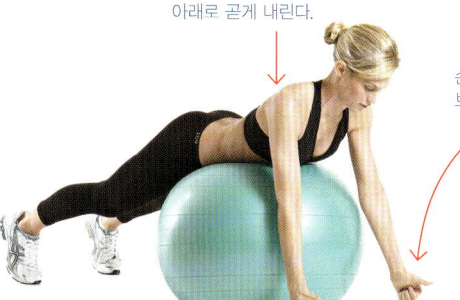

어깨로부터 팔을 아래로 곧게 내린다.

손바닥이 서로 마주 보도록 팔을 돌린다.

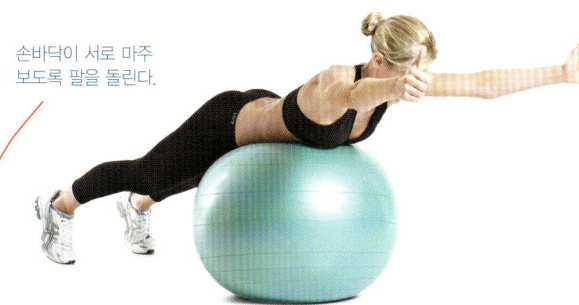

완벽한 등 상부 운동

Y 레이즈를 10회 반복한 후, 즉시 T 레이즈를 10회 반복하는 방식으로 Y-T-L-W-I 레이즈의 5가지 동작을 연이어 반복한다. 그 다음 2분 동안 휴식을 취하고 전체 과정을 한 번 더 반복한다.

기구가 필요 없는 등 운동

바닥에 이마를 대고 엎드린 상태에서 중간 휴식시간 없이 Y-T-I 레이즈를 각 12회씩 반복한다.

5가지 추가 응용 동작

Y-T-L-W-I 레이즈는 인클라인 벤치와 스위스볼, 맨바닥 외에 바벨 로우와 덤벨 로우의 벤트-오버 자세에서도 실시할 수 있다. 단, 이 경우에는 반드시 허리를 곧게 유지해야 한다.

등 상부 | 로우와 레이즈 ROWS & RAISES

플로어 I 레이즈
Floor I Raise

- 발부터 손가락 끝까지 몸 전체가 대문자 I 모양이 되도록 팔을 앞으로 곧게 들어 올린다.
- 편안한 범위 내에서 팔을 최대한 위로 들어 올린다.
- 최고지점에서 잠시 멈춘 다음, 천천히 시작 자세로 돌아간다.

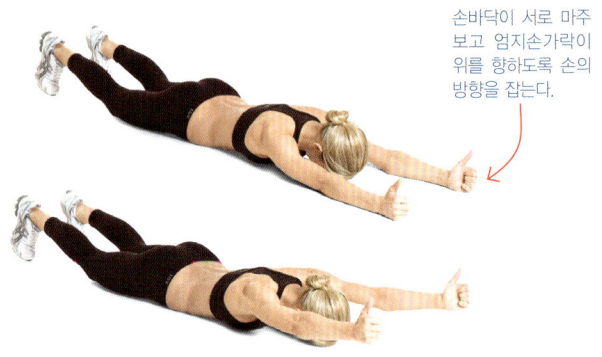

손바닥이 서로 마주 보고 엄지손가락이 위를 향하도록 손의 방향을 잡는다.

플로어 T 레이즈
Floor T Raise

- 양팔과 몸통이 이루는 각도를 직각으로 벌리고 엄지손가락이 위로 향하도록 손의 방향을 잡는다. 그 다음 팔을 최대한 높이 들어 올린다.
- 최고지점에서 잠시 멈춘 다음, 천천히 시작 자세로 돌아간다.

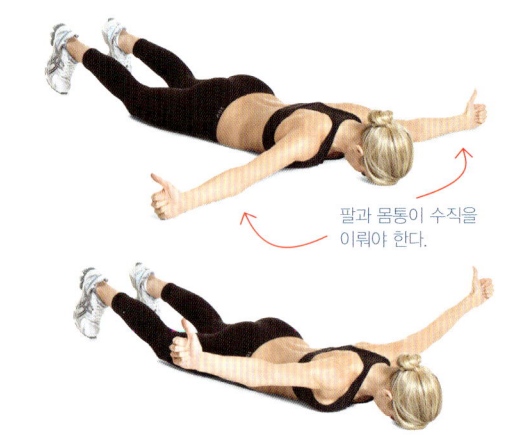

팔과 몸통이 수직을 이뤄야 한다.

스위스볼 T 레이즈
Swiss-Ball T Raise

A
- 스위스볼 위에 엎드려 등을 곧게 펴고 가슴이 공에 닿지 않도록 들어 올린다.

어깨로부터 팔을 아래로 곧게 내린다.

손바닥이 앞쪽을 향하도록 팔을 돌린다.

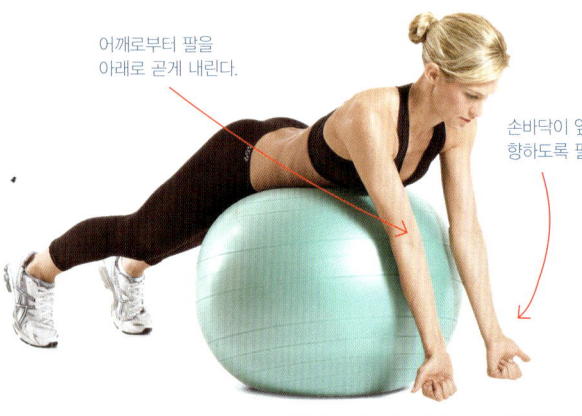

B
- 팔이 몸과 일직선을 이루는 높이까지 팔을 양 옆으로 벌려 올린다.
- 최고지점에서 잠시 멈춘 다음, 팔을 천천히 내리면서 시작 자세로 돌아간다.

Chapter 2

기본동작
리어 래터럴 레이즈
Rear Lateral Raise

A
- 양손에 덤벨을 들고 몸통이 바닥과 거의 수평이 될 때까지 상체를 앞으로 기울인다.
- 어깨로부터 덤벨을 아래로 곧게 내리고 손바닥이 서로 마주 보게 한다.

B
- 몸통을 고정시킨 상태에서 팔이 몸높이와 일직선이 될 때까지 양팔을 옆으로 곧게 들어 올린다.
- 최고지점에서 잠시 멈춘 다음, 시작 자세로 천천히 돌아간다.

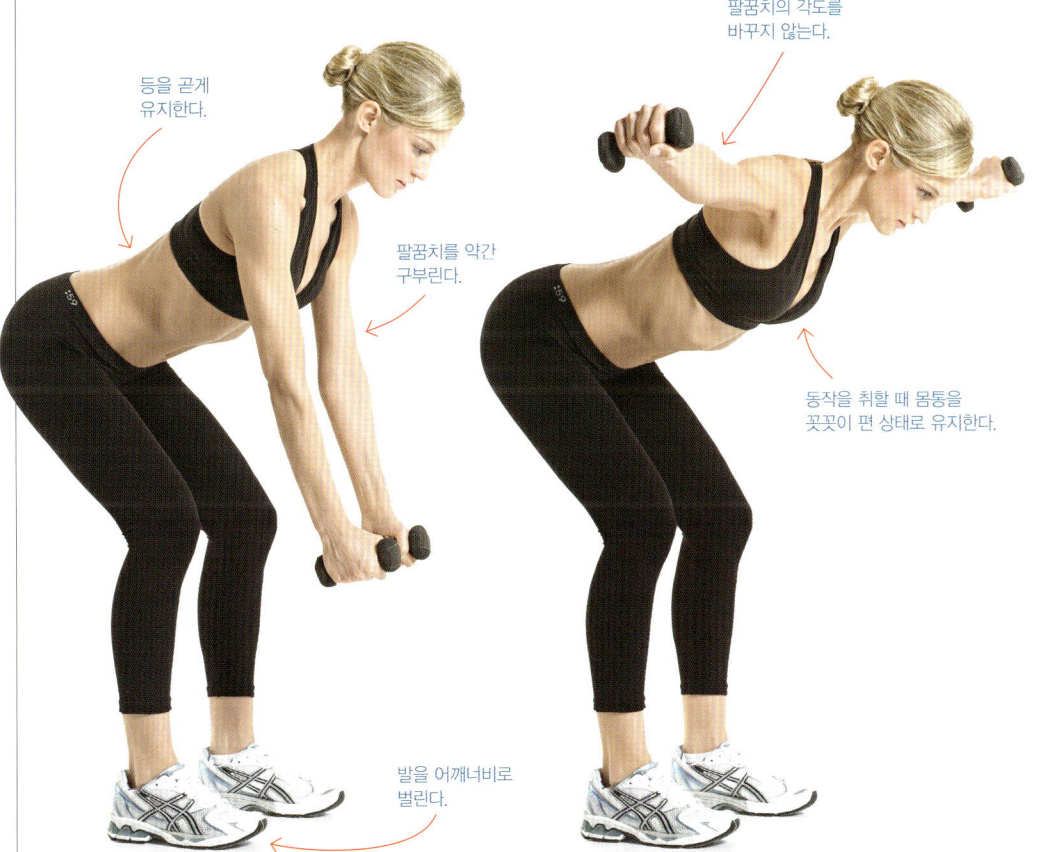

등을 곧게 유지한다.

팔꿈치를 약간 구부린다.

발을 어깨너비로 벌린다.

팔꿈치의 각도를 바꾸지 않는다.

동작을 취할 때 몸통을 꼿꼿이 편 상태로 유지한다.

가장 놀라운 등 운동?

리어 래터럴 레이즈의 목표 근육은 후면 삼각근이기 때문에 사람들은 대부분 이 운동을 어깨 운동으로만 생각한다. 하지만 생각해보자. 리어 래터럴 레이즈는 덤벨을 들어 올릴 때 팔꿈치를 구부린다는 점만 빼면 로우와 동작이 똑같다. 그렇기 때문에 이 운동은 등 상부와 등 중심부위의 근육을 강화하는 데에도 매우 효과적이다. 이 운동이 이번 장에 나온 이유도 바로 그것이다. 리어 래터럴 레이즈의 효과를 극대화하려면 동작을 취할 때 견갑골을 등 중심부로 모으는 데 집중해야 한다.

등 상부   로우와 레이즈 ROWS & RAISES

응용동작 #1
언더핸드-그립 리어 래터럴 레이즈
Underhand-Grip Rear Lateral Raise

- 언더핸드 그립으로 동작을 취한다. 이때 손바닥은 몸 앞쪽을 향한다.

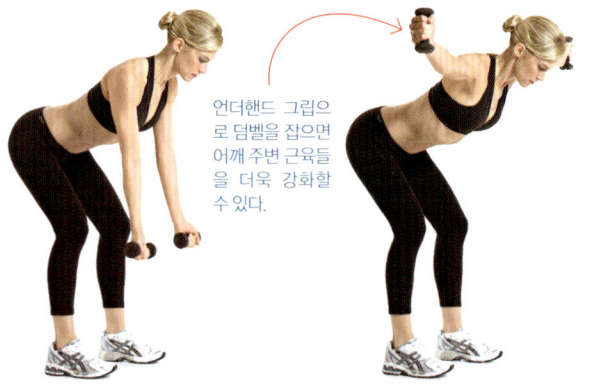

언더핸드 그립으로 덤벨을 잡으면 어깨 주변 근육들을 더욱 강화할 수 있다.

응용동작 #2
오버핸드-그립 리어 래터럴 레이즈
Overhand-Grip Rear Lateral Raise

- 오버핸드 그립으로 동작을 취한다. 이때 손바닥은 몸 뒤쪽을 향한다.

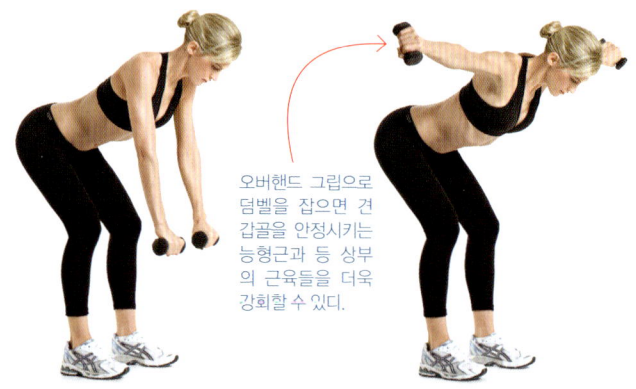

오버핸드 그립으로 덤벨을 잡으면 견갑골을 안정시키는 능형근과 등 상부의 근육들을 더욱 강화할 수 있다.

응용동작 #3
시티드 리어 래터럴 레이즈
Seated Rear Lateral Raise

- 양손에 덤벨을 잡고 벤치 끝에 앉아 동작을 취한다.

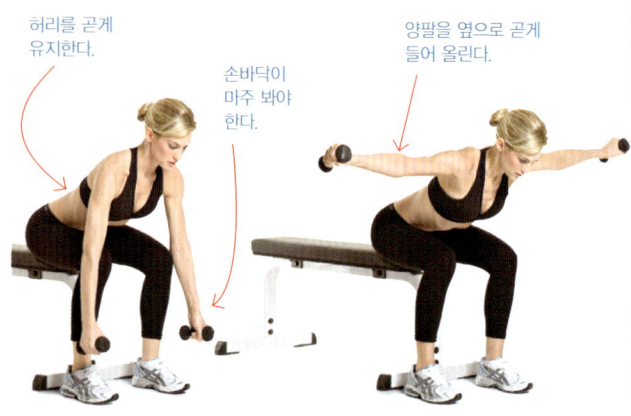

허리를 곧게 유지한다.

손바닥이 마주 봐야 한다.

양팔을 옆으로 곧게 들어 올린다.

응용동작 #4
라잉 덤벨 레이즈
Lying Dumbbell Raise

- 오른손에 덤벨을 잡고 평벤치 위에 옆으로 눕는다.
- 왼쪽 팔꿈치로 벤치를 짚고 상체를 들어 올린다.
- 오른팔이 바닥과 수직을 이루도록 아래로 내린다. 이때 팔꿈치는 약간 구부리고 손바닥은 몸 뒤쪽을 향하게 한다.
- 팔꿈치의 각도를 유지한 상태에서 오른팔을 어깨 위로 곧게 들어 올린다. 이때 팔을 회전시켜 손바닥이 머리 쪽을 향하게 한다.
- 시작 자세로 천천히 돌아간다.

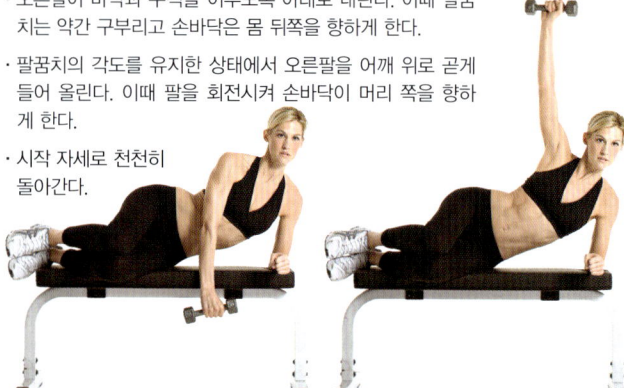

Chapter 2

응용동작 #5
크로스오버 리어 래터럴 레이즈
Crossover Rear Lateral Raise

A
- 케이블-크로스오버 스테이션의 양쪽 로우 풀리에 손잡이를 부착한다.
- 오른손으로는 왼쪽 손잡이를, 왼손으로는 오른쪽 손잡이를 잡은 상태에서 중앙에 선다.
- 무릎과 골반을 구부리면서 몸통이 바닥과 거의 수평을 이룰 때까지 상체를 앞으로 기울인다.

B
- 팔꿈치의 각도를 유지한 상태에서 양팔이 바닥과 수평이 될 때까지 들어 올린다.
- 최고지점에서 잠시 멈춘 다음, 천천히 시작 자세로 돌아간다.

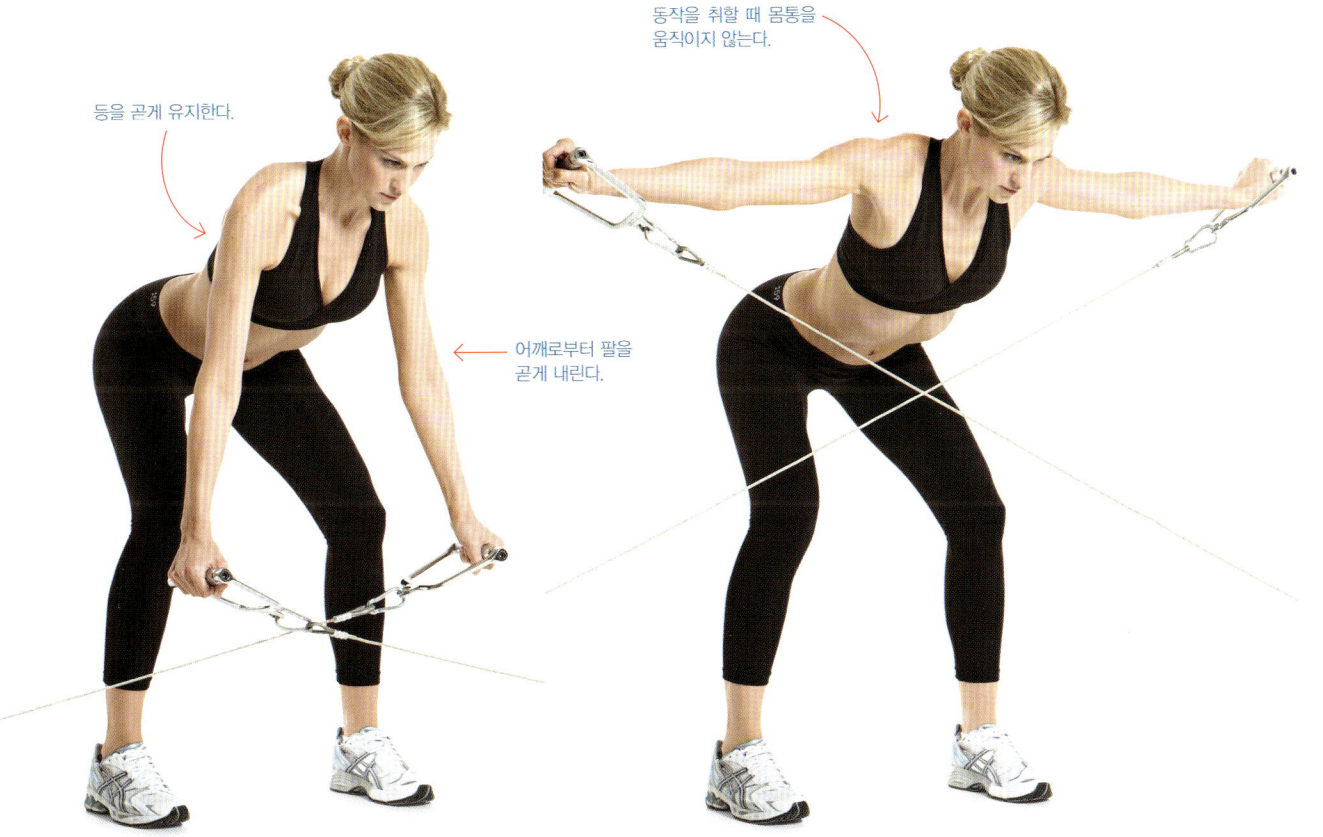

등을 곧게 유지한다.

어깨로부터 팔을 곧게 내린다.

동작을 취할 때 몸통을 움직이지 않는다.

등 상부 | 로우와 레이즈 ROWS & RAISES

기본동작
케이블 로우
Cable Row

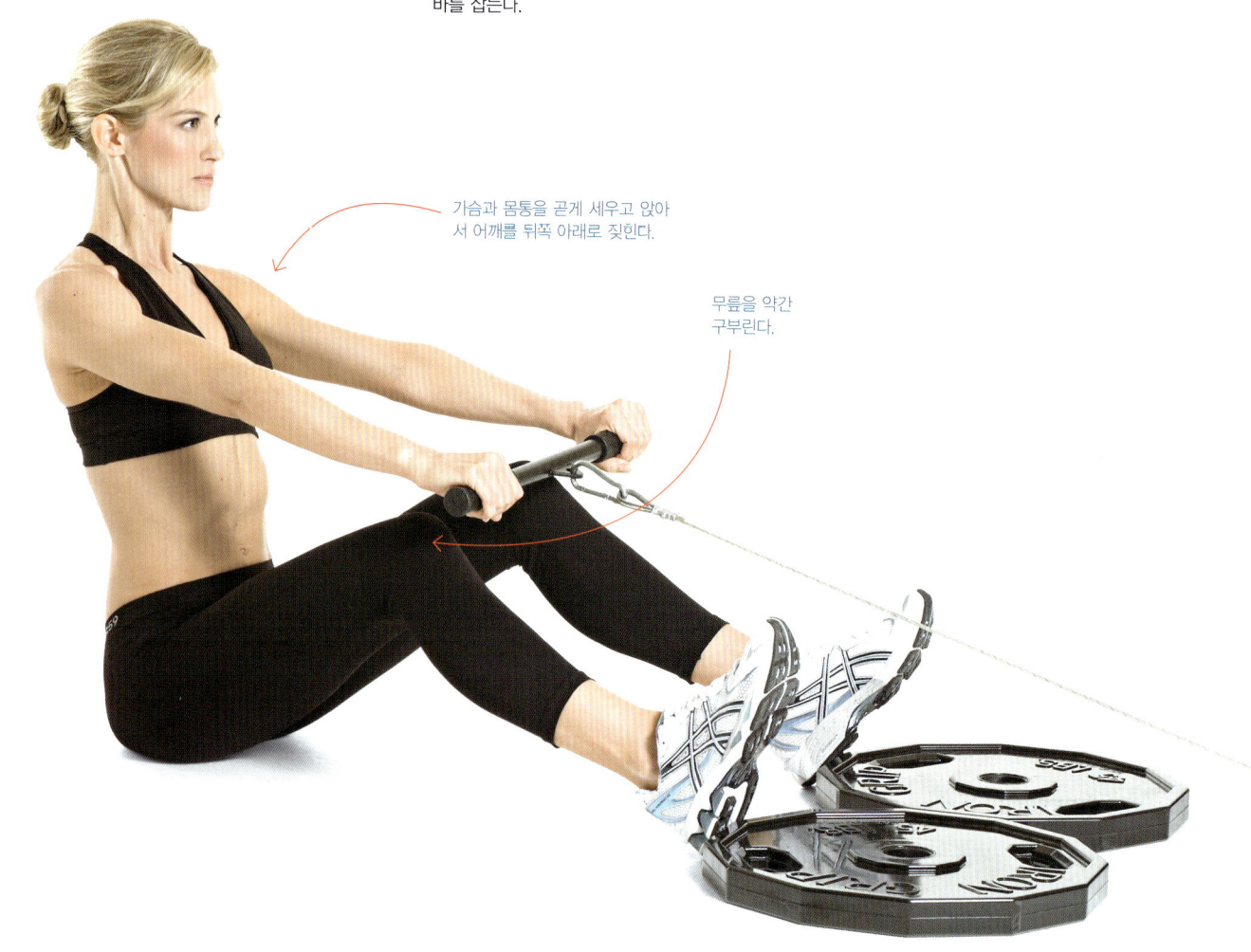

A
- 직선 바를 케이블에 부착하고 발의 위치를 잡는다.
- 팔을 어깨너비보다 약간 넓게 벌리고 오버핸드 그립으로 바를 잡는다.

가슴과 몸통을 곧게 세우고 앉아서 어깨를 뒤쪽 아래로 젖힌다.

무릎을 약간 구부린다.

Chapter 2

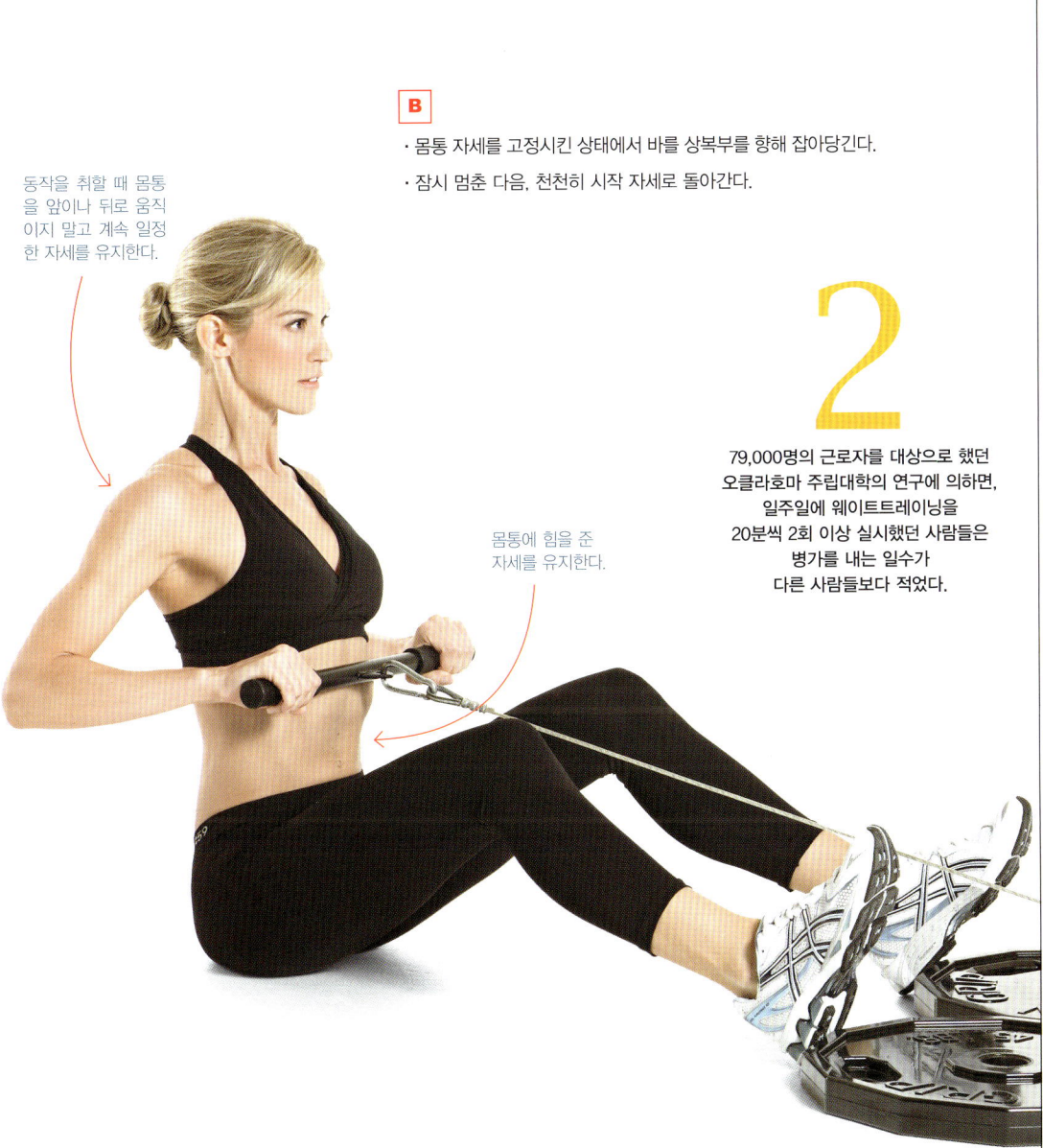

B
- 몸통 자세를 고정시킨 상태에서 바를 상복부를 향해 잡아당긴다.
- 잠시 멈춘 다음, 천천히 시작 자세로 돌아간다.

동작을 취할 때 몸통을 앞이나 뒤로 움직이지 말고 계속 일정한 자세를 유지한다.

몸통에 힘을 준 자세를 유지한다.

2
79,000명의 근로자를 대상으로 했던 오클라호마 주립대학의 연구에 의하면, 일주일에 웨이트트레이닝을 20분씩 2회 이상 실시했던 사람들은 병가를 내는 일수가 다른 사람들보다 적었다.

WARNING!
어깨를 낮춰야 한다

로우 종류의 운동을 할 때는 어깨를 뒤쪽 아래로 젖힌 상태(상체를 약간 뒤로 기대듯이)에서 동작을 시작해야 한다. 왜 그럴까? 이런 자세를 취하지 않으면 어깨가 위로 올라가면서 노를 젓듯이 팔꿈치를 뒤로 움직일 때 어깨가 과도하게 젖혀질 수 있기 때문이다. 어깨를 지나치게 젖히면 어깨 앞쪽 근육과 견갑하근이라는 견갑골 아래쪽 근육이 스트레스를 받고, 이런 상태가 지속되면 어깨 관절 부상으로 이어지기 쉽다.

등 상부 | 로우와 레이즈 ROWS & RAISES

응용동작 #1
와이드-그립 케이블 로우
Wide-Grip Cable Row

- 팔을 어깨너비보다 1.5배 넓게 벌려 바를 잡고 가슴 하단을 향해 바를 잡아당긴다.

그립을 넓게 잡으면 후면 삼각근이 더 많이 수축한다.

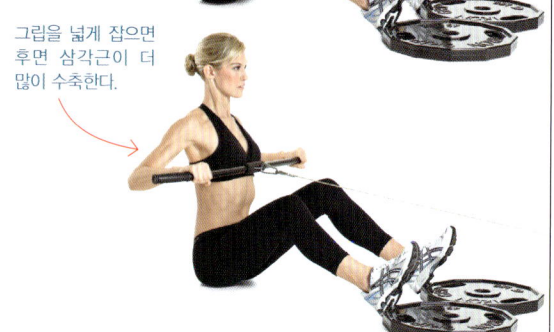

응용동작 #2
언더핸드-그립 케이블 로우
Underhand-Grip Cable Row

- 팔을 어깨너비로 벌려 언더핸드 그립으로 바를 잡고 하복부를 향해 바를 잡아당긴다.

언더핸드 그립으로 바를 잡으면 이두근이 더 많이 수축한다.

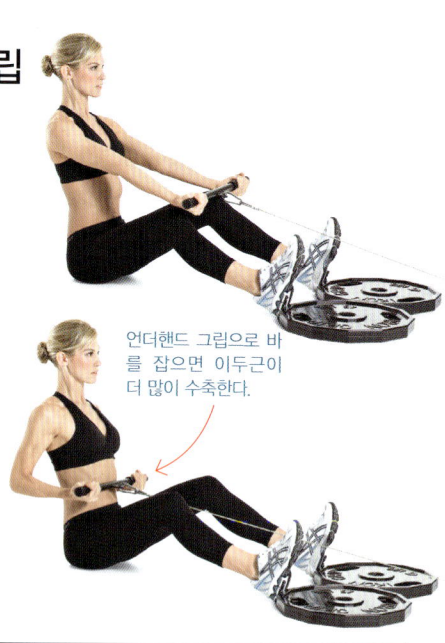

응용동작 #3
로프-핸들 케이블 로우
Rope-Handle Cable Row

- 로프를 케이블에 부착한 다음, 로프의 양쪽 끝을 잡고 케이블 로우 동작을 취한다.

상복부를 향해 바를 잡아당긴다.

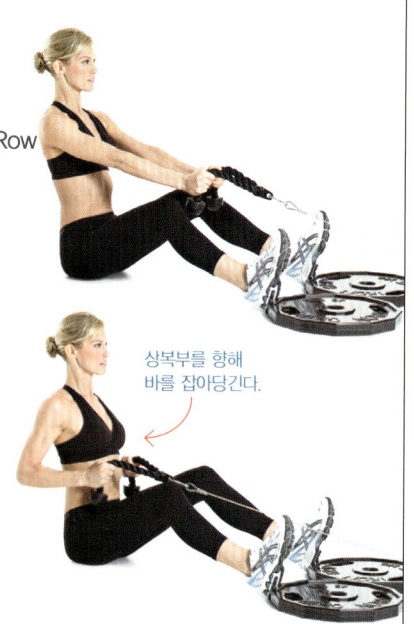

응용동작 #4
V-그립 케이블 로우
V-Grip Cable Row

- V-그립 손잡이를 케이블에 부착한 다음, 양손으로 손잡이를 잡고 몸통 중심부를 향해 손잡이를 잡아당긴다.

몸통을 앞뒤로 기울이지 말고 곧게 유지한다.

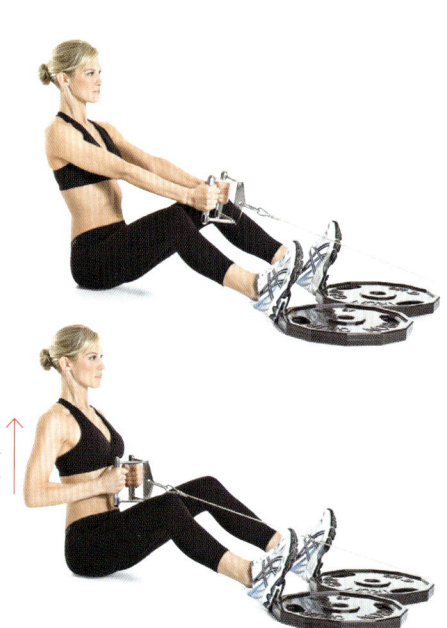

Chapter 2

응용동작 #5
싱글-암 케이블 로우
Single-Arm Cable Row

- 손잡이를 케이블에 부착한 다음, 한쪽 팔로 로우 동작을 취한다. 이때 몸통을 앞뒤로 기울이지 말고 손잡이를 옆구리를 향해 잡아당긴다.
- 오른팔로 정해진 반복 횟수를 완료한 다음, 즉시 팔을 바꾸어 왼팔도 동일한 요령으로 반복한다.

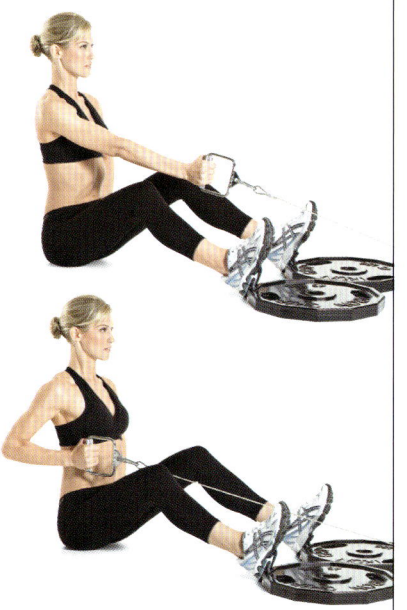

응용동작 #6
싱글-암 케이블 로우와 로테이션
Single-Arm Cable Row and Rotation

- 손잡이를 케이블에 부착한 다음, 오른손으로 손잡이를 잡는다.
- 옆구리를 향해 손잡이를 잡아당김과 동시에 몸통을 오른쪽으로 회전시킨다.
- 최대지점에서 잠시 멈춘 다음, 방향을 바꾸어 시작 자세로 돌아간다.

몸통을 곧게 유지한다.

몸통에 계속 힘을 주어 자세를 유지한다.

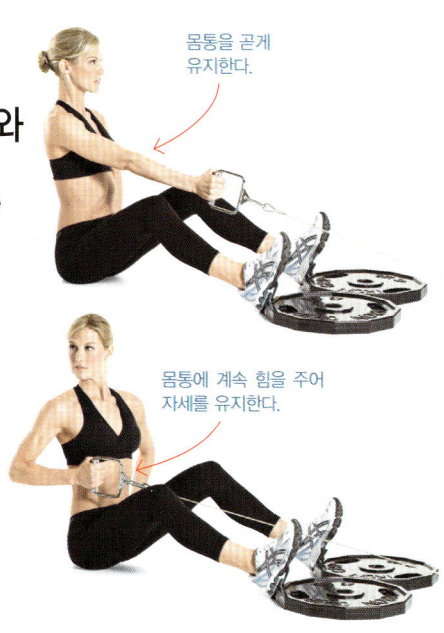

응용동작 #7
케이블 로우 투 넥 익스터널 로테이션
Cable Row to Neck with External Rotation

- 로프를 케이블에 부착하고 자세를 취한다.
- 로프의 중심부를 얼굴을 향해 잡아당긴다. 이때 등 중심부를 향해 양쪽 견갑골을 당겨 모으고 상완과 전완을 위, 뒤쪽으로 회전시킨다.
- 최고지점에서 잠시 멈춘 다음, 천천히 시작 자세로 돌아간다.

양손으로 로프 끝을 잡고 양쪽 손바닥이 마주 보게 한다.

상완을 후방으로 회전시키면 어깨 관절을 안정시키는 주변 근육들을 더욱 강화할 수 있다.

몸통을 곧게 유지한다.

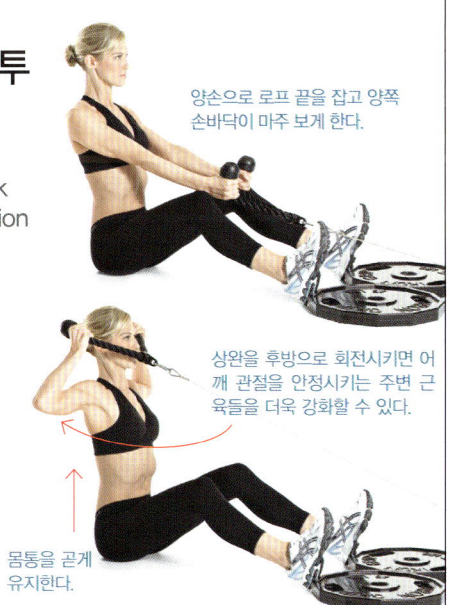

응용동작 #8
스탠딩 싱글-암 케이블 로우
Standing Single-Arm Cable Row

- 케이블 스테이션의 로우 풀리에 손잡이를 부착한 다음, 오른손으로 손잡이를 잡고 다리를 앞뒤로 벌린다.
- 몸통을 오른쪽으로 회전시키면서 손잡이를 몸통 오른쪽으로 잡아당긴다.
- 최대지점에서 잠시 멈춘 다음, 시작 자세로 돌아간다.
- 오른팔로 정해진 반복 횟수를 완료한 다음, 팔을 바꾸어 왼팔도 동일한 요령으로 반복한다.

팔을 곧게 펴고 손바닥은 왼쪽을 향한다.

허리를 곧게 유지한다.

골반 관절을 구부려 몸을 기울인다.

몸통에 힘을 준다.

왼발이 오른발 앞에 위치한다.

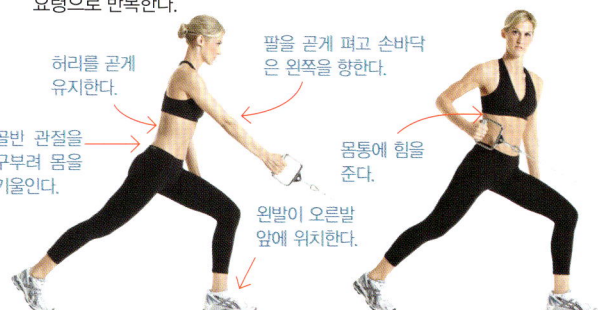

53

광배근 | 친업과 풀업 CHINUPS & PULLUPS

친업과 풀업

친업과 풀업의 목표 근육은 광배근이며, 부수적으로 대원근과 이두근을 강화할 수 있다. 또한 친업과 풀업의 동작을 취할 때 몸을 안정시켜주는 코어 근육들과 등 상부, 등 중심부의 근육들도 함께 강화한다.

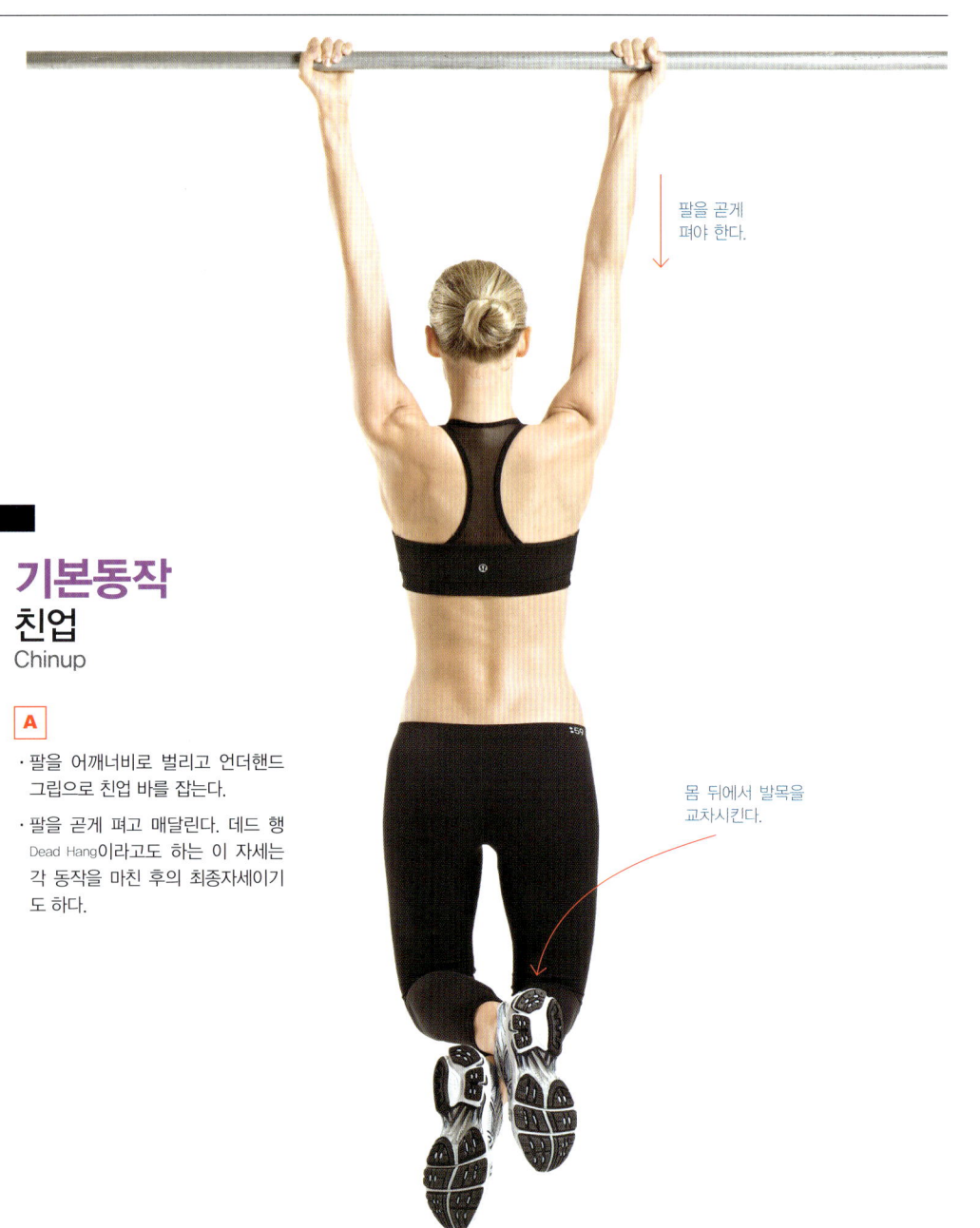

기본동작
친업
Chinup

A
- 팔을 어깨너비로 벌리고 언더핸드 그립으로 친업 바를 잡는다.
- 팔을 곧게 펴고 매달린다. 데드 행 Dead Hang 이라고도 하는 이 자세는 각 동작을 마친 후의 최종자세이기도 하다.

팔을 곧게 펴야 한다.

몸 뒤에서 발목을 교차시킨다.

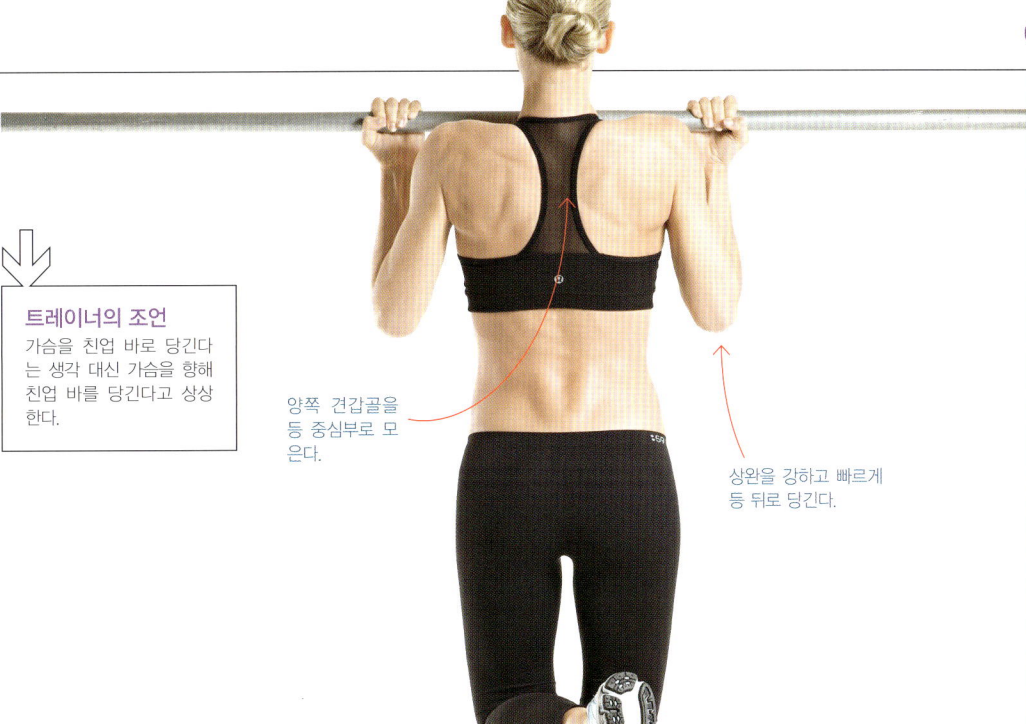

Chapter 2

친업 VS 풀업

친업과 풀업의 차이는 간단하다. 친업은 언더핸드 그립 자세를 취하지만 풀업은 오버핸드 그립 자세를 취한다. 실제로 동작을 취해보면 금방 알겠지만, 풀업보다는 친업이 약간 더 쉽다(약간 덜 어렵다는 편이 좀 더 정확한 표현이다.). 이는 언더핸드 그립을 사용할 때 이두근이 좀 더 강하게 수축하고, 그에 따라 몸을 위로 잡아당기는 근육의 힘을 전체적으로 더 활용할 수 있기 때문이다.

⬇
트레이너의 조언
가슴을 친업 바로 당긴다는 생각 대신 가슴을 향해 친업 바를 당긴다고 상상한다.

양쪽 견갑골을 등 중심부로 모은다.

상완을 강하고 빠르게 등 뒤로 당긴다.

- 가슴을 친업 바까지 끌어당긴다.
- 최고지점에서 잠시 멈춘 다음, 천천히 팔을 펴면서 데드 행 자세로 돌아간다.

⬇
몸을 더 높이 올려라
친업과 풀업은 체스트-업이라고 부르는 편이 더 좋을 것이다. 실제로 목을 넘어 가슴까지 친업 바에 닿는 것이 가장 효과적이기 때문이다. 이렇게 동작의 범위가 넓어지면 견갑골 주변 근육들을 더욱 강하게 단련할 수 있다.

광배근 | 친업과 풀업 CHINUPS & PULLUPS

응용동작 #1
네거티브 친업
Negative Chinup

A
- 친업 바 아래에 벤치를 놓고 벤치 위에 올라선다. 그 다음 팔을 어깨너비로 벌리고 언더핸드 그립으로 바를 잡는다.
- 가슴이 손 옆까지 올라오도록 벤치에서 점프를 한 다음, 몸 뒤에서 발목을 교차시킨다.

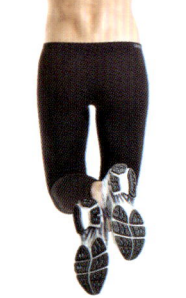

B
- 5초에 걸쳐 팔을 천천히 편다. 5초가 너무 힘들면 최대한 천천히 펴도록 노력한다.
- 점프를 통해 다시 시작 자세로 돌아가서 동작을 반복한다.

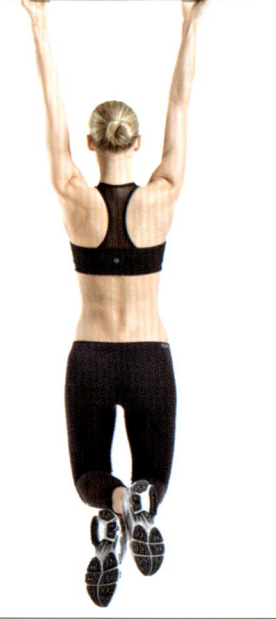

네거티브 친업은 기본 친업의 반대 동작을 통해 최고지점부터 최저지점까지 동일한 속도로 몸을 천천히 내리는 운동이다. 만약 특정한 지점에서 속도가 빨라진다면 그 지점을 잘 숙지해 두었다가, 다음 세트에서는 그 지점 바로 직전 지점에서 1~2초 동안 멈춰야 한다. 이렇게 하면 네거티브 친업 능력이 빠르게 향상된다. 네거티브 친업을 30초에 걸쳐 실시할 수 있으면 기본 친업을 완벽한 자세로 1회 실시할 수 있다.

응용동작 #2
밴드-어시스티드 친업
Band-Assisted Chinup

A
- 친업 바에 대형 고무밴드를 단단히 고정시킨다.
- 팔을 어깨너비로 벌려 언더핸드 그립으로 친업 바를 잡는다. 그 상태에서 고무밴드 아래쪽 고리에 양쪽 무릎을 걸고 팔을 완전히 편다.

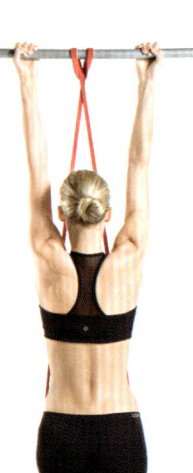

B
- 친업 바를 향해 가슴을 당기면서 친업 동작을 실시한다.
- 가슴 상단이 바에 닿으면 잠시 멈춘 다음, 데드 행 자세로 천천히 돌아간다.

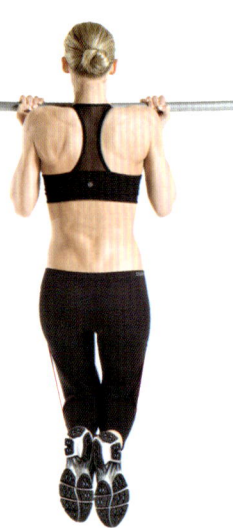

밴드를 활용하면 초보자도 헬스클럽의 친업 머신을 이용할 때처럼 완벽한 자세로 친업을 실시할 수 있다.

Chapter 2

응용동작 #3
클로즈-그립 친업
Close-Grip Chinup

- 팔을 약 20센티미터 너비로 벌리고 언더핸드 그립으로 바를 잡는다.

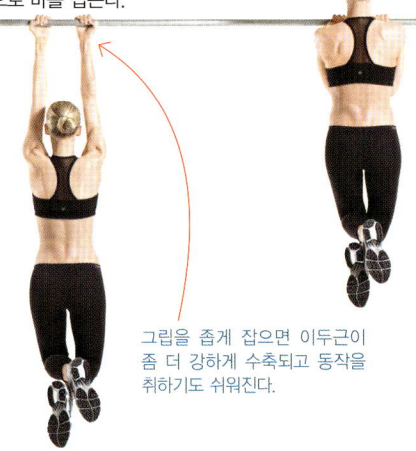

그립을 좁게 잡으면 이두근이 좀 더 강하게 수축되고 동작을 취하기도 쉬워진다.

응용동작 #4
뉴트럴-그립 친업
Neutral-Grip Chinup

- 친업 스테이션에 수평 손잡이를 부착하고 손바닥이 마주 보도록 손잡이를 잡는다.

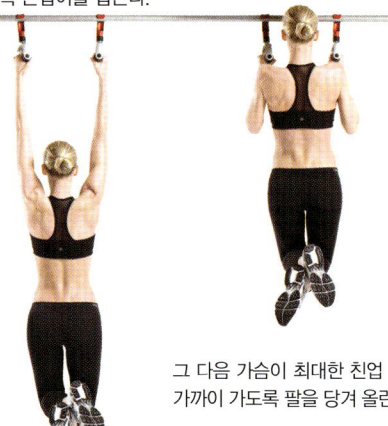

그 다음 가슴이 최대한 친업 바에 가까이 가도록 팔을 당겨 올린다.

응용동작 #5
풀업
Pullup

- 팔을 어깨너비보다 넓게 벌리고 오버핸드 그립으로 바를 잡은 상태에서 친업 동작을 취한다.

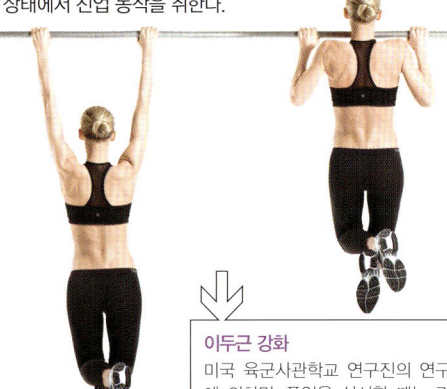

이두근 강화
미국 육군사관학교 연구진의 연구에 의하면, 풀업을 실시할 때는 광배근과 이두근의 활성도가 동일한 수준으로 높아진다.

응용동작 #6
와이드-그립 풀업
Wide-Grip Pullup

- 팔을 어깨너비보다 1.5배 넓게 벌리고 오버핸드 그립으로 바를 잡는다.

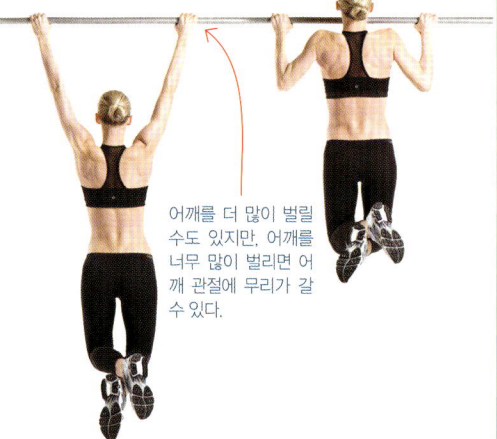

어깨를 더 많이 벌릴 수도 있지만, 어깨를 너무 많이 벌리면 어깨 관절에 무리가 갈 수 있다.

친업 난이도

가장 어려움

8. 와이드-그립 풀업
7. 풀업
6. 믹스-그립 친업
5. 뉴트럴-그립 친업
4. 친업
3. 클로즈-그립 친업
2. 밴드-어시스티드 친업
1. 네거티브 친업

가장 쉬움

광배근 | 친업과 풀업 CHINUPS & PULLUPS

응용동작 #7
믹스-그립 친업
Mixed-Grip Chinup

- 팔을 어깨너비로 벌린 상태에서 한손은 언더핸드, 다른 손은 오버핸드 그립으로 바를 잡는다.

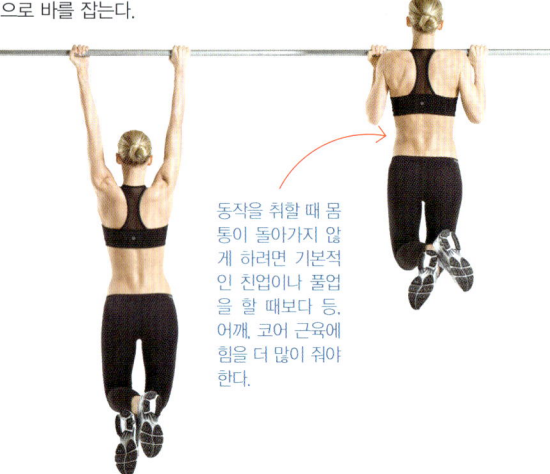

동작을 취할 때 몸통이 돌아가지 않게 하려면 기본적인 친업이나 풀업을 할 때보다 등, 어깨, 코어 근육에 힘을 더 많이 줘야 한다.

응용동작 #8
크로스오버 친업
Crossover Chinup

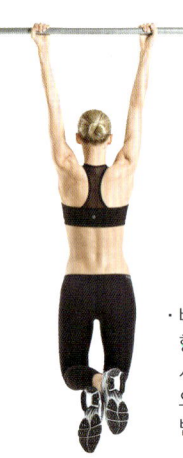

- 바를 향해 가슴을 곧바로 당겨 올리는 대신, 왼손을 향해 가슴을 당겼다가 최고지점에서 잠시 멈춘 다음 시작 자세로 돌아간다. 그리고 그 다음 반복 시에는 오른손을 향해 가슴을 당겨 올린다. 이런 방식으로 매번 반복을 할 때마다 왼쪽과 오른쪽을 교대로 오간다.

응용동작 #9
서스펜디드 친업
Suspended Chinup

- 친업 바에 손잡이가 달린 스트랩을 부착한 상태에서 손잡이를 잡고 팔을 편 채로 매달린 다음, 친업 동작을 실시한다. 몸을 당겨 올릴 때는 팔이 자연스럽게 회전하도록 한다.

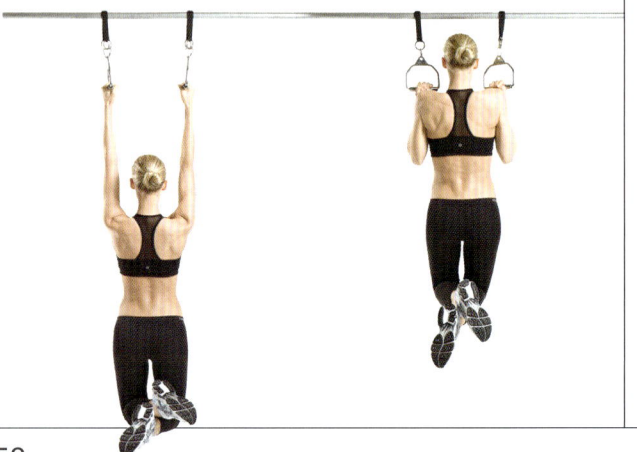

응용동작 #10
타월 풀업
Towel Pullup

- 손으로 바를 잡는 위치에 타월을 두른다.
- 양쪽 손바닥이 마주 보도록 양손으로 각각 타월의 끝을 잡은 상태에서 팔을 펴고 매달린다. 이때 발목을 몸 뒤에서 교차시킨다.
- 가슴을 최대한 높이 당겨 올린다.
- 최고지점에서 잠시 멈춘 다음, 천천히 시작 자세로 돌아간다.

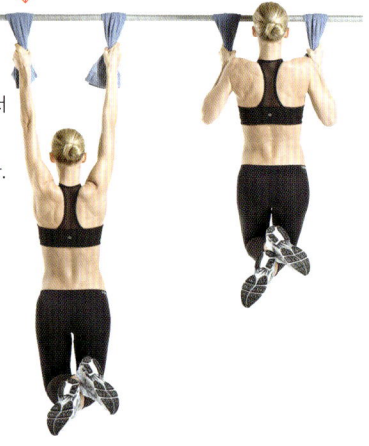

타월을 잡으면 등 근육뿐만 아니라 전완에도 힘이 많이 들어가기 때문에 악력과 지구력이 향상된다.

스카퓰라 리트랙션
Scapular Retraction

- 오버핸드 그립으로 친업 바를 잡은 상태에서 팔을 펴고 매달린다.

- 팔을 그대로 고정시킨 상태에서 양쪽 견갑골을 등 중심부 아래쪽으로 당겨 모은다. 호흡을 고르게 유지하면서 이 자세를 5초 동안 유지한다. 여기까지가 1회 반복이다.

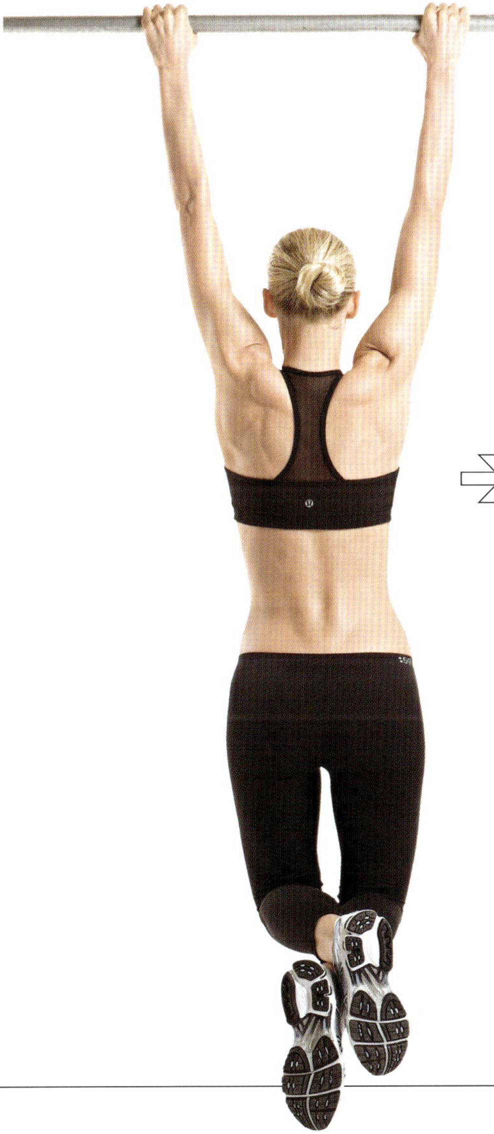

> **등 상부 테스트**
> 스카퓰라 리트랙션 자세를 최대한 오래 유지해보자. 만약 10초도 버티지 못한다면 등 상부의 근육이 약한 것이므로 이 운동을 자신의 운동 프로그램에 넣어야 한다. 어깨를 뒤, 아래쪽으로 당기는 동작은 좋은 자세를 가꾸는 데에도 효과가 있다.

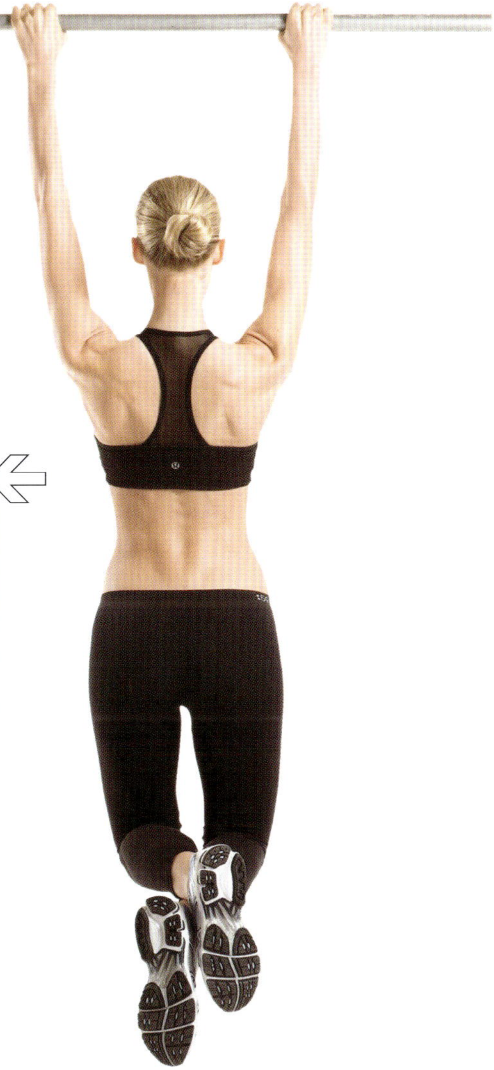

광배근 | 풀다운 PULLDOWNS

풀다운

풀다운의 목표 근육은 광배근이며, 부수적으로 대원근과 이두근을 강화할 수 있다. 또한 동작을 취할 때 몸을 안정시켜주는 등 상부와 등 중심부의 근육들도 함께 강화한다.

기본동작
랫 풀다운
Lat Pulldown

A
- 랫 풀다운 스테이션에 앉아서 팔을 어깨너비보다 약간 넓게 벌리고 오버핸드 그립으로 바를 잡는다.

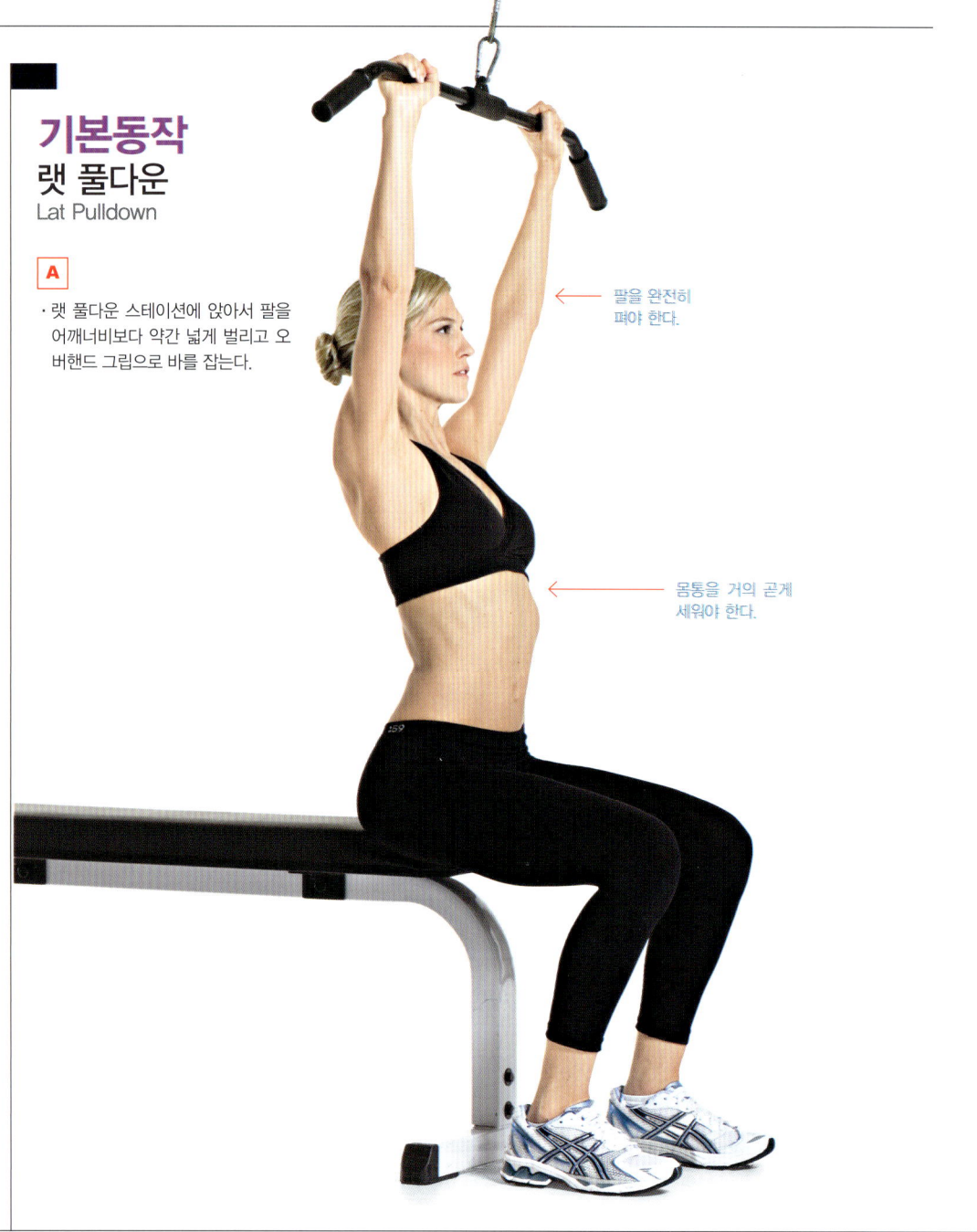

← 팔을 완전히 펴야 한다.

← 몸통을 거의 곧게 세워야 한다.

Chapter 2

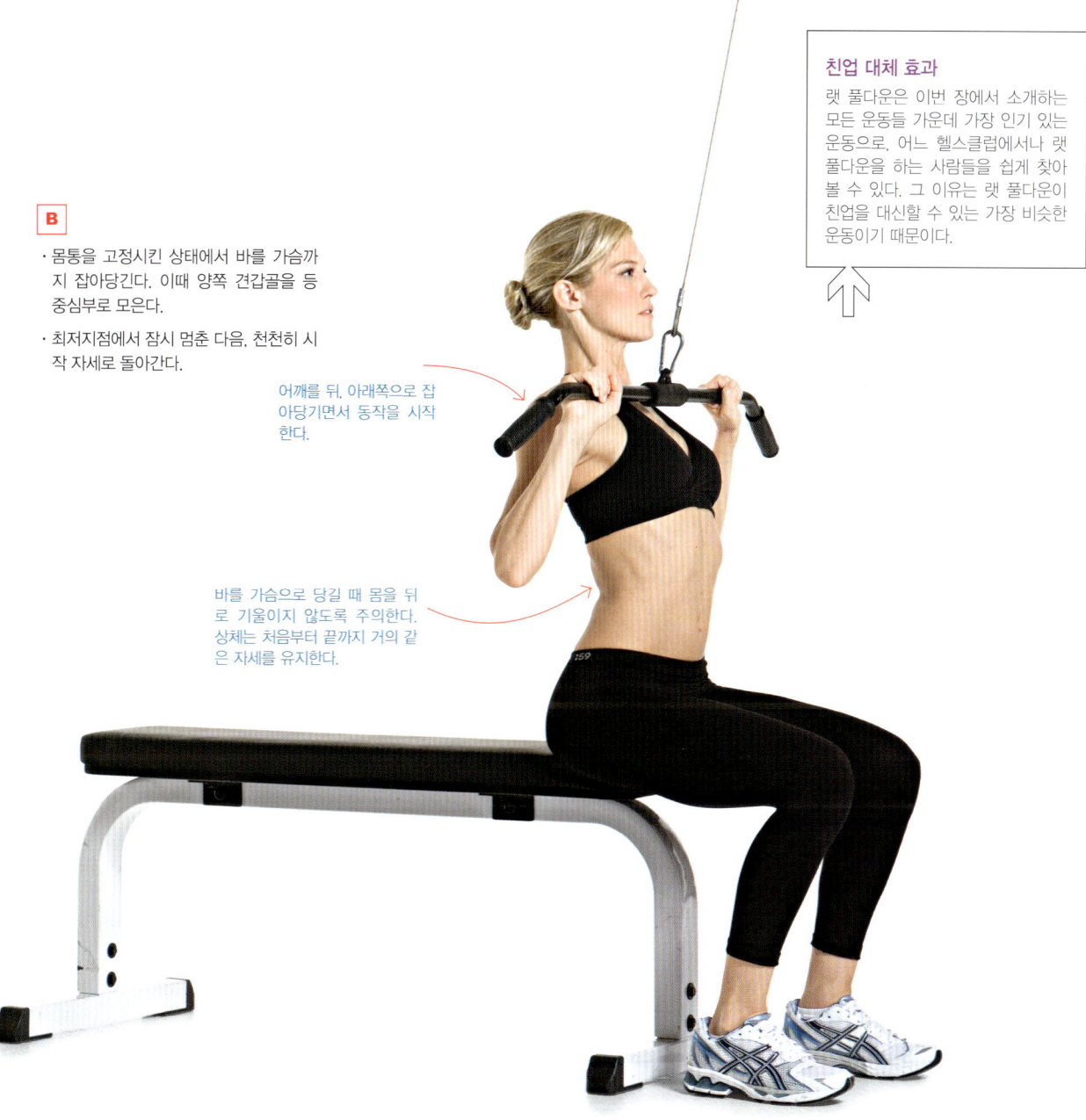

친업 대체 효과

랫 풀다운은 이번 장에서 소개하는 모든 운동들 가운데 가장 인기 있는 운동으로, 어느 헬스클럽에서나 랫 풀다운을 하는 사람들을 쉽게 찾아볼 수 있다. 그 이유는 랫 풀다운이 친업을 대신할 수 있는 가장 비슷한 운동이기 때문이다.

B
- 몸통을 고정시킨 상태에서 바를 가슴까지 잡아당긴다. 이때 양쪽 견갑골을 등 중심부로 모은다.
- 최저지점에서 잠시 멈춘 다음, 천천히 시작 자세로 돌아간다.

어깨를 뒤, 아래쪽으로 잡아당기면서 동작을 시작한다.

바를 가슴으로 당길 때 몸을 뒤로 기울이지 않도록 주의한다. 상체는 처음부터 끝까지 거의 같은 자세를 유지한다.

광배근 풀다운 PULLDOWNS

응용동작 #1
와이드-그립 랫 풀다운
Wide-Grip Lat Pulldown

· 팔을 어깨너비의 1.5배로 벌리고 오버핸드 그립으로 바를 잡는다.

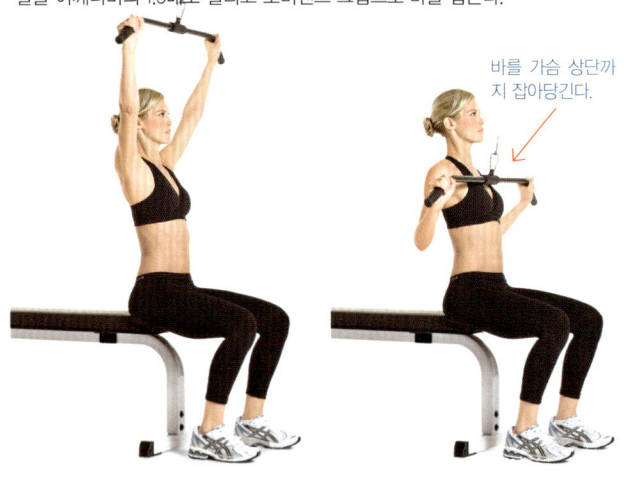

바를 가슴 상단까지 잡아당긴다.

응용동작 #2
언더핸드-그립 랫 풀다운
Underhand-Grip Lat Pulldown

· 팔을 어깨너비로 벌리고 언더핸드 그립으로 바를 잡는다.

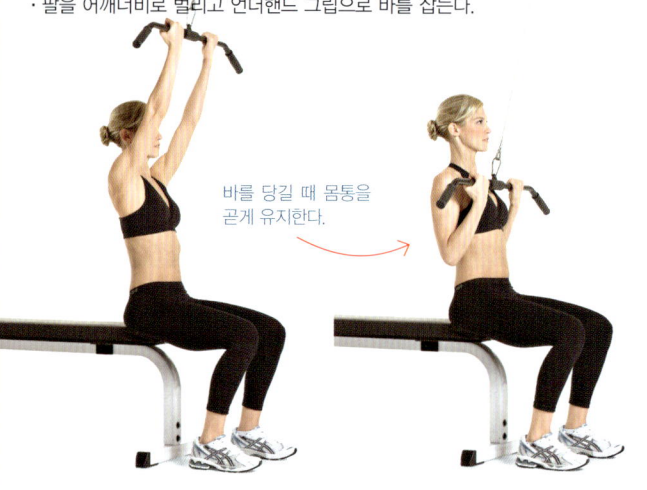

바를 당길 때 몸통을 곧게 유지한다.

응용동작 #3
30도 랫 풀다운
30-Degree Lat Pulldown

A

· 랫 풀다운 머신에 앉아서 팔을 어깨너비로 벌리고 언더핸드 그립으로 바를 잡는다.
· 몸이 바닥과 30도 각도를 이룰 때까지 상체를 뒤로 기울인다.
· 30도 각도를 계속 유지한다.

B

· 몸통을 30도 각도로 계속 유지한 상태로 바를 가슴까지 잡아당긴다.
· 최저지점에서 잠시 멈춘 다음, 천천히 시작 자세로 돌아간다.

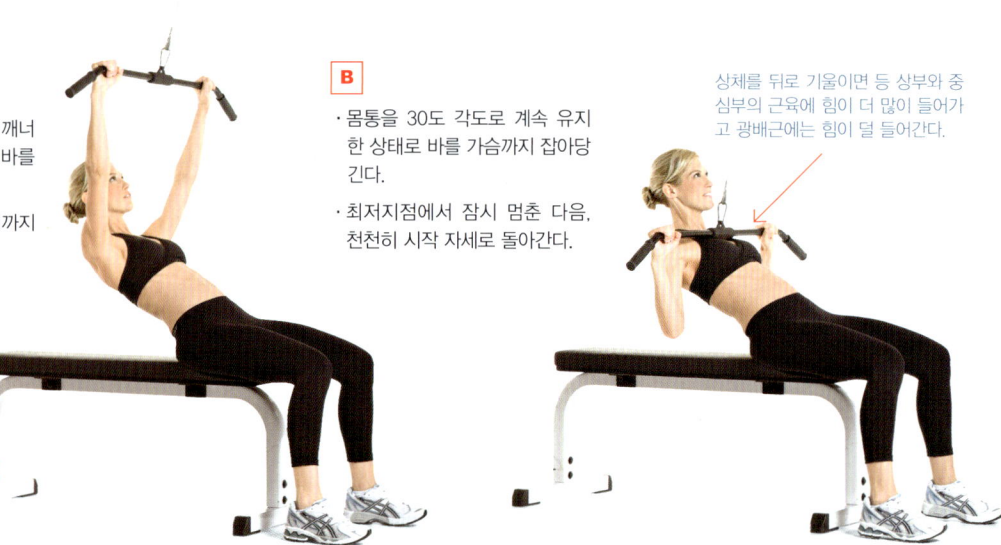

상체를 뒤로 기울이면 등 상부와 중심부의 근육에 힘이 더 많이 들어가고 광배근에는 힘이 덜 들어간다.

Chapter 2

응용동작 #4
클로즈-그립 랫 풀다운
Close-Grip Lat Pulldown

- 팔을 약 20센티미터 너비로 벌리고 언더핸드 그립으로 바를 잡는다.

언더핸드로 그립을 좁게 잡으면 이두근이 좀 더 강하게 수축한다.

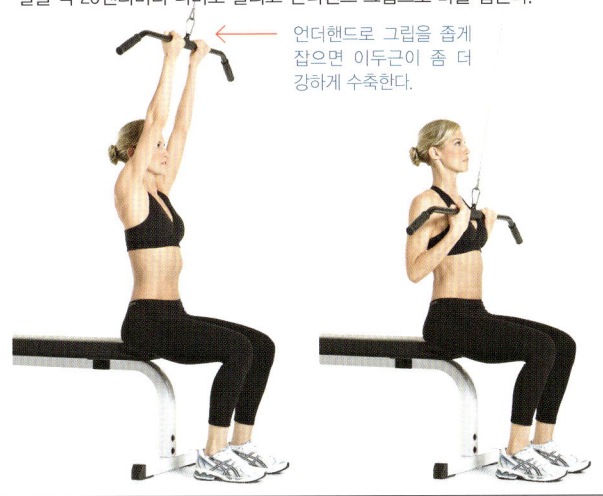

응용동작 #5
닐링 랫 풀다운
Kneeling Lat Pulldown

- 머신에 앉는 대신 머신 앞에 무릎을 꿇고 앉아서 동작을 취한다. 이때 어깨부터 무릎까지 일직선이 되도록 자세를 유지한다.

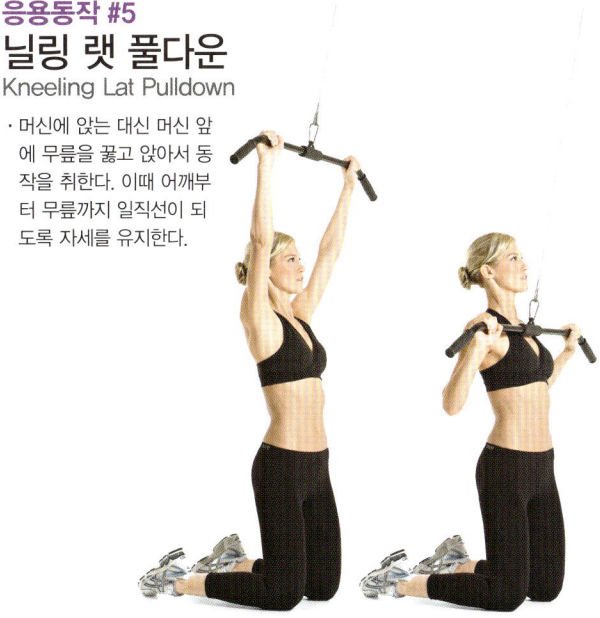

응용동작 #6
닐링 언더핸드-그립 랫 풀다운
Kneeling Underhand-Grip Lat Pulldown

A
- 팔을 어깨너비로 벌리고 언더핸드 그립으로 바를 잡는다.
- 머신에 앉는 대신 머신 앞에 무릎을 꿇고 앉아서 동작을 취한다. 이때 어깨부터 무릎까지 일직선이 되도록 자세를 유지한다.

B
- 바를 가슴 상단까지 잡아당긴다.

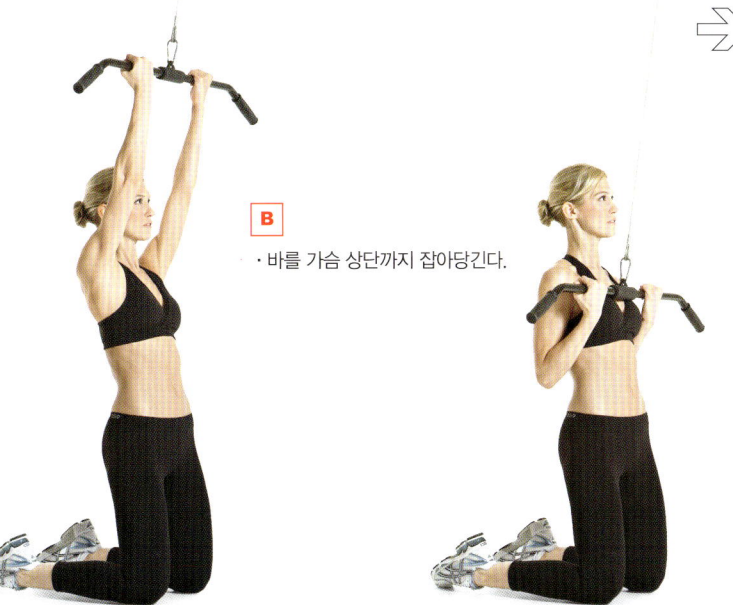

무릎을 꿇는 이유

실생활에서 광배근은 엉덩이의 근육들과 함께 작용한다. 그러나 머신에 앉은 채로 랫 풀다운을 실시하면 엉덩이의 근육들이 자극되지 않는다. 반면, 바닥에 무릎을 꿇은 상태에서 랫 풀다운을 하면 걷거나 친업을 할 때처럼 엉덩이 근육에도 힘이 들어간다. 무릎을 꿇으면 당길 수 있는 중량이 줄어들기는 하지만, 그렇다고 광배근에 힘이 들어가지 않는 것은 아니다.

Chapter 3: 어깨 운동
Shoulders

당한 어깨에는 마법 같은 힘이 있다. 어깨 라인이 살아나면 허리가 가늘어 보이고, 팔 라인이 도드라져 보이며, 어떤 민소매 탑을 입어도 사람들의 시선을 사로잡을 수 있다. 또, 어깨는 인체에서 지방이 가장 적게 쌓이는 부위이기 때문에 상대적으로 다듬기도 쉽다. 어깨 지방에 관한 고민을 호소하는 경우는 아마 잘 못 봤을 것이다.

더욱이 강한 어깨가 있어야 상체 근육들의 근력과 크기를 극대화할 수 있다. 이는 어깨가 가슴, 등, 상완삼두근, 상완이두근 같은 상체에 있는 다른 모든 부위의 운동을 보조하는 역할을 하기 때문이다. 어깨는 가히 근육 성장의 일등공신이라 할 수 있다.

어깨 운동의 보너스 효과

- **상체 부상 방지:** 어깨 관절을 둘러싸고 있는 근육을 강화하면 목과 어깨 통증의 위험을 줄일 수 있다.

- **키가 커 보이는 효과:** 어깨 관절의 뒤쪽을 둘러싸고 있는 근육들이 약해지면 어깨 관절 앞쪽의 근육들이 어깨를 전방으로 당기기 때문에 등이 구부정해진다. 하지만 어깨 관절 뒤쪽의 근육을 강화하여 균형을 잡으면 어깨가 펴지고 키도 커 보이며 동시에 자신감도 높아진다.

- **파워 업:** 던지는 동작이나 스윙 동작을 취할 때는 항상 어깨 관절로부터 팔의 회전이 시작된다. 어깨 근육이 강하면 이러한 동작을 취할 때 훨씬 더 큰 파워를 발휘할 수 있다.

어깨를 이루는 근육들

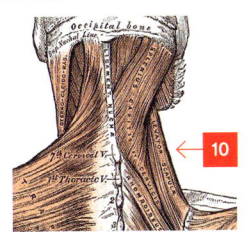

견갑거근 Levator Scapula

견갑거근[10]을 목 근육으로만 생각하기 쉽지만 사실은 목 뒤쪽부터 시작해서 견갑골 안쪽 모서리까지 길게 붙어 있는 어깨 근육이기도 하다. 견갑거근은 승모근 상부와 함께 어깨를 으쓱거리는 동작을 만들어내며, 바벨 슈러그나 덤벨 슈러그로 강화할 수 있다.

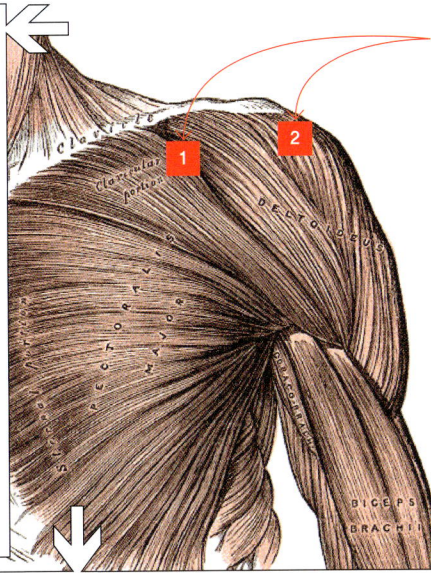

삼각근 Deltoid

삼각근은 상완과 어깨를 둥글게 둘러싸고 있는 근육으로, 민소매를 입었을 때 가장 두드러지게 눈에 띄는 근육이기도 하다. 삼각근은 전면 삼각근[1], 중간 삼각근[2], 후면 삼각근[3]으로 나누어지며 전면 삼각근과 중간 삼각근을 강화하는 데 가장 좋은 운동으로는 숄더 프레스와 숄더 레이즈를 들 수 있다. 후면 삼각근에 좋은 운동들은 이미 Chapter 2에서 다룬 바 있다. 등 중심부와 상부에 좋은 운동은 후면 삼각근을 강화하기에도 좋다.

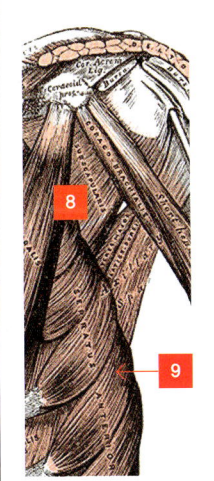

전거근 Serratus Anterior

전거근[9]은 가슴 옆에 있는 1~8번 늑골에서 시작하여 몸통을 지나 견갑골 안쪽 모서리를 따라 견갑골 하부까지 이르는 넓은 면적을 둘러싸고 있는 근육이다. 주로 견갑골을 회전시키거나 안정시키는 역할을 한다. 이 근육을 강화하는 운동으로는 전거근 슈러그나 전거근 체어 슈러그가 있다.

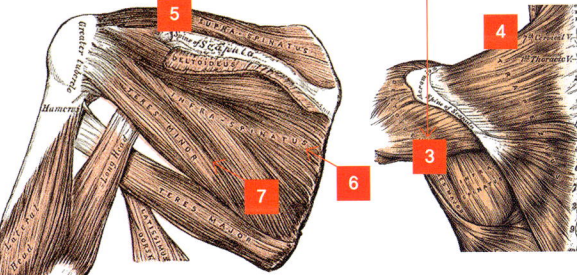

회전근개 Rotator Cuff

회전근개란 견갑골을 어깨 관절에 부착시키는 극상근[5], 극하근[6], 소원근[7], 견갑하근[8] 이렇게 4개의 근육을 통틀어 일컫는 말이다. 회전근개는 어깨 관절을 안정시키는 역할을 하기 때문에 거의 모든 상체 운동에 동원되지만, 특히 어깨 회전을 요하는 운동에는 절대적인 영향을 미친다.

승모근 상단 Upper Trapezius

승모근은 일반적으로 등 근육으로 분류하지만 승모근 상단[4]은 래터럴 레이즈나 숄더 슈러그 같은 어깨 운동으로도 충분히 강화할 수 있다.

WARNING!
부상 방치 금지

자동차 타이어에 펑크가 난 채로 운전을 하면 알루미늄 휠이 영구적으로 망가져버린다. 마찬가지로 어깨가 다친 상태에서 무리하게 운동을 하면 어깨를 영영 못쓰게 될 수도 있다. 하지만 어깨를 다쳤다고 운동을 무조건 피하는 것도 좋은 방법은 아니다. 펑크 난 타이어를 고쳐야만 차를 다시 굴릴 수 있듯이, 어깨에 문제가 생기거나 통증이 지속적으로 재발하면 정형외과나 통증의학과를 찾아 근본적인 문제를 해결해야 한다.

어깨 | 프레스 PRESSES

이번 장에서는 23가지 어깨 운동을 소개한다. 각 부위별 섹션의 앞부분에는 기본동작으로 지정된 운동이 나온다. 이 동작들은 다양한 응용동작의 기본이 되는 동작이기 때문에 확실히 자신의 것으로 만들어야 한다.

숄더 프레스

숄더 프레스의 목표 근육은 전면 삼각근, 중간 삼각근, 상완삼두근이다. 어깨 동작을 보조하거나 어깨를 안정시키는 승모근 상단, 회전근개, 전거근도 함께 강화할 수 있다.

기본동작
바벨 숄더 프레스
Barbell Shoulder Press

A
- 어깨너비보다 약간 넓게 오버핸드 그립으로 바벨을 잡고, 바벨을 어깨 높이까지 들어 올린다.
- 발을 어깨너비로 벌린다.

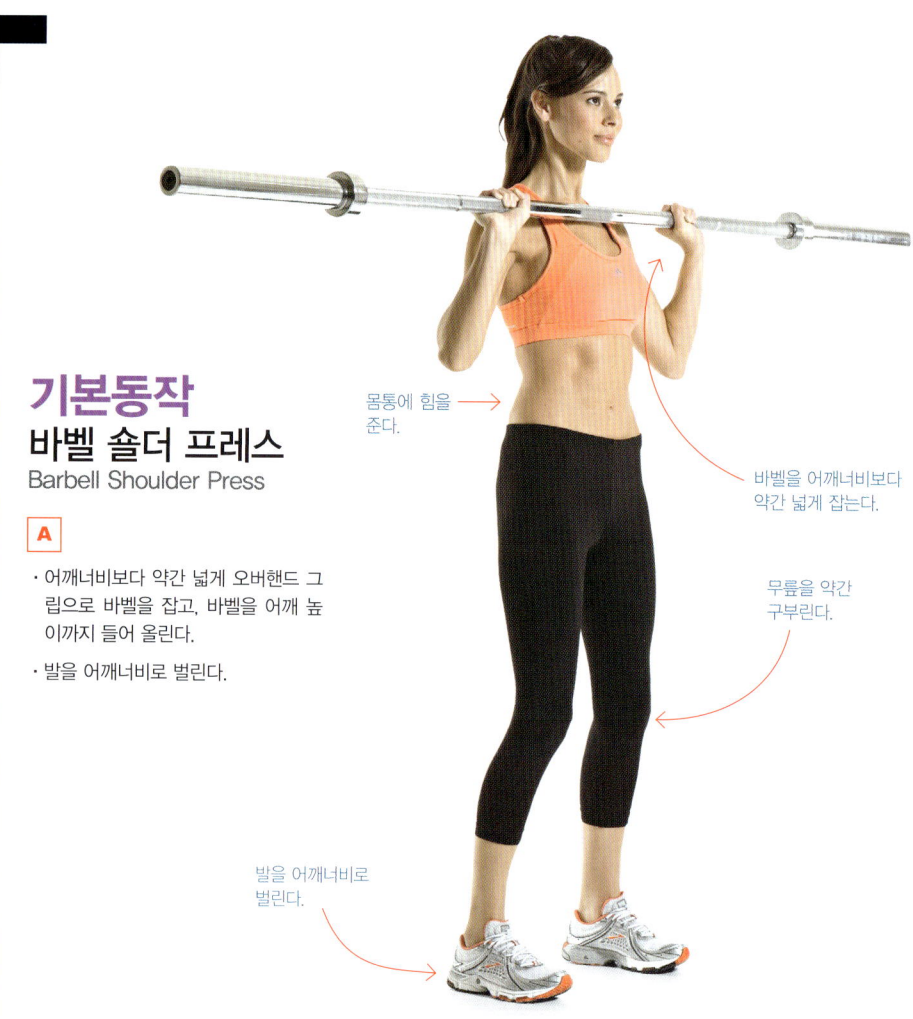

- 몸통에 힘을 준다.
- 바벨을 어깨너비보다 약간 넓게 잡는다.
- 무릎을 약간 구부린다.
- 발을 어깨너비로 벌린다.

Chapter 3

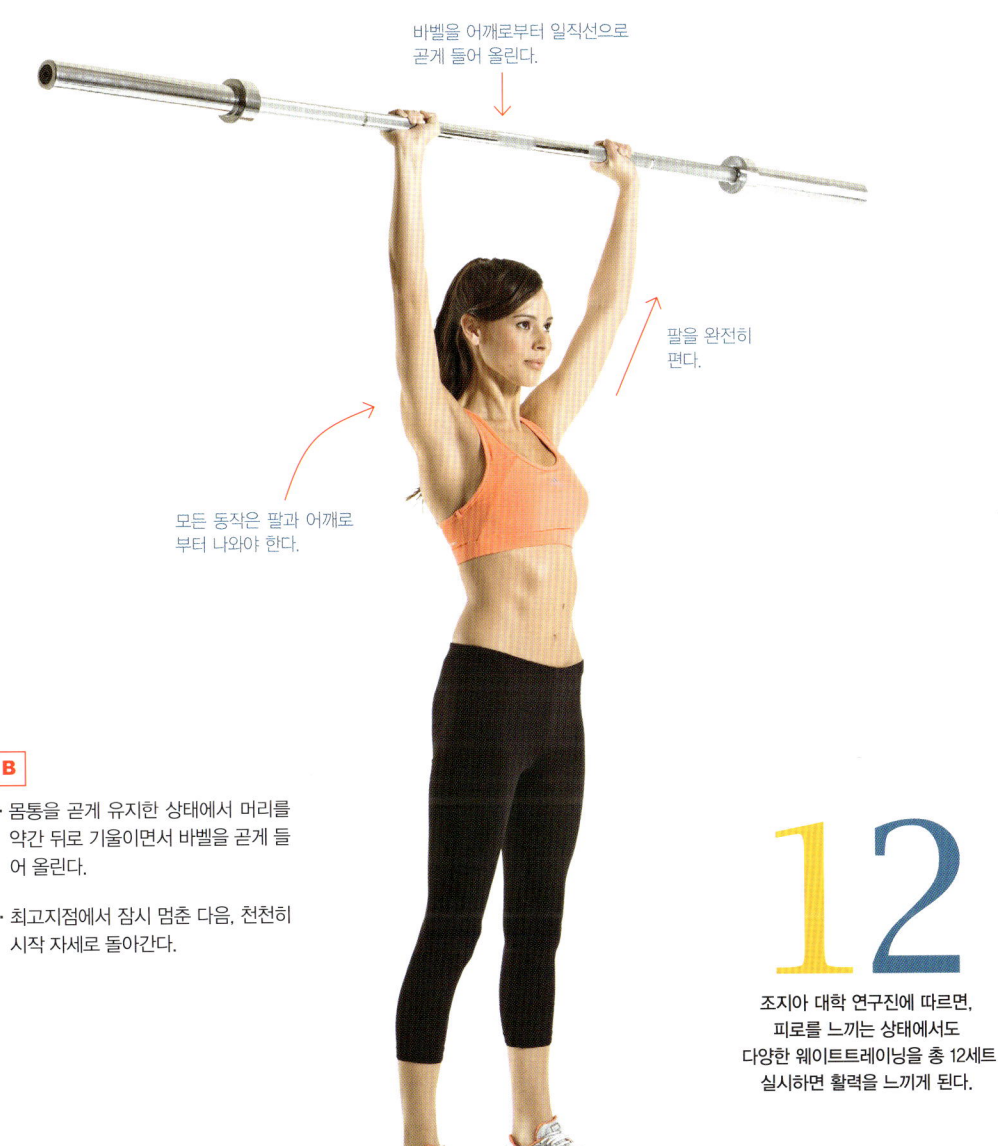

바벨을 어깨로부터 일직선으로 곧게 들어 올린다.

팔을 완전히 편다.

모든 동작은 팔과 어깨로부터 나와야 한다.

B
- 몸통을 곧게 유지한 상태에서 머리를 약간 뒤로 기울이면서 바벨을 곧게 들어 올린다.
- 최고지점에서 잠시 멈춘 다음, 천천히 시작 자세로 돌아간다.

12

조지아 대학 연구진에 따르면, 피로를 느끼는 상태에서도 다양한 웨이트트레이닝을 총 12세트 실시하면 활력을 느끼게 된다.

등받이의 함정

숄더 프레스는 등받이가 있는 기구에 앉아서 실시하는 경우도 많다. 사실 숄더 프레스를 할 때 등받이에 등을 기대면 더 무거운 중량을 들어 올릴 수 있다. 하지만 중량이 무겁다는 것은 어깨 관절에 부상을 입을 가능성도 크다는 것을 의미한다. 가장 위험한 지점은 손바닥이 앞쪽을 향한 상태에서 팔꿈치를 90도로 구부리는 지점이다. 이 지점은 어깨에 부상을 입을 가능성이 가장 높은 지점이다. 무조건 무거운 중량을 들어 올리는 것보다는 차라리 등받이가 없는 상태에서 중량을 조금 낮추는 편이 현명하다.

어깨 | 프레스 PRESSES

응용동작 #3
바벨 푸시 프레스
Barbell Push Press

A
- 어깨너비보다 약간 넓게 오버핸드 그립으로 바벨을 잡고, 바벨을 가슴 상단과 어깨 높이로 들어 올린다.

B
- 무릎을 구부리며 살짝 앉는다.

C
- 다리를 빠르게 펴면서 바벨을 머리 위로 들어 올린다.

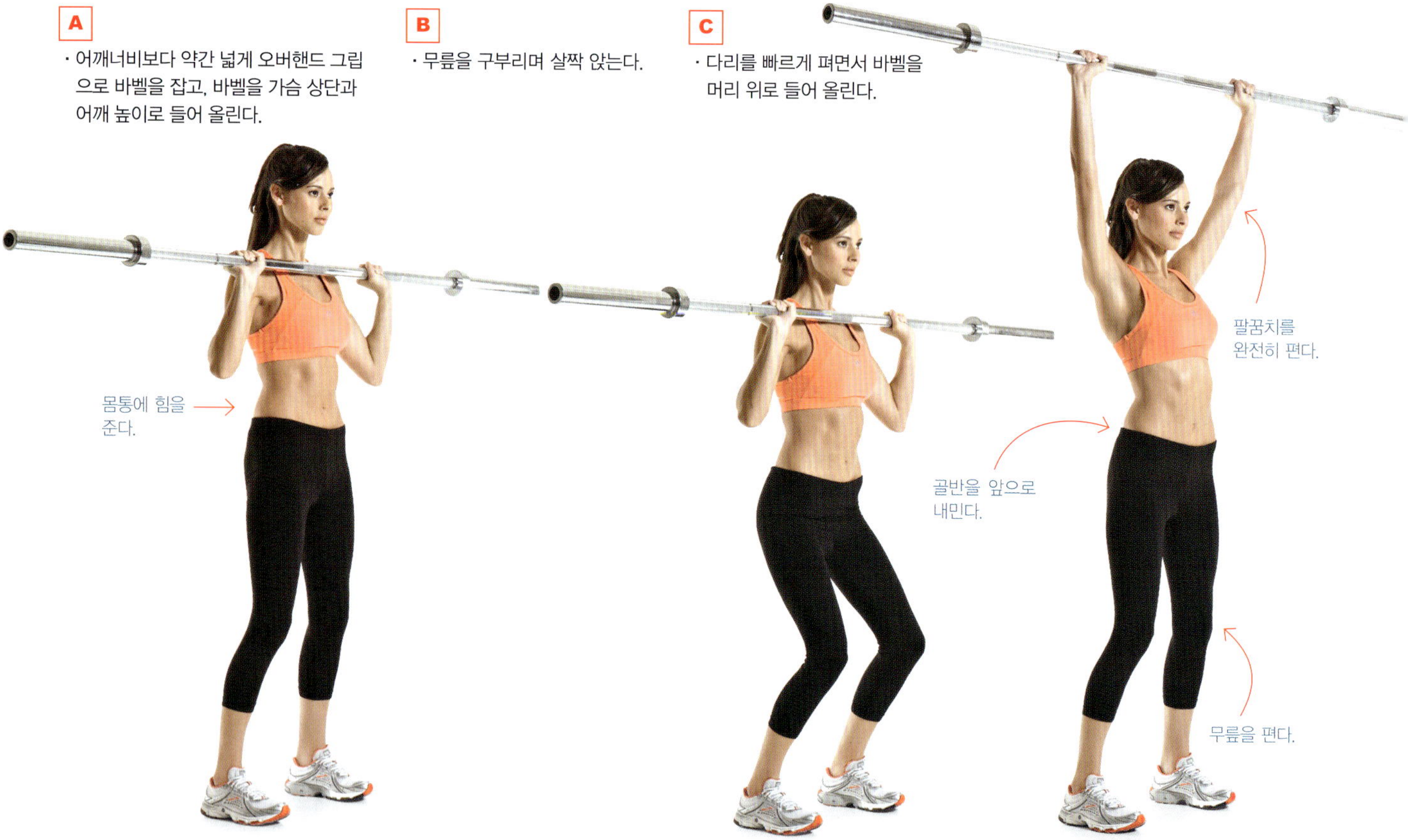

몸통에 힘을 준다.

팔꿈치를 완전히 편다.

골반을 앞으로 내민다.

무릎을 편다.

중량은 무겁게, 부상은 적게

좀 더 무거운 중량을 들어 올리고 싶다면 푸시 프레스를 시도해보자. 푸시 프레스는 숄더 프레스와 달리 등받이를 사용하지 않는 대신(앞 페이지 '등받이의 함정' 참조) 위험할 수 있는 지점에서 다리의 탄력을 이용하기 때문에 어깨에 무리가 덜 간다.

Chapter 3

응용동작 #2
바벨 스플리트 저크
Barbell Split Jerk

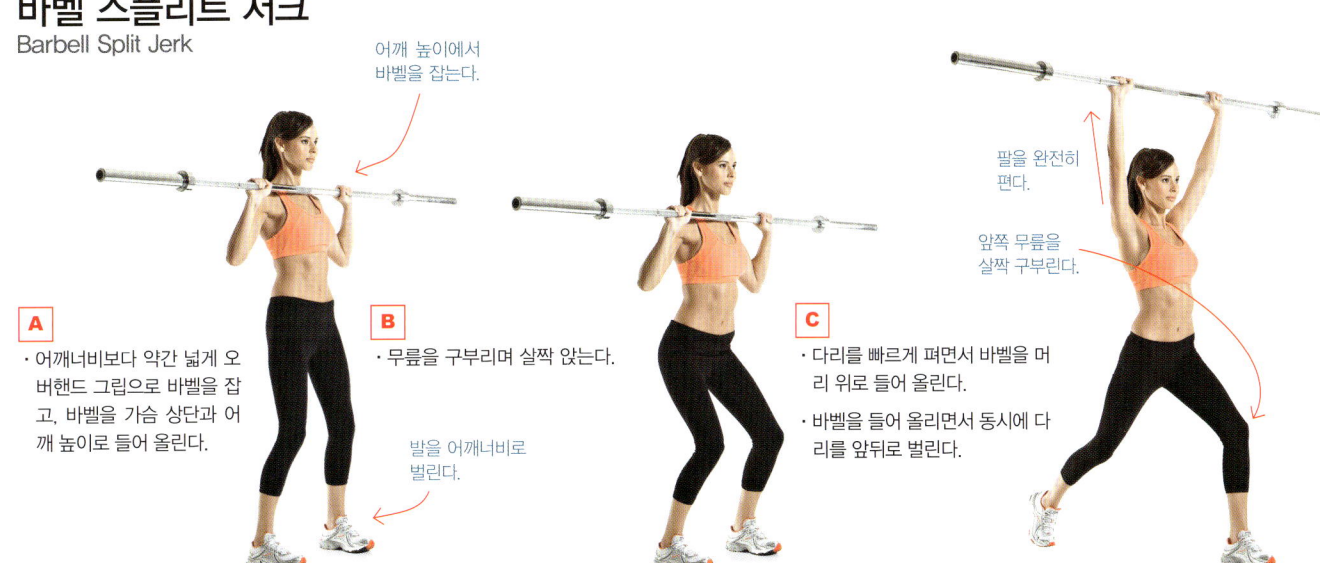

A
- 어깨너비보다 약간 넓게 오버핸드 그립으로 바벨을 잡고, 바벨을 가슴 상단과 어깨 높이로 들어 올린다.

어깨 높이에서 바벨을 잡는다.

B
- 무릎을 구부리며 살짝 앉는다.

발을 어깨너비로 벌린다.

C
- 다리를 빠르게 펴면서 바벨을 머리 위로 들어 올린다.
- 바벨을 들어 올리면서 동시에 다리를 앞뒤로 벌린다.

팔을 완전히 편다.

앞쪽 무릎을 살짝 구부린다.

응용동작 #3
시티드 바벨 숄더 프레스
Seated Barbell Shoulder Press

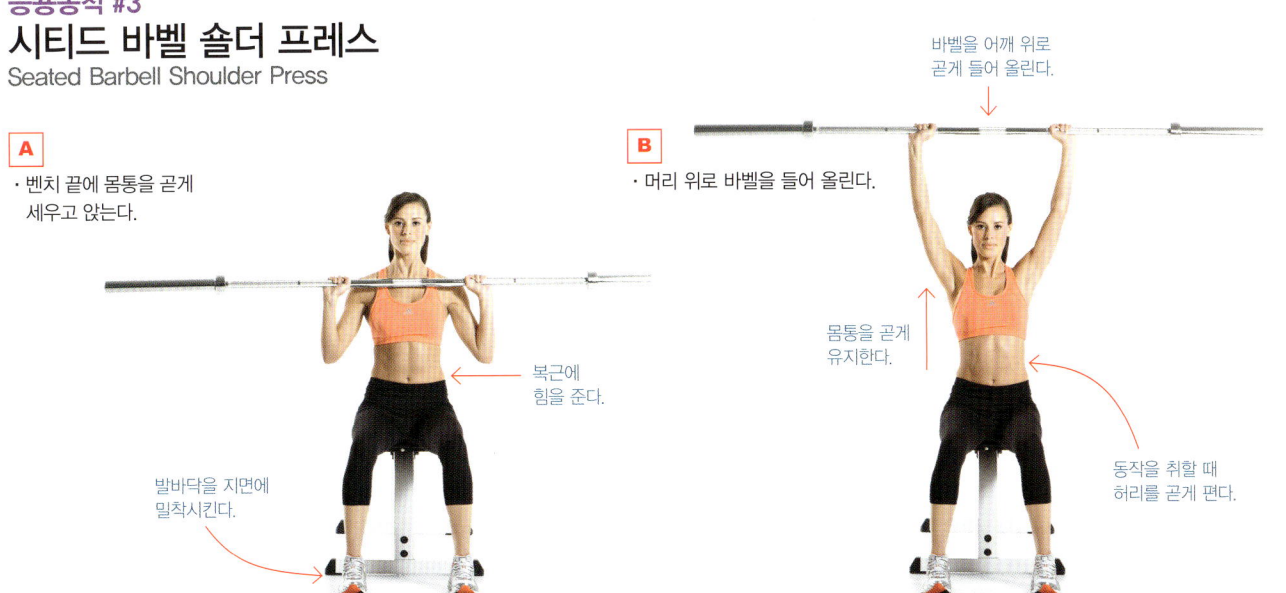

A
- 벤치 끝에 몸통을 곧게 세우고 앉는다.

복근에 힘을 준다.

발바닥을 지면에 밀착시킨다.

B
- 머리 위로 바벨을 들어 올린다.

바벨을 어깨 위로 곧게 들어 올린다.

몸통을 곧게 유지한다.

동작을 취할 때 허리를 곧게 편다.

69

어깨 | 프레스 PRESSES

기본동작
덤벨 숄더 프레스
Dumbbell Shoulder Press

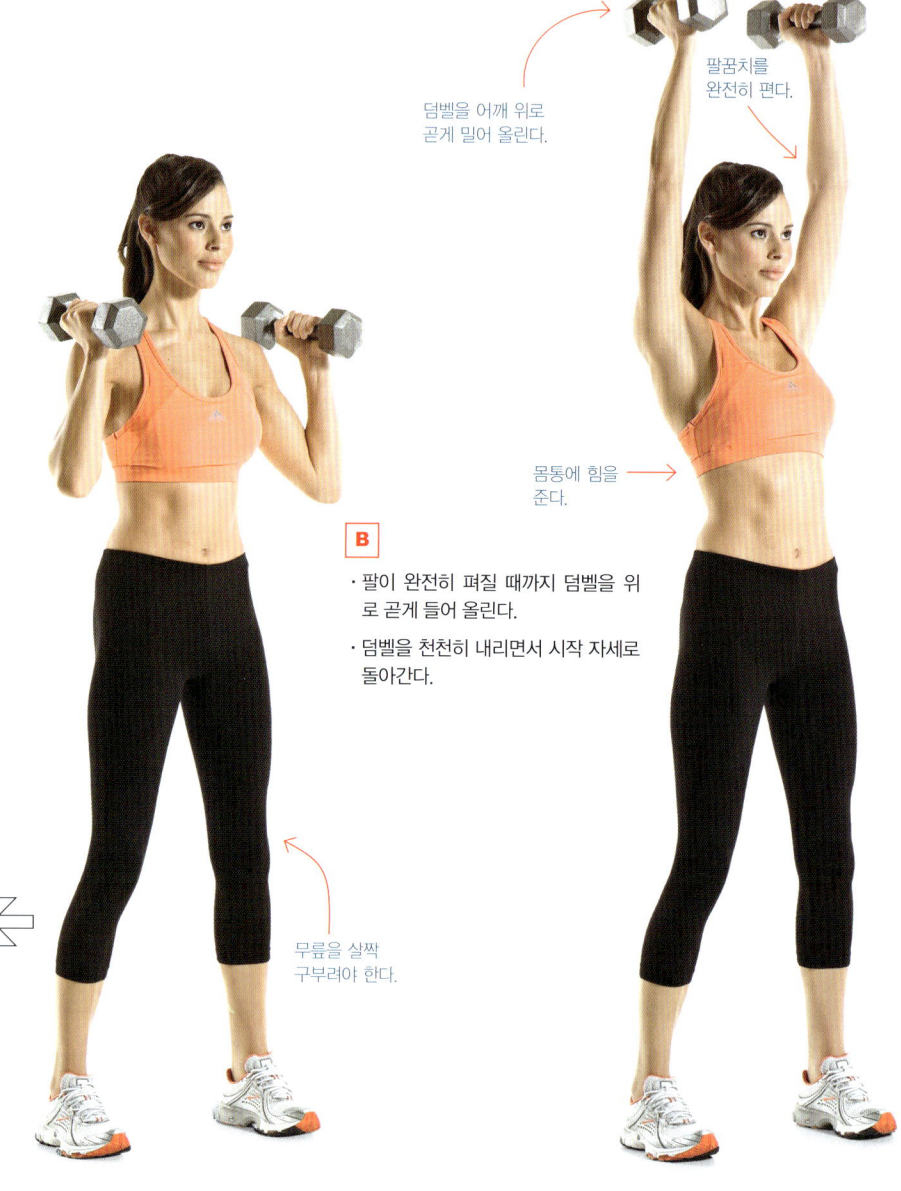

덤벨을 어깨 위로 곧게 밀어 올린다.

팔꿈치를 완전히 편다.

몸통에 힘을 준다.

무릎을 살짝 구부려야 한다.

A
- 양손에 덤벨을 들고 팔꿈치를 구부리고 양쪽 손바닥이 마주 보게 한다. 그 상태에서 어깨 바로 바깥쪽으로 덤벨을 들어 올린다.
- 발을 어깨너비로 벌리고 무릎을 약간 구부린다.

B
- 팔이 완전히 펴질 때까지 덤벨을 위로 곧게 들어 올린다.
- 덤벨을 천천히 내리면서 시작 자세로 돌아간다.

트레이너의 조언
덤벨이 머리 위에서 서로 맞닿게 하지 말고 어깨 위로 곧게 들어 올린다. 덤벨이 맞닿도록 들어 올리면 어깨에 부상을 입을 가능성이 높아진다.

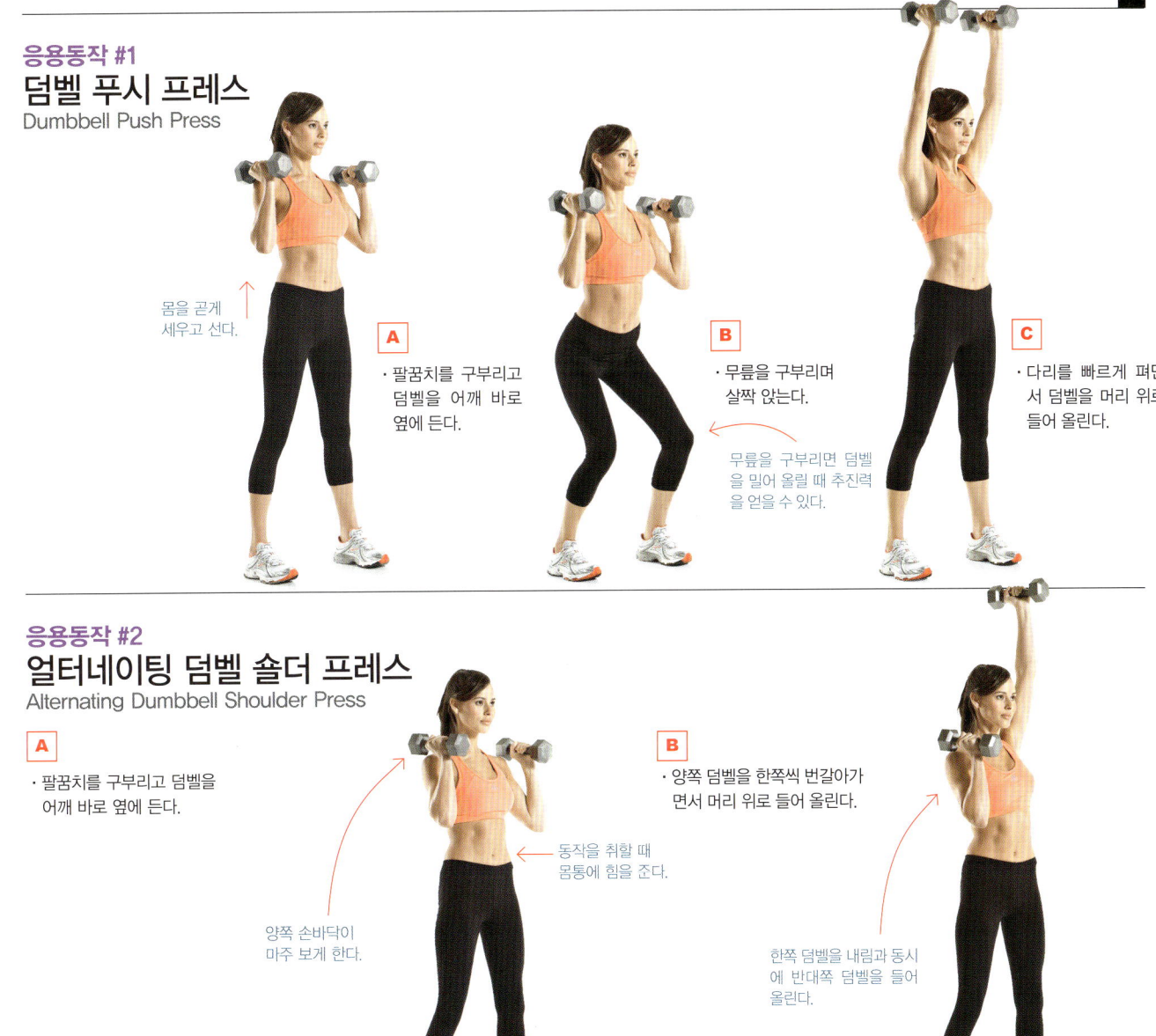

어깨 | 프레스 PRESSES

응용동작 #3
시티드 덤벨 숄더 프레스
Seated Dumbbell Shoulder Press

- 벤치 끝에 몸통을 곧게 세우고 앉는다.

허리를 곧게 편다.

덤벨을 어깨 위로 곧게 들어 올린다.

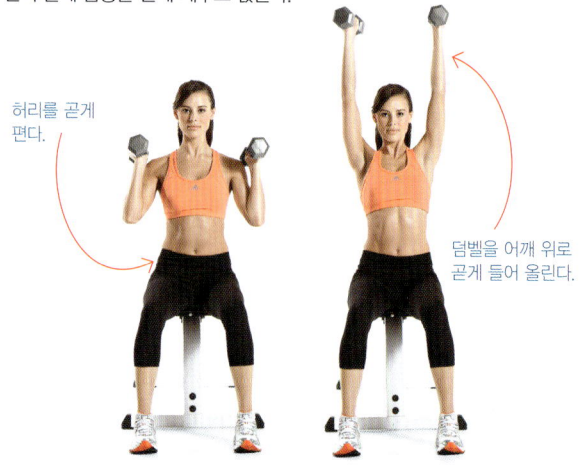

응용동작 #4
스위스볼 덤벨 숄더 프레스
Swiss-Ball Dumbbell Shoulder Press

- 스위스볼 위에 몸통을 곧게 세우고 앉는다.

양쪽 손바닥이 마주 보게 한다.

몸통에 힘을 준다.

몸을 앞으로 기울이지 않는다.

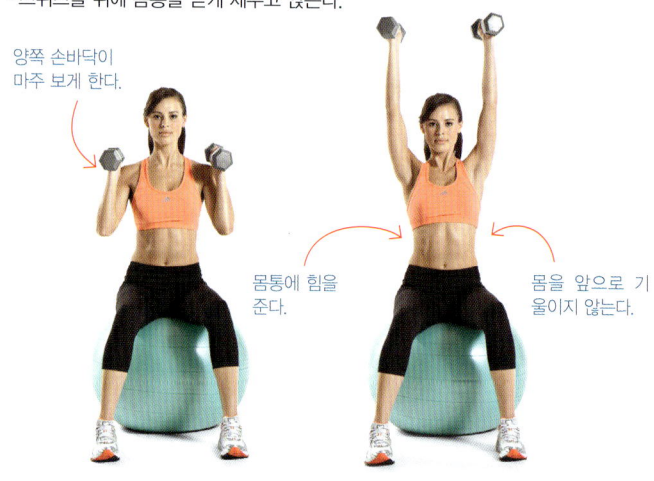

응용동작 #5
얼터네이팅 스위스볼 덤벨 숄더 프레스
Alternating Swiss-Ball Dumbbell Shoulder Press

- 스위스볼 위에 몸통을 곧게 세우고 앉는다.
- 양쪽 덤벨을 한쪽씩 번갈아가면서 머리 위로 들어 올린다.

한쪽 덤벨을 내림과 동시에 반대쪽 덤벨을 들어 올린다.

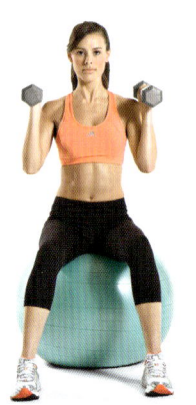 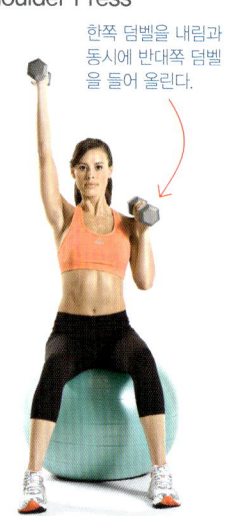

응용동작 #6
싱글-암 덤벨 숄더 프레스
Single-Arm Dumbbell Shoulder Press

- 한손에만 덤벨을 들고 덤벨 숄더 프레스를 실시한다.
- 오른손으로 정해진 반복 횟수를 완료한 다음, 곧바로 손을 바꾸어 왼손도 동일한 요령으로 반복한다.

반대쪽 손은 골반과 허벅지 사이에 가볍게 올린다.

한쪽 덤벨만 사용하면 중량이 몸에 골고루 작용하지 않기 때문에 몸통에 힘이 더 들어가고 균형을 유지하기가 더 힘들다.

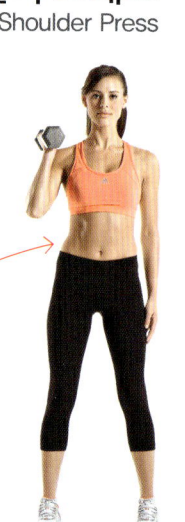 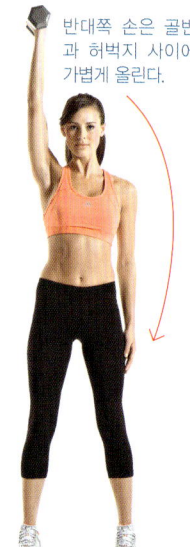

Chapter 3

응용동작 #7
덤벨 얼터네이팅 숄더 프레스와 트위스트
Dumbbell Alternating Shoulder Press and Twist

A
- 팔꿈치를 구부린 상태에서 덤벨을 어깨 옆으로 들어 올린다.

B
- 어깨 위로 살짝 각도를 주면서 왼쪽 덤벨을 들어 올림과 동시에 몸통을 오른쪽으로 회전시킨다.
- 반대 동작을 통해 시작 자세로 돌아간다. 그 다음 몸통을 왼쪽으로 회전시키면서 오른쪽 덤벨을 들어 올리는 방식으로 동작을 교차하며 반복한다.

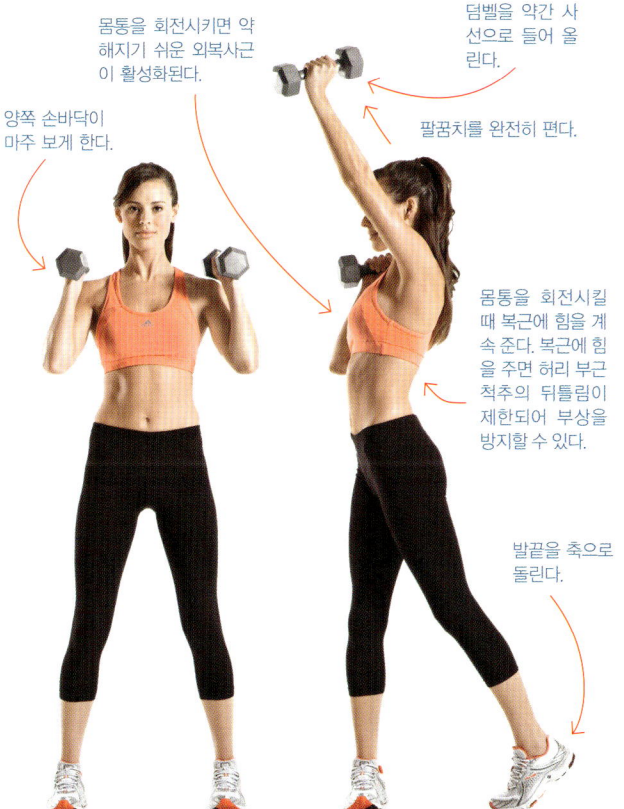

- 몸통을 회전시키면 약해지기 쉬운 외복사근이 활성화된다.
- 양쪽 손바닥이 마주 보게 한다.
- 덤벨을 약간 사선으로 들어 올린다.
- 팔꿈치를 완전히 편다.
- 몸통을 회전시킬 때 복근에 힘을 계속 준다. 복근에 힘을 주면 허리 부근 척추의 뒤틀림이 제한되어 부상을 방지할 수 있다.
- 발끝을 축으로 돌린다.

플로어 인버티드 숄더 프레스
Floor Inverted Shoulder Press

- 푸시업 자세를 취한 다음, 몸통을 지면과 수직으로 만든다는 생각으로 발을 앞으로 당기면서 엉덩이를 들어 올린다.
- 팔을 어깨너비보다 약간 더 넓게 벌리고 곧게 편다.
- 몸의 자세를 그대로 유지하면서 머리가 지면에 거의 닿을 때까지 팔꿈치를 구부린다.
- 최저지점에서 잠시 멈춘 다음, 팔을 곧게 펴면서 시작 자세로 돌아간다.

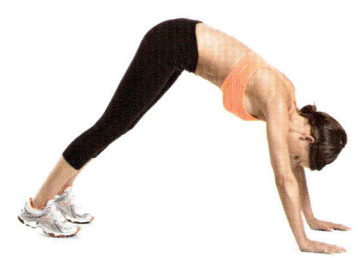

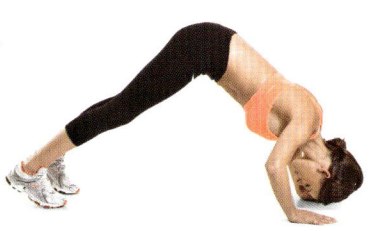

인버티드 숄더 프레스
Inverted Shoulder Press

- 발을 벤치 위에 올리고 푸시업 자세를 취한다. 그 다음 몸통을 지면과 수직으로 만든다는 생각으로 엉덩이를 들어 올린다.
- 몸의 자세를 그대로 유지하면서 머리가 지면에 거의 닿을 때까지 팔꿈치를 구부린다.
- 인버티드 숄더 프레스는 기술적으로 푸시업과 유사하다. 하지만 어깨 주변 근육과 상완삼두근에 더 많은 힘이 실리고 가슴에는 힘이 덜 들어간다.

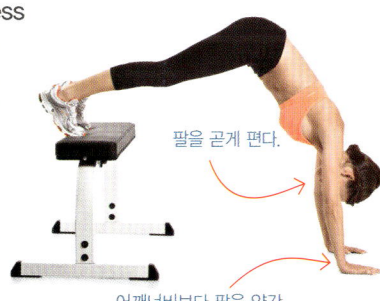

- 팔을 곧게 편다.
- 어깨너비보다 팔을 약간 더 넓게 벌린다.

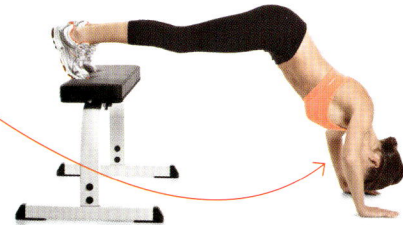

어깨 | 프레스 PRESSES

숄더 레이즈

숄더 레이즈의 목표 근육은 전면 삼각근과 중간 삼각근이다. 그러나 응용동작들은 다른 근육들을 강화한다. 숄더 레이즈는 그 밖에도 후면 삼각근, 승모근 상단, 회전근개, 전거근 등을 함께 자극한다. 이 근육들은 숄더 레이즈의 거의 모든 응용동작에서 동작을 보조하거나 자세를 안정시키는 역할을 한다.

기본동작
프론트 레이즈
Front Raise

A
· 양손에 덤벨을 들고 손바닥이 마주 보도록 양손을 몸 옆으로 내린다.

B
· 팔이 바닥과 수평을 이루고 몸통과 수직을 이루는 지점까지 앞으로 들어 올린다.
· 최고지점에서 잠시 멈춘 다음, 덤벨을 천천히 내리면서 시작 자세로 돌아간다.

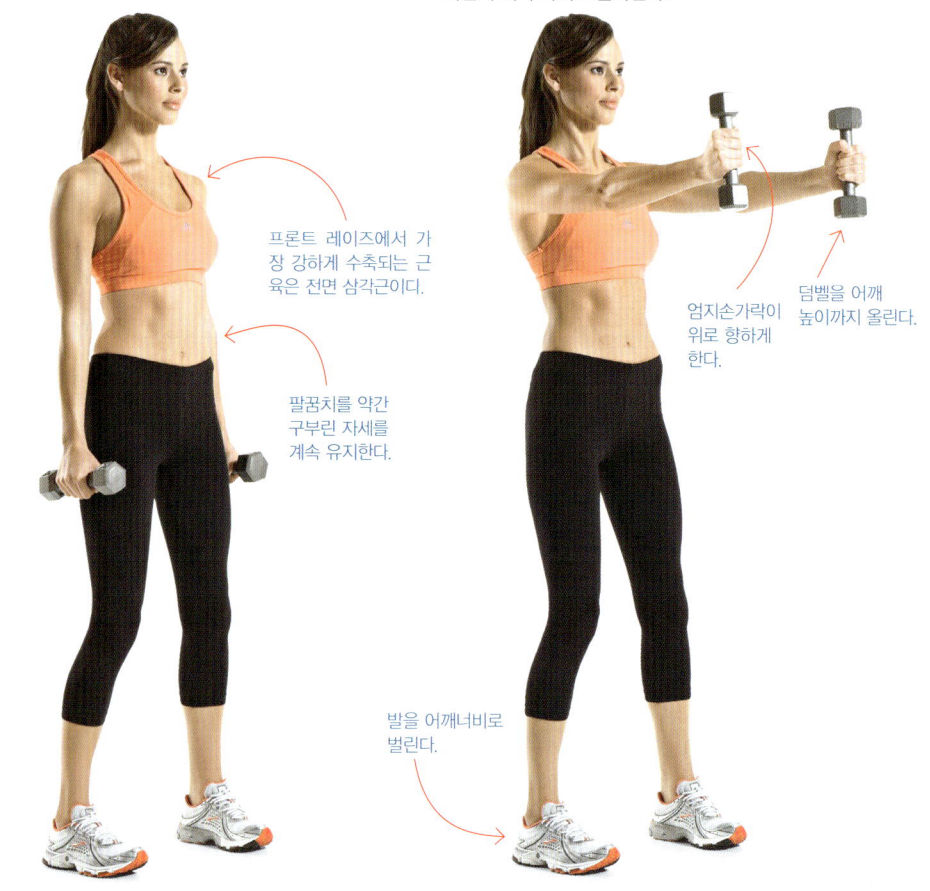

프론트 레이즈에서 가장 강하게 수축되는 근육은 전면 삼각근이다.

팔꿈치를 약간 구부린 자세를 계속 유지한다.

엄지손가락이 위로 향하게 한다.

덤벨을 어깨 높이까지 올린다.

발을 어깨너비로 벌린다.

Chapter 3

응용동작 #1
중량원판 프론트 레이즈
Weight-Plate Front Raise

A
· 양손으로 중량원판을 잡는다.

B
· 중량원판을 어깨 높이까지 올린다.

17

코네티컷 대학의 연구에 의하면, 수분을 잘 섭취한 상태에서 웨이트트레이닝을 실시하면 3세트 당 반복 횟수가 17% 증가한다. 근육의 약 80%는 물이라는 사실을 기억하자.

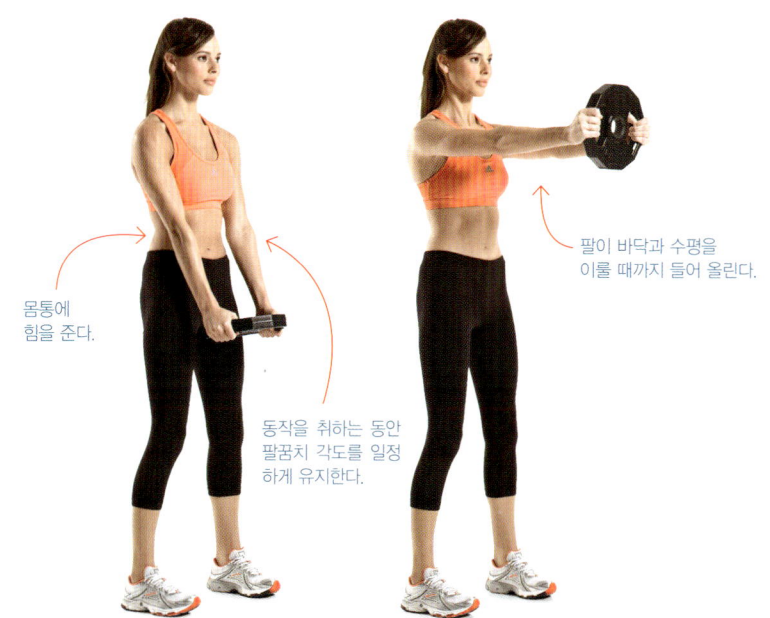

몸통에 힘을 준다.

팔이 바닥과 수평을 이룰 때까지 들어 올린다.

동작을 취하는 동안 팔꿈치 각도를 일정하게 유지한다.

응용동작 #2
케이블 프론트 레이즈
Cable Front Raise

A
· 로프를 케이블 스테이션의 로우 풀리에 부착하고 중량 거치대를 등지고 선다.
· 오른손으로 로프 끝을 잡은 상태에서 손바닥이 허벅지를 향하게 하고 팔을 몸 옆으로 내린다.

B
· 팔꿈치 각도를 일정하게 유지하면서 팔이 바닥과 수평을 이룰 때까지 로프를 앞으로 곧게 들어 올린다.
· 최고지점에서 잠시 멈춘 다음, 팔을 천천히 내리면서 시작 자세로 돌아간다.
· 오른팔로 정해진 반복 횟수를 완료한 다음, 곧바로 팔을 바꾸어 왼팔을 동일한 요령으로 반복한다.

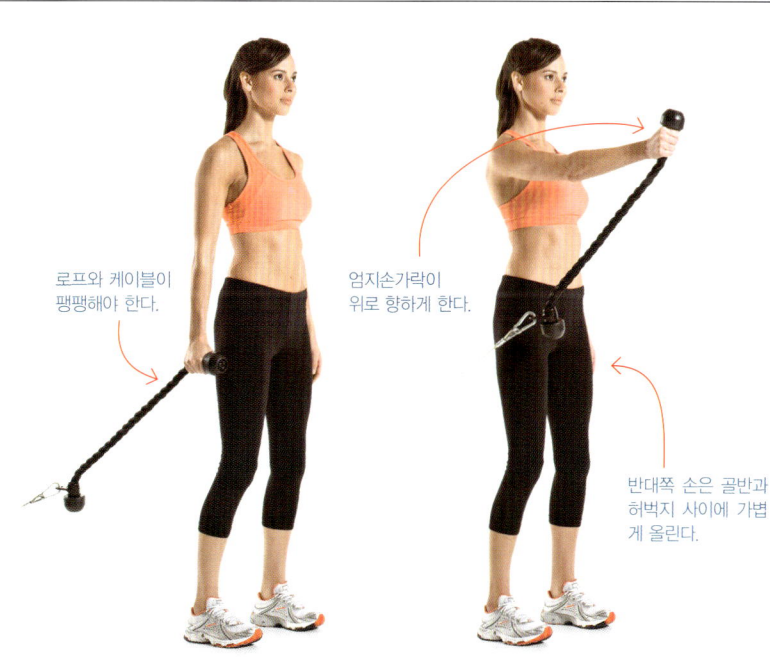

로프와 케이블이 팽팽해야 한다.

엄지손가락이 위로 향하게 한다.

반대쪽 손은 골반과 허벅지 사이에 가볍게 올린다.

어깨 | 프레스 PRESSES

기본동작
래터럴 레이즈
Lateral Raise

A
- 양손에 덤벨을 들고 팔을 몸 옆으로 내린다.
- 발을 어깨너비로 벌리고 똑바로 선다.
- 손바닥이 전면을 향하도록 팔을 돌린 다음, 팔꿈치를 약간 구부린다.

B
- 팔꿈치 각도를 일정하게 유지하면서 팔을 어깨 높이까지 옆으로 벌린다.
- 최고지점에서 1초 동안 멈춘 다음, 팔을 천천히 내리면서 시작 자세로 돌아간다.

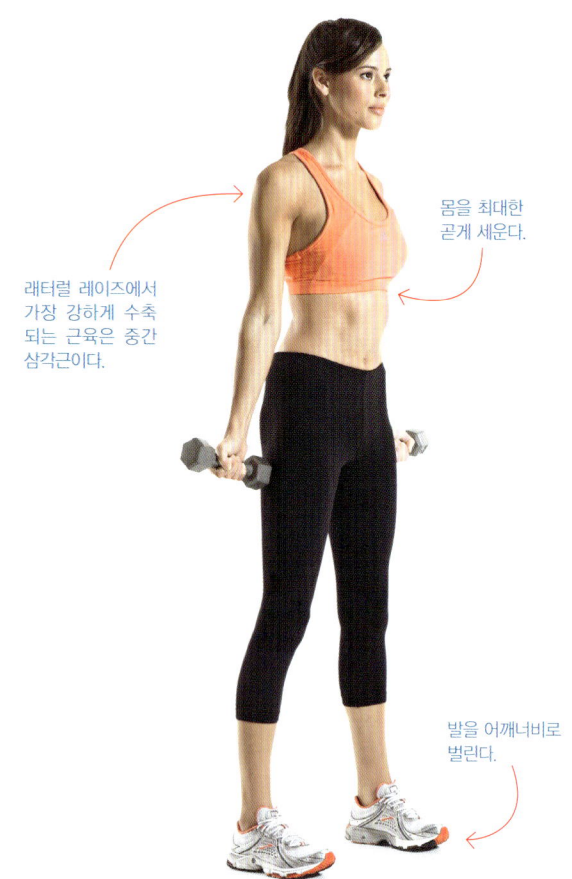

- 래터럴 레이즈에서 가장 강하게 수축되는 근육은 중간 삼각근이다.
- 몸을 최대한 곧게 세운다.
- 발을 어깨너비로 벌린다.

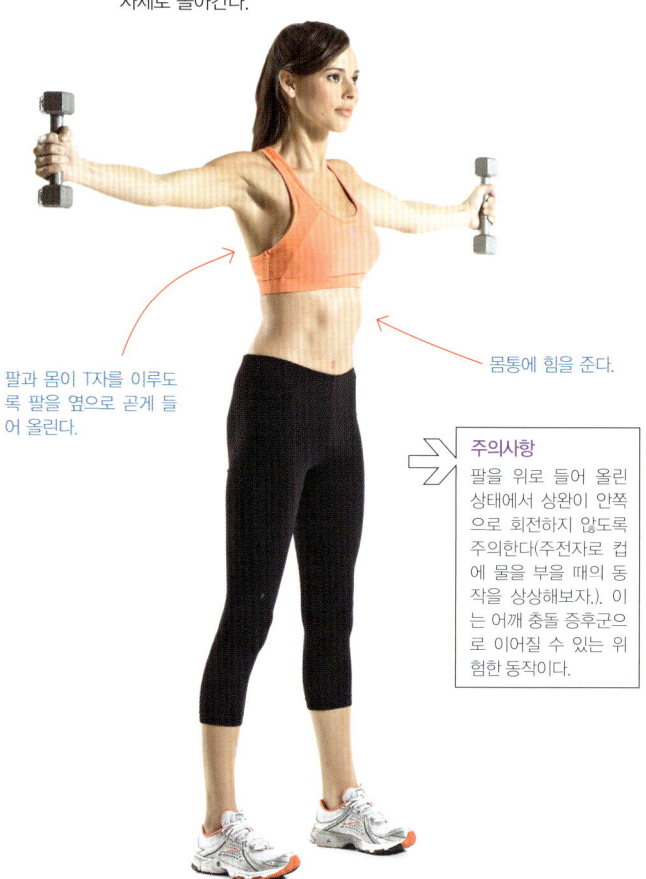

- 팔과 몸이 T자를 이루도록 팔을 옆으로 곧게 들어 올린다.
- 몸통에 힘을 준다.

주의사항
팔을 위로 들어 올린 상태에서 상완이 안쪽으로 회전하지 않도록 주의한다(주전자로 컵에 물을 부을 때의 동작을 상상해보자.). 이는 어깨 충돌 증후군으로 이어질 수 있는 위험한 동작이다.

Chapter 3

응용동작 #1
정적 얼터네이팅 래터럴 레이즈
Alternating Lateral Raise with Static Hold

A
- 양손에 덤벨을 들고 래터럴 레이즈의 최고지점 동작처럼 팔을 옆으로 들어 올린다.

B
- 한쪽 팔을 내렸다가 올린 다음, 반대쪽 팔도 동일한 요령으로 내렸다가 올린다. 여기까지가 1회 반복이다.

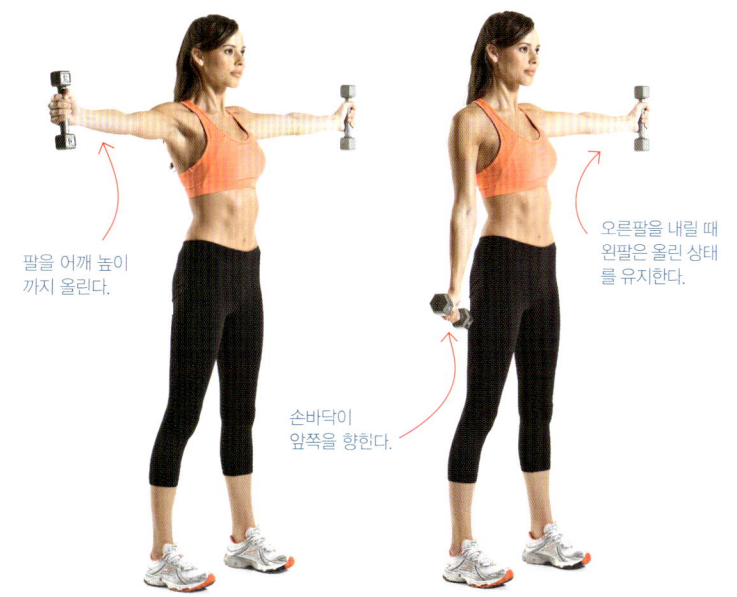

팔을 어깨 높이까지 올린다.

오른팔을 내릴 때 왼팔은 올린 상태를 유지한다.

손바닥이 앞쪽을 향한다.

응용동작 #2
리닝 래터럴 레이즈
Leaning Lateral Raise

A
- 왼손에 덤벨을 들고 팔을 몸 옆으로 내린다.
- 파워 랙 같이 튼튼한 물체 옆에 오른쪽 다리를 두고 선다.
- 왼발을 오른발 옆에 가지런히 모은다.
- 오른손으로 파워 랙을 잡고 오른팔을 펴서 몸을 왼쪽으로 기울인다.

B
- 팔꿈치 각도를 일정하면서 왼팔이 어깨 높이까지 올라오도록 왼팔을 옆으로 곧게 들어 올린다.
- 팔을 내렸다 올리는 동작을 반복한다.
- 왼팔로 정해진 반복 횟수를 완료한 다음, 곧바로 팔을 바꾸어 오른팔도 동일한 요령으로 반복한다.

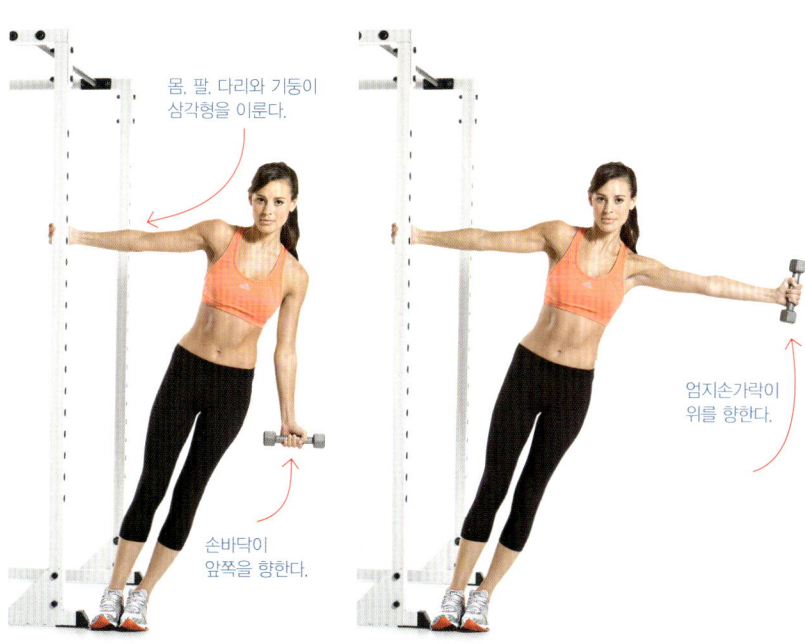

몸, 팔, 다리와 기둥이 삼각형을 이룬다.

엄지손가락이 위를 향한다.

손바닥이 앞쪽을 향한다.

어깨 | 슈럭 SHRUGS

기본동작
덤벨 슈럭
Dumbbell Shrug

A
· 양손에 덤벨을 든 상태에서 손바닥이 마주 보도록 방향을 잡고 양손을 몸 옆으로 내린다.

B
· 어깨를 최대한 높이 들어 올린다.
· 최고 지점에서 잠시 멈춘 다음, 덤벨을 천천히 내리면서 시작 자세로 돌아간다.

> 어깨를 올릴 때 나머지 신체 부위는 움직이지 말고 어깨만 귀를 향해 가져간다는 생각으로 자세를 취한다.

덤벨의 장점
덤벨 슈럭은 바벨을 들기 위해 어깨 관절을 회전시킬 필요가 없다. 따라서 바벨 슈럭에 비해 어깨 관절에 무리가 덜 가고, 그로 인해 동작을 좀 더 안정적으로 취할 수 있다.

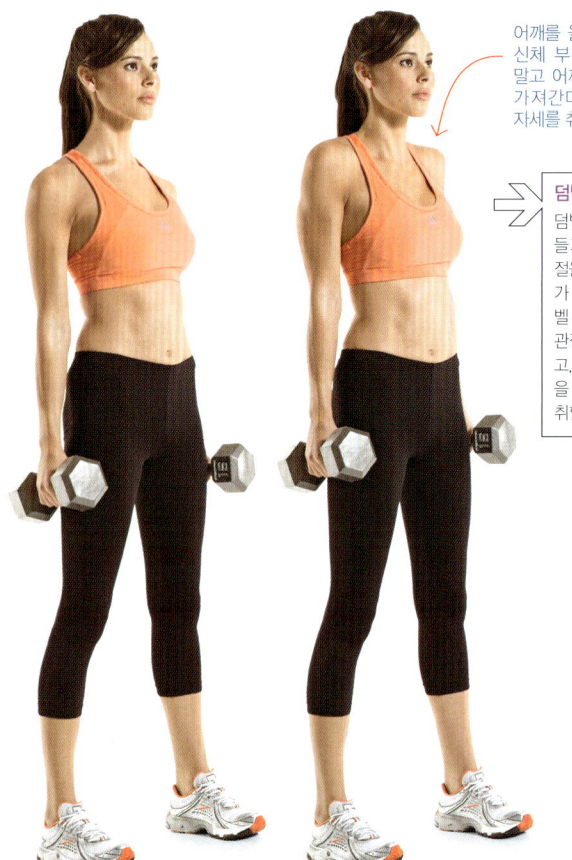

응용동작
오버헤드 덤벨 슈럭
Overhead Dumbbell Shrug

A
· 양손에 덤벨을 들고 팔을 완전히 뻗어 덤벨을 어깨 위로 들어 올린다. 이때 손바닥은 앞쪽을 향한다.

B
· 어깨를 최대한 높이 들어 올린다.
· 최고지점에서 잠시 멈춘 다음, 반대 동작을 통해 시작 자세로 돌아간다.

> 팔을 곧게 유지한다.

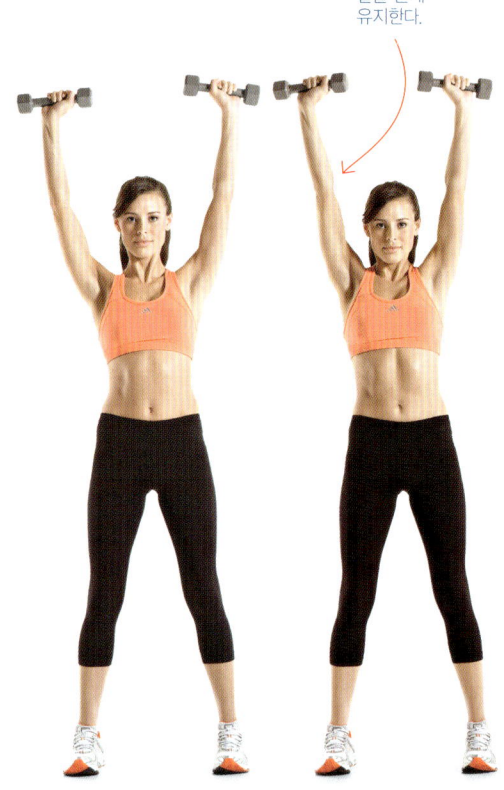

Chapter 3

우먼즈헬스 공개! 지금껏 경험하지 못한 고강도 어깨 운동
스캡션과 슈럭
Scaption and Shrug

이 운동은 전면 삼각근, 회전근개, 전거근을 동원하는 스캡션 동작을 통해 덤벨을 들어 올린 다음, 연이어 슈럭 동작을 취하기 때문에 다양한 효과를 기대할 수 있다. 특히 슈럭 동작에서는 오버헤드 슈럭처럼 견갑거근보다는 승모근 상단에 힘이 더 많이 들어간다. 따라서 견갑골을 회전시키는 근육들 사이의 균형을 잡을 수 있기 때문에 어깨가 건강해지고 자세가 좋아진다.

A
- 양손에 덤벨을 들고 팔꿈치를 살짝 구부린다. 그 상태에서 양손이 마주 보도록 양쪽 덤벨을 몸 옆으로 내린다.

B
- 팔꿈치 각도를 유지하면서 팔과 몸통 사이의 각도가 30도를 이루도록(대문자 Y 모양) 팔을 어깨 높이까지 들어 올린다.

C
- 팔을 올린 상태에서 양쪽 귀를 향해 어깨를 들어 올린다.
- 최고지점에서 잠시 멈춘 다음, 덤벨을 천천히 내리면서 시작 자세로 돌아간다.

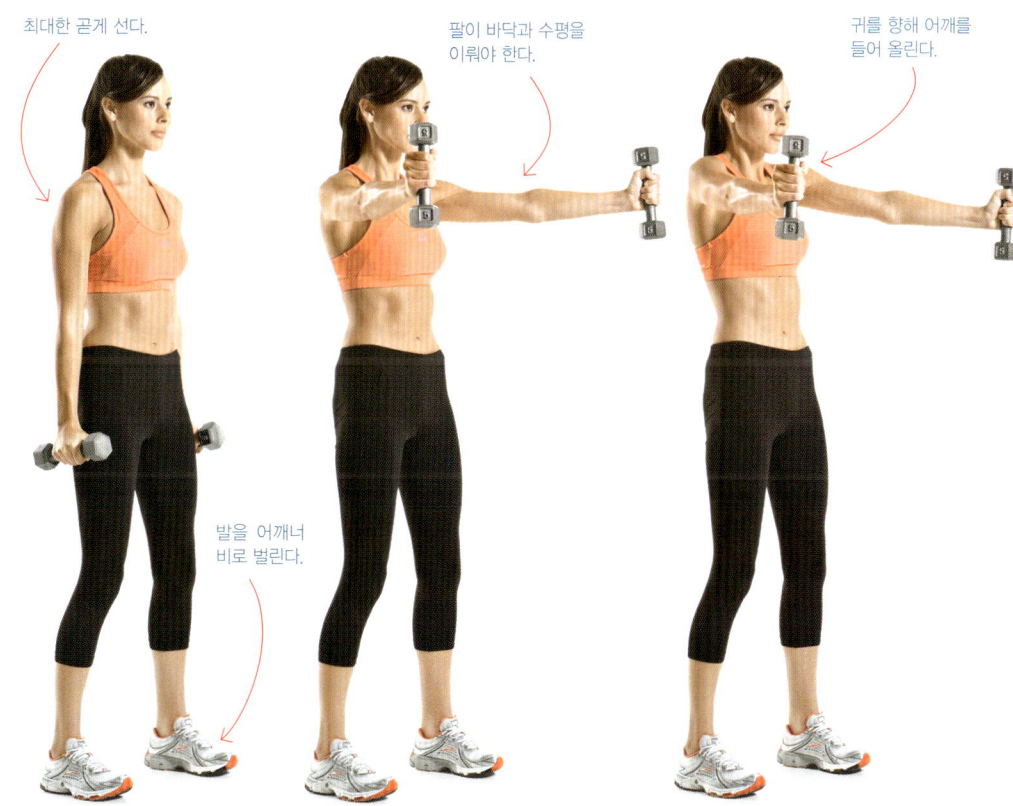

최대한 곧게 선다.

팔이 바닥과 수평을 이뤄야 한다.

귀를 향해 어깨를 들어 올린다.

발을 어깨너비로 벌린다.

Chapter 4: 팔 운동

Arms

팔은 여러분이 얼마나 열심히 운동을 하고 있는지 몸소 보여주는 홍보담당자 같은 존재이다. 팔은 언제 어디서나 드러내놓고 보여줄 수 있는 거의 유일한 근육이기 때문이다. 잘 다듬어진 이두근과 삼두근을 보면 나머지 근육들도 탄력 있을 거라 가늠하게 된다.

사실 탄력 있는 팔을 만들기는 생각만큼 어렵지 않다. 왜냐하면 가슴이든, 등이든, 어깨든 거의 모든 상체 운동에는 팔이 필요하기 때문이다. 이런 운동들을 하면서 중량을 움직이려면 팔의 도움이 필요하다. 그러므로 상체를 열심히 운동하다 보면 팔의 탄력도 자연스럽게 다듬어진다. 그렇게 다듬어진 팔에 이번 장에서 소개하는 이두근, 삼두근, 전완 운동을 곁들인다면 더욱 건강미 넘치고 섹시한 팔을 만들 수 있을 것이다.

팔 운동의 보너스 효과

- **생활이 편해진다:** 이두근이 강해지면 물건을 들어 올리기도 쉬워진다. 장바구니를 옮기든, 아기를 들어 어르든, 생활 속에서 확실한 차이를 느끼게 될 것이다.

- **부상 방지:** 삼두근은 팔꿈치로 가는 충격을 흡수한다. 그렇기 때문에 삼두근이 강하면 여행 중에 걷거나 울퉁불퉁한 길에서 자전거를 타다가 갑자기 넘어져서 팔을 짚어야 할 때에도 충격을 덜 받고 팔꿈치 관절을 보호할 수 있다.

- **상체 근육 탄력 증강:** 팔은 상체의 모든 운동을 보조한다. 그러므로 다른 부위에 비해 비교적 크기가 작은 팔 근육들이 너무 빨리 지치면 가슴, 등, 어깨의 큰 근육들을 더 이상 강화할 수 없다. 팔이 강하면 전반적으로 더 큰 혜택을 입을 수 있다는 사실을 기억하자.

팔을 이루는 근육들

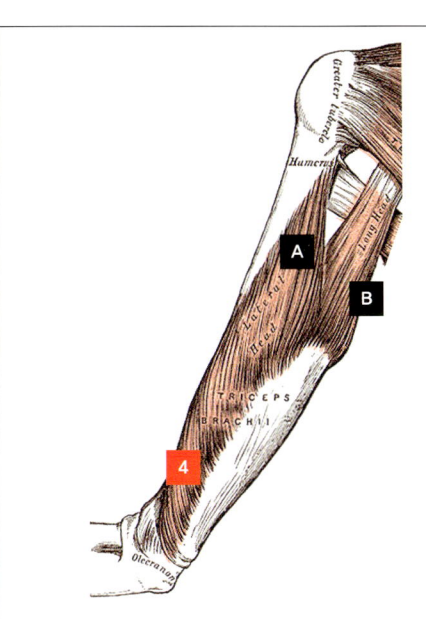

이두근 Biceps

상완의 앞부분은 상완이두근과 상완근이라는 2개의 근육군으로 이루어져 있다.

어깨에서 시작하여 전완까지 이어지는 상완이두근[1]은 팔꿈치를 구부리고 전완을 회전시키는 동작에 관여하며, 전완을 회전시켜 손바닥을 뒤집는 동작을 '뒤침'이라 한다. 친업이나 로우 같이 팔꿈치를 축으로 전완을 구부리는 동작을 취할 때는 상완이두근이 동원된다.

상완근[2]은 상완골의 중간 부위에서 시작하여 전완까지 이어지며, 이 근육은 팔꿈치를 구부리는 상완이두근의 동작을 보조하는 역할을 한다.

상완요골근[3]은 상완골의 팔꿈치 부위에서 시작하여 손목까지 이어진다. 그렇기 때문에 이 근육은 팔꿈치를 구부리고 전완을 회전시키는 상완이두근의 동작을 보조하지만 이두근의 전체적인 크기에는 그리 큰 영향을 미치지 못한다.

상완이두근은 두 갈래로 나뉘어져 있으며 이 두 갈래는 하나로 합쳐져 요골이라는 전완의 뼈에 가서 붙는다. 반면, 상완근은 전완을 이루는 2개의 뼈 가운데 요골보다 좀 더 길이가 긴 척골이라는 뼈에 붙는다.

삼두근 Triceps

상완 뒷면의 근육을 상완삼두근[4]이라고 한다. 상완삼두근이 잘 발달하면 말발굽 같은 모양이 된다. 삼두근이라는 이름이 붙은 이유는 이 근육이 세 갈래로 갈라져 있기 때문이다. 이 세 갈래의 근육은 어깨나 견갑골의 뒷면에서 시작한 다음, 하나로 모여 전완까지 이어지기 때문에 상완삼두근이 수축하면 팔이 곧게 펴진다. 따라서 트라이셉스 익스텐션, 트라이셉스 프레스다운, 체스트 프레스, 숄더 프레스 같이 팔을 펴는 동작이 필요한 모든 운동을 할 때는 상완삼두근이 필요하다.

상완삼두근의 바깥쪽 갈래는 외측두[A]라 하고, 중간 갈래는 내측두라 하며, 안쪽 갈래는 길이가 길다하여 장두[B]라고 부른다.

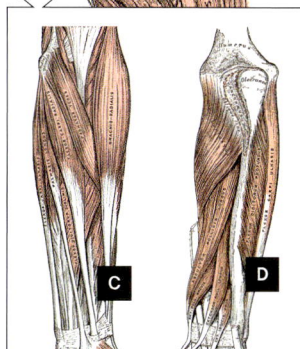

전완 Forearms

손목과 손가락을 구부리는 근육들[C]은 전완의 내측에 위치한다. 손목을 아래로 구부리는 역할을 하는 이 근육들은 리스트 컬 같은 운동을 통해 강화할 수 있다.

손목을 펴는 근육들[D]은 전완의 외측이나 상부에 위치한다. 이 근육들은 손목을 위로 구부리는 역할을 하며, 리스트 익스텐션 같은 운동으로 강화할 수 있다.

이두근 | 암컬 ARM CURLS

이번 장에서는 57가지 팔 운동을 소개한다. 이 운동들은 크게 이두근과 삼두근, 전완 운동으로 나뉘어 있고, 각 부위별 섹션의 앞부분에는 기본동작이 나와 있다. 응용동작을 연습하기 전에 먼저 이 기본동작을 마스터하자. 기본동작을 충실히 마치고 나면 어떤 응용동작이든 실수 없이 할 수 있을 것이다.

암 컬

암컬의 목표 근육은 상완이두근, 상완근, 상완요골근이며, 부수적으로 등 상부와 어깨 뒷면 근육들을 함께 강화할 수 있다. 등 상부와 어깨 뒷면 근육들은 몸의 앞부분에서 팔꿈치 축을 중심으로 하는 컬 동작을 취할 때 어깨를 안정시키는 역할을 한다.

기본동작
EZ바 컬
EZ-Bar Curl

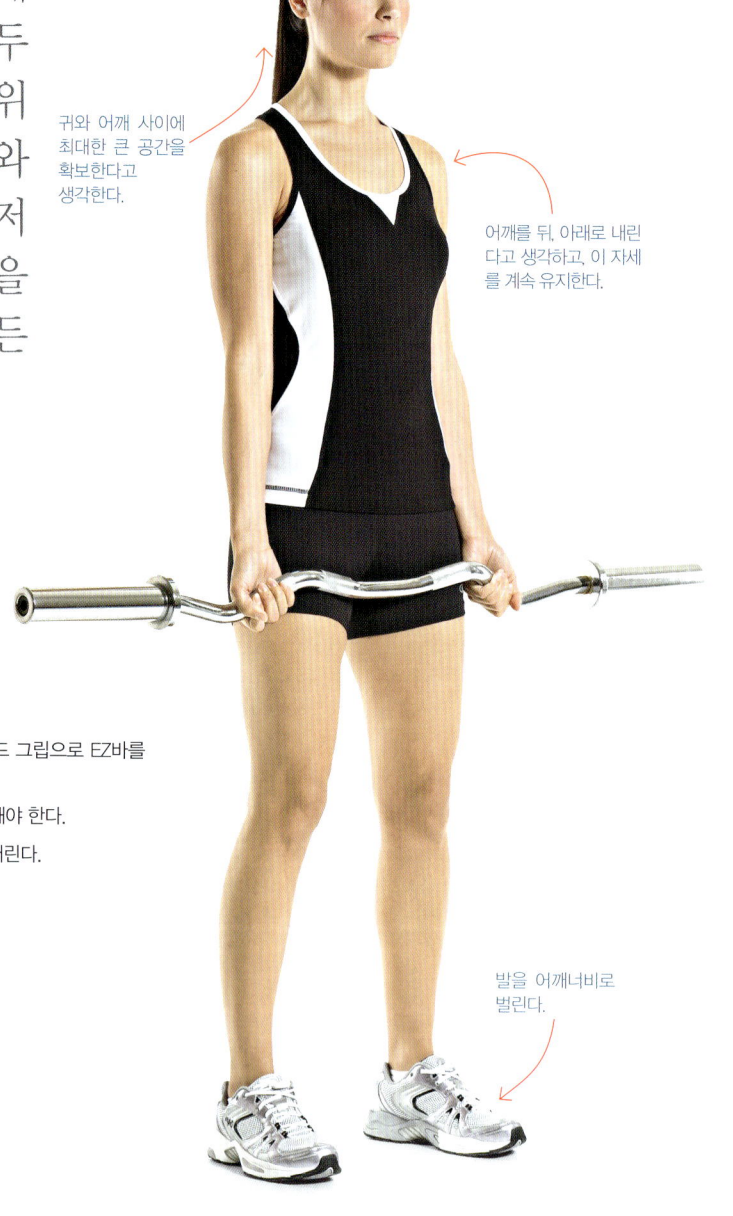

A
- 팔을 어깨너비로 벌리고 언더핸드 그립으로 EZ바를 잡는다.
- 손바닥 각도가 안쪽으로 비스듬해야 한다.
- 팔을 펴서 바벨을 허리 아래로 내린다.

귀와 어깨 사이에 최대한 큰 공간을 확보한다고 생각한다.

어깨를 뒤, 아래로 내린다고 생각하고, 이 자세를 계속 유지한다.

발을 어깨너비로 벌린다.

Chapter 4

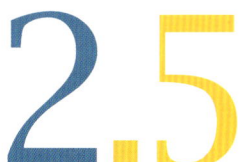

조지워싱턴 대학의 연구에 의하면, 처음부터 끝까지 느린 속도로 동작을 취할 때보다 중량을 내릴 때는 천천히, 중량을 들어 올릴 때는 빠르게 운동을 하면 근력이 2.5배나 더 증가한다.

가슴을 돋운 상태를 유지한다.

동작을 취하는 동안 최대한 곧게 선 자세를 유지한다.

B
- 상완을 고정시킨 상태에서 팔꿈치를 구부리면서 어깨에 최대한 가까이 바벨을 들어 올린다.
- 최고지점에서 잠시 멈춘 다음, 바벨을 천천히 내리면서 시작 자세로 돌아간다.
- 시작 자세로 돌아갈 때는 항상 팔을 완전히 편다.

팔 둘레 측정

팔 둘레를 재면 팔 운동의 효과를 매우 쉽고 효과적으로 측정할 수 있다. 매일 같은 시간에 둘레를 재면 가장 정확한 결과를 얻을 수 있다. 예를 들어, 아침식사를 하기 전에 측정을 해보면 좋다(운동을 하거나 식사를 한 후에는 근육에 혈액이 몰리거나 빠지기 때문에 일시적으로 팔이 좀 더 두껍거나 얇아진다.). 측정 시에는 먼저 한쪽 팔을 앞으로 곧게 펴고 상완에서 가장 두꺼운 부분을 줄자로 둘러서 둘레를 측정하고, 반대편도 동일한 요령으로 측정한다.

이두근 | 암컬 ARM CURLS

응용동작 #1
클로즈-그립 EZ바 컬
Close-Grip EZ-Bar Curl

- 약 15센티미터 너비로 EZ바를 좁게 잡고 동작을 취한다.

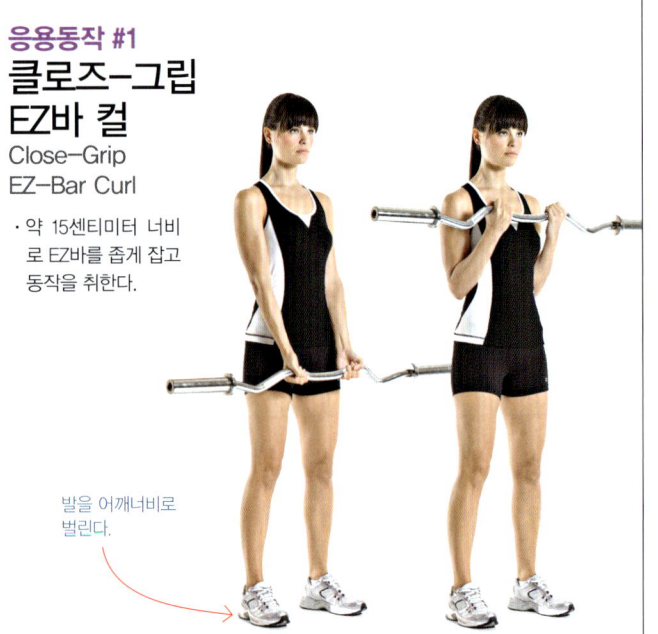

발을 어깨너비로 벌린다.

응용동작 #2
와이드-그립 EZ바 컬
Wide-Grip EZ-Bar Curl

- 팔을 어깨너비의 1.5배로 벌리고 언더핸드 그립으로 EZ바를 잡은 상태로 동작을 취한다.

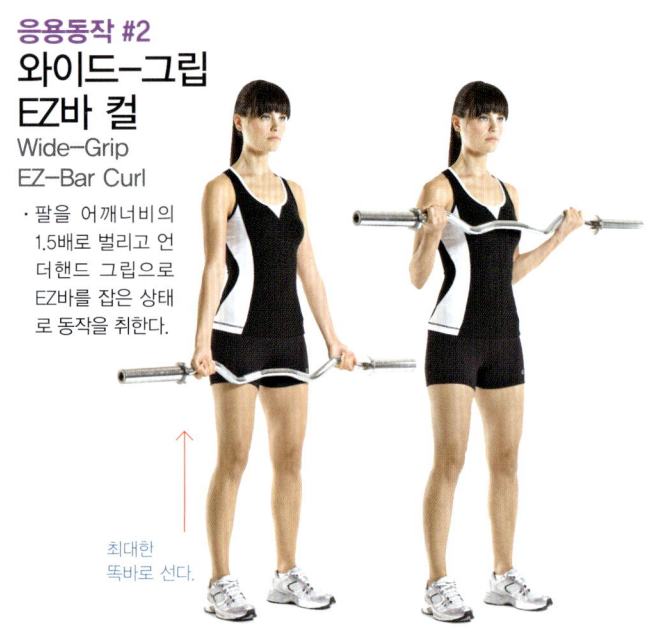

최대한 똑바로 선다.

응용동작 #3
스위스볼 프리처 컬
Swiss-Ball Preacher Curl

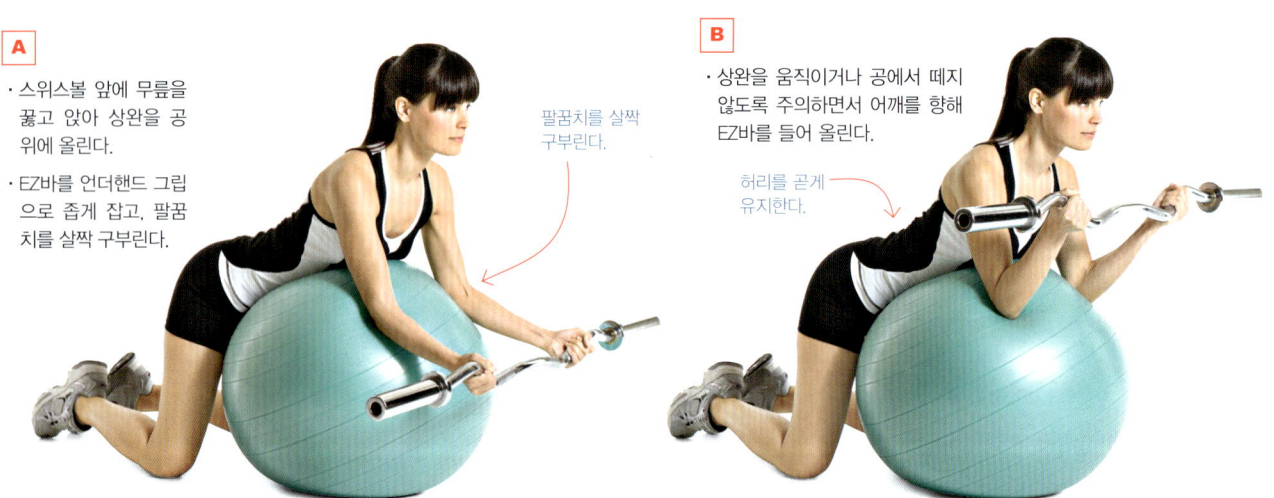

A
- 스위스볼 앞에 무릎을 꿇고 앉아 상완을 공 위에 올린다.
- EZ바를 언더핸드 그립으로 좁게 잡고, 팔꿈치를 살짝 구부린다.

팔꿈치를 살짝 구부린다.

B
- 상완을 움직이거나 공에서 떼지 않도록 주의하면서 어깨를 향해 EZ바를 들어 올린다.

허리를 곧게 유지한다.

Chapter 4

응용동작 #4
EZ바 프리처 컬
EZ-Bar Preacher Curl

- 상완을 프리처 벤치의 경사면에 올리고 바벨을 잡은 상태에서 팔꿈치를 살짝 구부린다.
- 상완을 움직이지 않도록 주의하면서 팔꿈치를 구부려 어깨를 향해 EZ바를 들어 올린다.

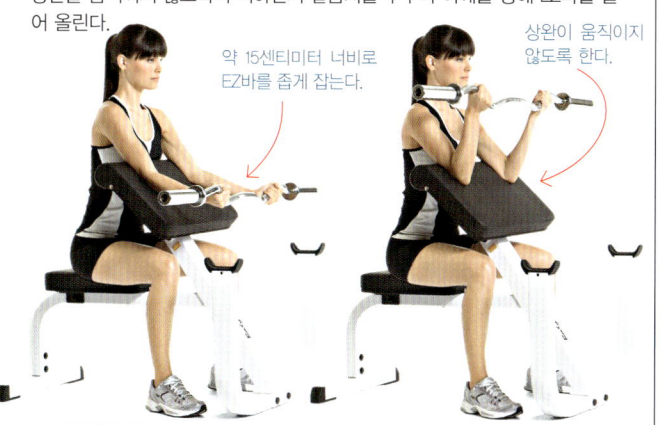

약 15센티미터 너비로 EZ바를 좁게 잡는다.

상완이 움직이지 않도록 한다.

응용동작 #5
리버스 EZ바 컬
Reverse EZ-Bar Curl

- 팔을 어깨너비로 벌리고 오버핸드 그립으로 EZ바를 잡는다.

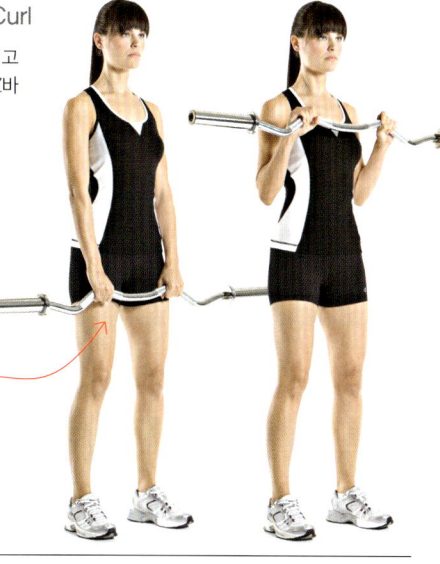

양쪽 손바닥이 마주 보는 방향으로 손목을 살짝 회전시키고 손바닥이 허벅지 위를 향하게 한다.

응용동작 #6
텔레 컬
Telle Curl

몸을 곧게 세운다.

허리를 곧게 유지한다.

몸통을 기울일 때 상완과 전완은 움직이지 않는다.

팔꿈치를 약 90도 각도에 맞춘다.

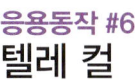
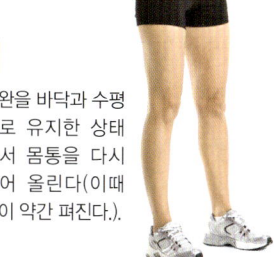

A
- 팔을 어깨너비로 벌리고 EZ바를 언더핸드 그립으로 잡느다. 그 상태에서 팔을 허리 아래로 곧게 내린다.

B
- 상완을 움직이지 않도록 주의하면서 팔꿈치를 구부려 어깨를 향해 EZ바를 들어 올리고, 최고지점에서 잠시 멈춘다.

C
- EZ바를 들어 올린 상태에서 전완이 바닥과 수평을 이룰 때까지 몸통을 앞으로 기울인다.

D
- 전완을 바닥과 수평으로 유지한 상태에서 몸통을 다시 들어 올린다(이때 팔이 약간 펴진다.).

85

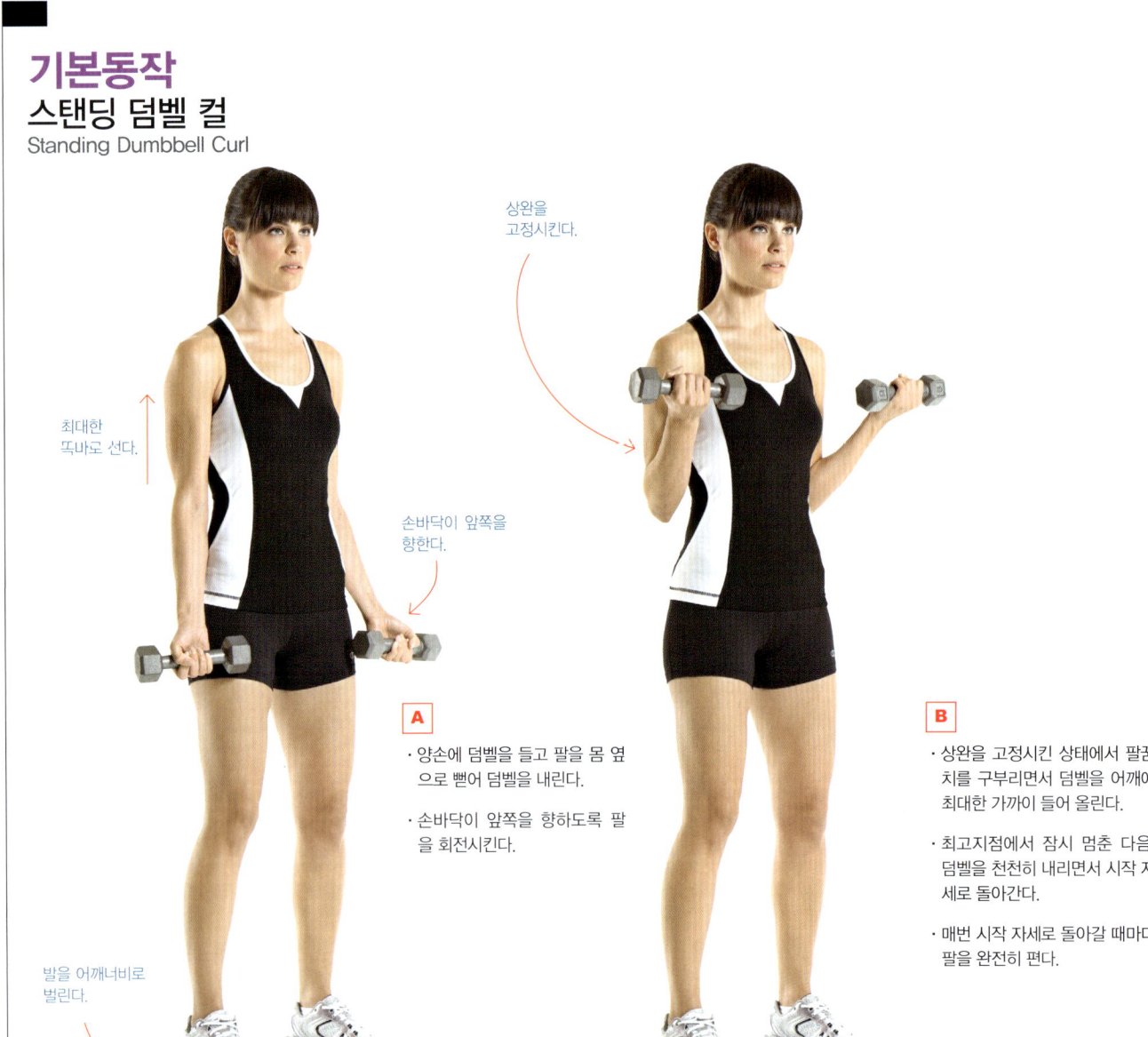

응용동작 #1
트위스팅 스탠딩 덤벨 컬
Twisting Standing Dumbbell Curl

이 운동뿐만 아니라 다음 페이지에 나오는 다른 운동들을 할 때도 트위스트 테크닉을 모두 응용할 수 있다.

- 팔을 곧게 편다.
- 상완을 고정시킨다.
- 양쪽 손바닥이 마주 보게 한다.
- 손바닥이 어깨를 향한다.
- 가슴을 돋운 상태를 유지한다.

A
- 손바닥이 허벅지 옆면을 향하도록 해머 그립으로 덤벨을 잡고 동작을 시작한다.

B
- 덤벨을 들어 올리면서 최고지점에서 기본 언더핸드 그립이 되도록 손바닥을 회전시킨다.

Chapter 4

WARNING!
다양한 컬 동작

양손의 덤벨을 동시에 컬 동작으로 들어 올리는 대신, 한쪽씩 번갈아가며 덤벨을 들어 올릴 수도 있다. 이때는 한쪽 덤벨을 먼저 들었다가 내린 다음, 반대쪽 덤벨을 들었다가 내린다. 이렇게 하면 팔을 한쪽씩 쉬게 할 수 있기 때문에 근육이 빠르게 피로해지지 않고, 반복 횟수도 늘어난다. 또 다른 방법은 한쪽 덤벨을 올림과 동시에 반대쪽 덤벨을 내리는 것이다. 이런 방법들은 다음 페이지에 나오는 응용동작을 비롯한 다양한 자세와 그립에서 다채롭게 응용할 수 있다.

이두근 | 암컬 ARM CURLS

응용동작 #2-25

5가지 자세와 5가지 그립을 조합하면 25가지의 이두근 운동을 할 수 있다. 88~89페이지에서는 그중 5가지 운동 방법을 살펴본다. 다양한 조합으로 운동하는 것이 운동 효과를 높일 수 있다는 사실을 기억하자.

자세 #1: 인클라인
인클라인 옵셋-썸 덤벨 컬
Incline Offset-Thumb Dumbbell Curl

- 각도를 45도로 조절한 인클라인 벤치 위에 눕는다.
- 인클라인 벤치에 이렇게 누우면 팔이 몸 뒤로 내려가기 때문에 더 큰 각도에서 상완이두근을 자극할 수 있다.

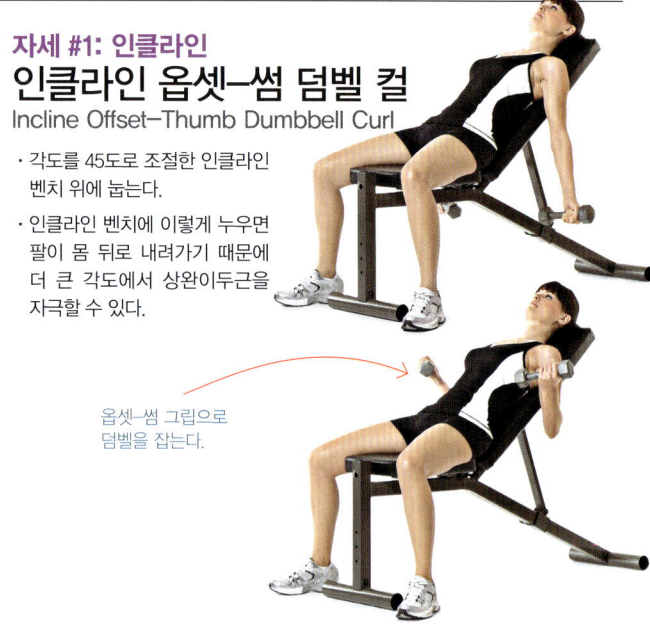

옵셋-썸 그립으로 덤벨을 잡는다.

자세 #2: 디클라인
디클라인 해머 컬
Decline Hammer Curl

- 각도를 45도로 조절한 인클라인 벤치 위에 가슴을 대고 엎드린다.
- 이 자세에서는 팔이 몸 앞으로 내려가기 때문에 상완근에 더 큰 자극을 줄 수 있다.

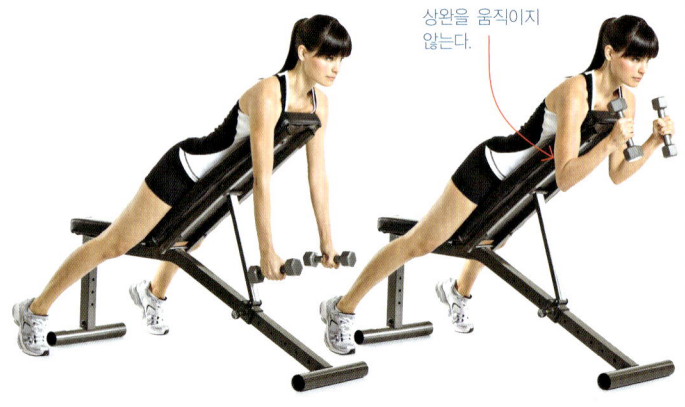

상완을 움직이지 않는다.

자세 #3: 시티드
시티드 리버스 덤벨 컬
Seated Reverse Dumbbell Curl

- 벤치나 스위스볼 위에 똑바로 앉는다.
- 이 자세에서는 몸통이 앞뒤로 움직일 수 있기 때문에 컬 동작을 취할 때 치팅을 하게 될 가능성이 있다.

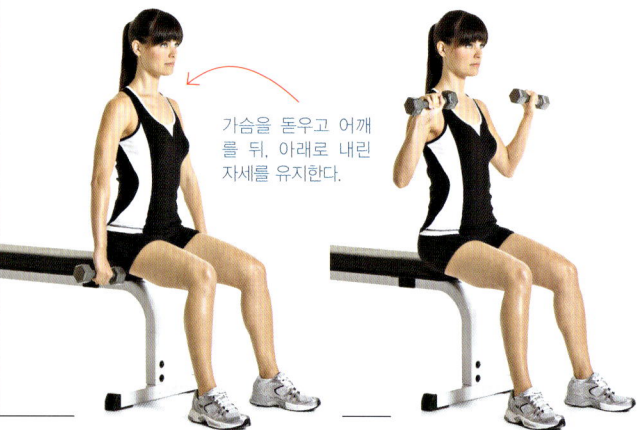

가슴을 돋우고 어깨를 뒤, 아래로 내린 자세를 유지한다.

Chapter 4

자세 #4: 스탠딩
스탠딩 덤벨 컬
Standing Dumbbell Curl

- 발을 어깨너비로 벌리고 선다(86페이지 '스탠딩 덤벨 컬' 기본동작 참조).
- 선 자세에서는 앉은 자세보다 항상 몸통에 힘을 더 줘야 한다.

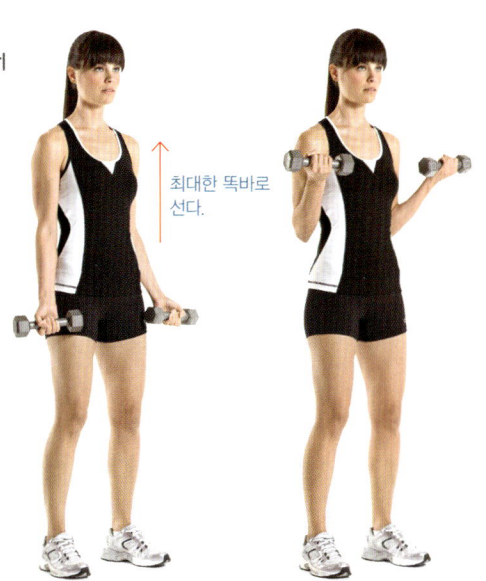

최대한 똑바로 선다.

자세 #5: 스플리트 스탠스
스플리트-스탠스 옵셋-핑키 덤벨 컬
Split-Stance Offset-Pinky Dumbbell Curl

- 무릎보다 약간 높은 벤치나 계단을 앞에 놓고 한쪽 다리를 올린다.
- 한쪽 다리를 벤치에 올리면 몸을 안정시키기 위해 골반과 몸통 근육에 힘이 더 많이 들어가게 된다.

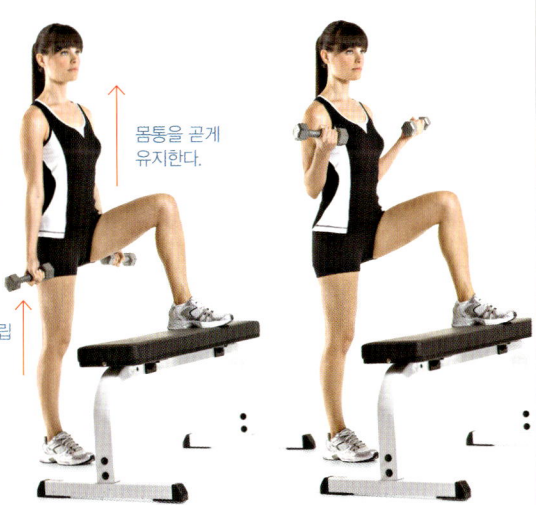

몸통을 곧게 유지한다.

옵셋-핑키 그립을 이용한다.

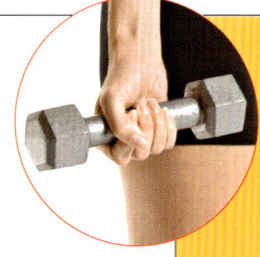

기본 그립
손바닥이 앞쪽을 향한 상태에서 손잡이 가운데 부분을 잡는다. 이 그립은 덤벨 컬의 기본 그립이다.

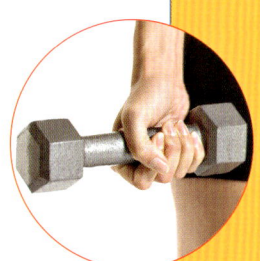

옵셋-핑키 그립
손바닥이 앞쪽을 향한 상태에서 새끼손가락이 덤벨 안쪽 끝에 닿도록 덤벨을 잡는다. 이렇게 잡으면 중량이 다르게 분산되어 근육에 보다 다양한 자극을 줄 수 있다.

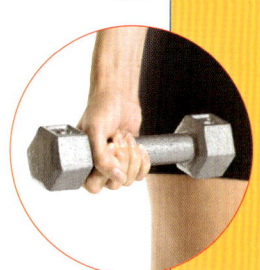

옵셋-썸 그립
손바닥이 앞쪽을 향한 상태에서 엄지손가락이 덤벨 바깥쪽 끝에 닿도록 덤벨을 잡는다. 이렇게 잡으면 덤벨을 들어 올릴 때 전완을 바깥쪽으로 회전시키기 위해 상완이두근에 힘을 더 많이 줘야 한다.

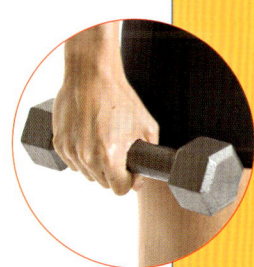

해머 그립
양쪽 손바닥이 마주 보도록 덤벨을 잡는다. 이렇게 잡으면 상완근이 전체 동작 내내 더 강하게 수축한다.

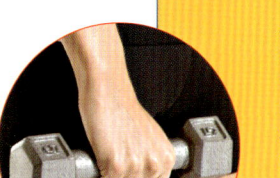

리버스 그립
손바닥이 몸의 뒤쪽을 향하도록 덤벨을 잡는다. 이렇게 잡으면 상완요골근에 주로 힘이 들어가고 상완이두근의 활성도는 떨어지기 때문에 전완을 집중적으로 강화할 수 있다.

이두근 | 암컬 ARM CURLS

응용동작 #26
스탠딩 조트만 컬
Standing Zottman Curl

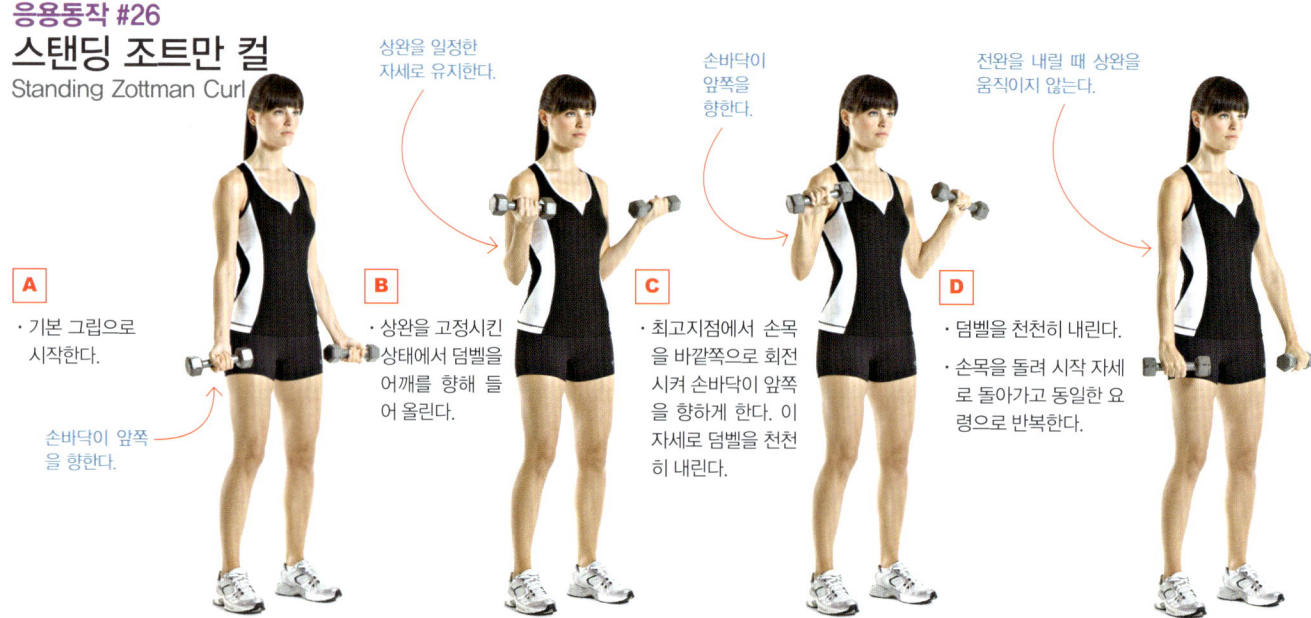

A
- 기본 그립으로 시작한다.
- 손바닥이 앞쪽을 향한다.

B
- 상완을 일정한 자세로 유지한다.
- 상완을 고정시킨 상태에서 덤벨을 어깨를 향해 들어 올린다.

C
- 손바닥이 앞쪽을 향한다.
- 최고지점에서 손목을 바깥쪽으로 회전시켜 손바닥이 앞쪽을 향하게 한다. 이 자세로 덤벨을 천천히 내린다.

D
- 전완을 내릴 때 상완을 움직이지 않는다.
- 덤벨을 천천히 내린다.
- 손목을 돌려 시작 자세로 돌아가고 동일한 요령으로 반복한다.

응용동작 #27
스태틱 컬 Static Curl

- 인클라인 벤치의 각도를 높인 상태에서 오른손에 덤벨을 들고 벤치 뒤에 선다.
- 상완 뒷면을 벤치 위쪽 모서리에 올린다.
- 팔이 약 20도 정도 구부러질 때까지 덤벨을 내린다.
- 근육의 크기를 키우려는 경우에는 이 자세에서 40초 동안 멈추고, 근력을 기르려는 경우에는 6~8초 동안 멈춘다. 그 다음 팔을 바꾸어 동일한 요령으로 반복한다. 여기까지가 1세트이다.

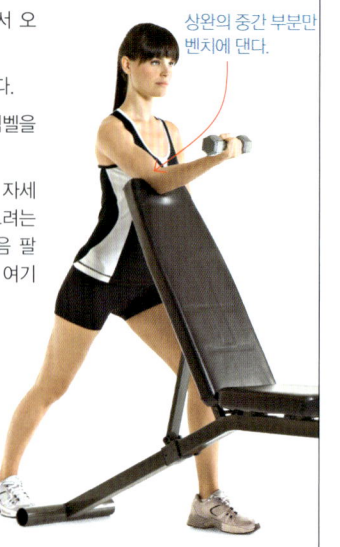

상완의 중간 부분만 벤치에 댄다.

중량 선택
목적에 따라 동작을 멈추는 시간을 소화해낼 수 있는 가장 무거운 덤벨을 선택한다. 만약 근력을 키울 경우에는 근육의 크기를 키우는 경우보다 더 무거운 중량을 선택한다.

응용동작 #28
스태틱 홀드 덤벨 컬
Dumbbell Curl with Static Hold

A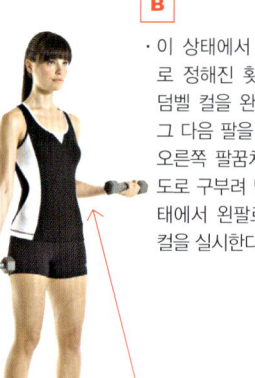
- 양손에 덤벨을 들고 손바닥이 앞쪽을 향하도록 팔을 몸 옆으로 내린다.
- 왼쪽 팔꿈치가 90도가 되도록 왼쪽 전완을 올린 후 멈춘다.

B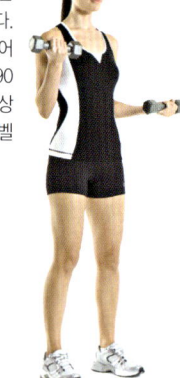
- 이 상태에서 오른팔로 정해진 횟수만큼 덤벨 컬을 완료한다. 그 다음 팔을 바꾸어 오른쪽 팔꿈치를 90도로 구부려 멈춘 상태에서 왼팔로 덤벨 컬을 실시한다.

팔꿈치가 90도가 되는 지점에서 멈춘다.

Chapter 4

응용동작 #29
해머 컬 투 프레스
Hammer Curl to Press

A
- 손바닥이 마주 보도록 양손에 덤벨을 들고 팔을 몸 옆으로 내린다.

B
- 컬 동작으로 가슴을 향해 덤벨을 들어 올린다.

최대한 똑바로 선다.

상완을 고정시킨 상태를 유지한다.

C
- 팔을 완전히 펴면서 덤벨을 머리 위로 들어 올린다.

어깨로부터 덤벨을 일직선으로 들어 올린다.

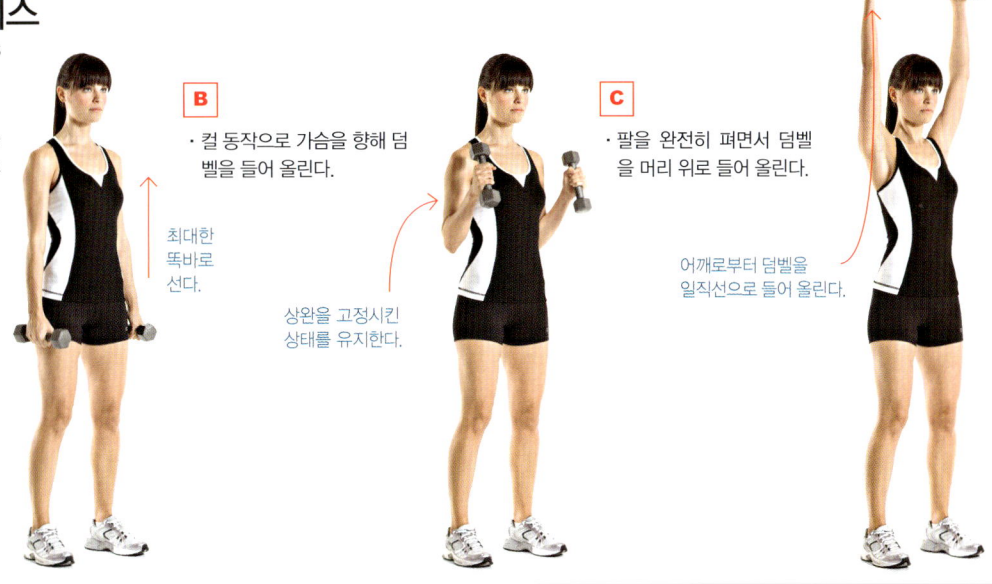

응용동작 #30
스플리트-스탠스 해머 컬과 프레스
Split-Stance Hammer Curl and Press

A
- 무릎보다 약간 높은 벤치나 계단을 앞에 놓고 한쪽 다리를 올린다.
- 덤벨을 몸 옆으로 내리고 손바닥이 마주 보도록 한다.

B
- 컬 동작으로 가슴을 향해 덤벨을 들어 올린다.

몸통에 힘을 준다.

C
- 팔을 완전히 펴면서 덤벨을 머리 위로 들어 올린다.

몸통을 곧게 유지한다.

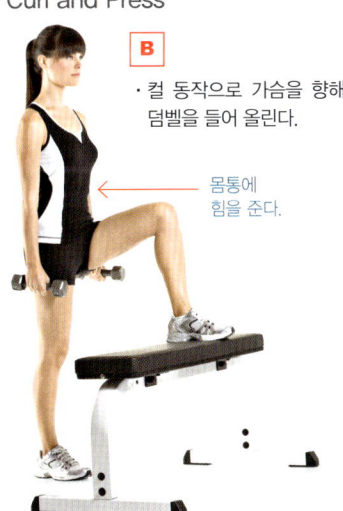
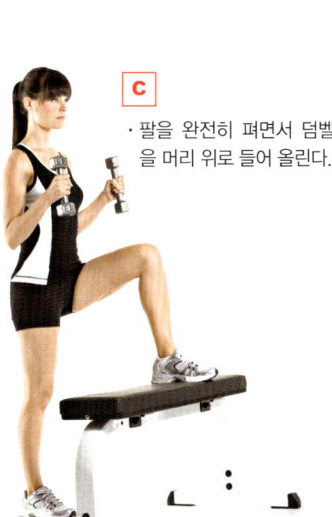
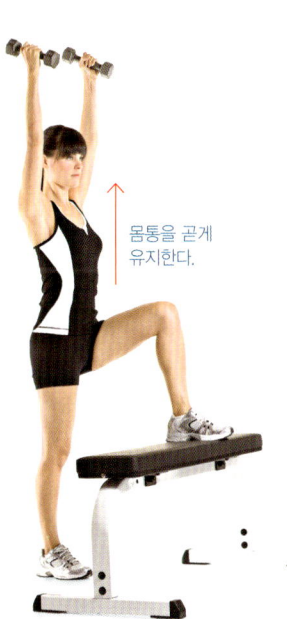

삼두근 | 암 익스텐션 ARM EXTENSIONS

기본동작
덤벨 라잉 트라이셉스 익스텐션
Dumbbell Lying Triceps Extension

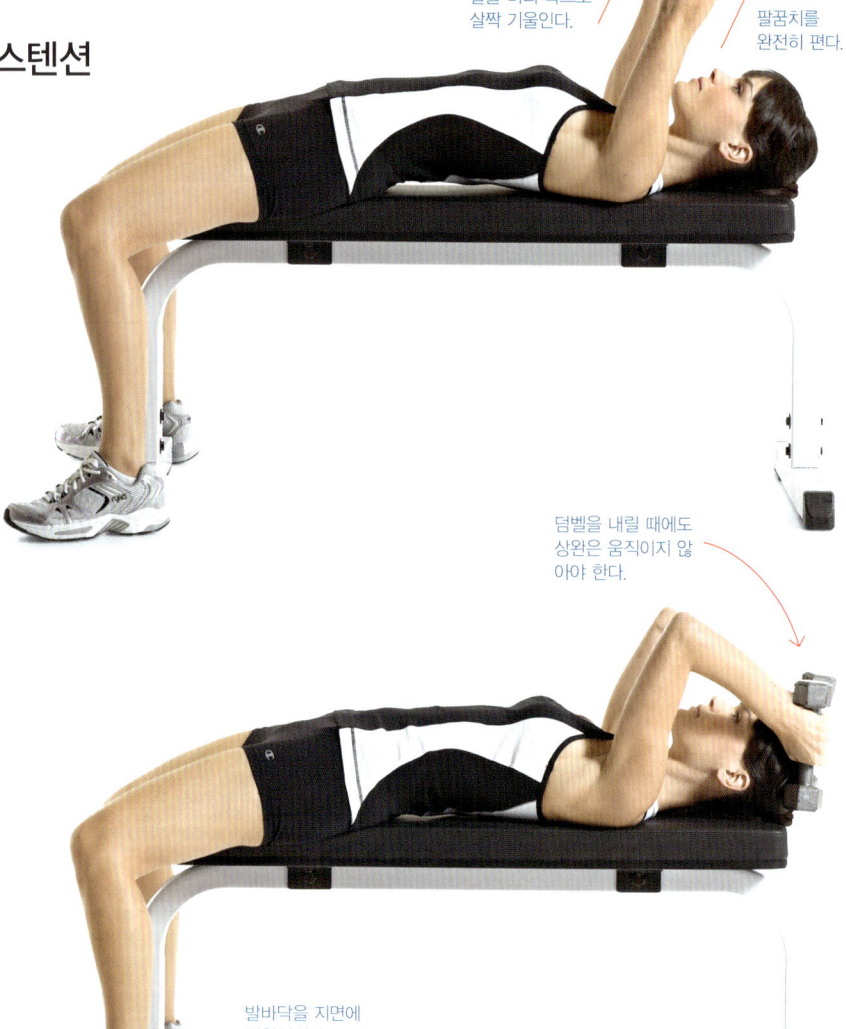

팔을 머리 쪽으로 살짝 기울인다.

팔꿈치를 완전히 편다.

A
- 양손에 덤벨을 들고 평벤치 위에 눕는다.
- 양손이 마주 보는 상태로 팔을 펴면서 머리 위 지점으로 덤벨을 들어 올린다.

덤벨을 내릴 때에도 상완은 움직이지 않아야 한다.

B
- 상완을 고정시킨 상태에서 전완이 지면과 수평을 이루는 지점보다 더 아래로 내려갈 때까지 팔꿈치를 구부리면서 덤벨을 내린다.
- 최저지점에서 잠시 멈춘 다음, 팔을 펴면서 시작 자세로 돌아간다.

발바닥을 지면에 밀착시킨다.

Chapter 4

응용동작 #1
얼터네이팅 덤벨 라잉 트라이셉스 익스텐션
Alternating Dumbbell Lying Triceps Extension

- 양손에 덤벨을 들고 평벤치 위에 눕는다. 양손이 마주 보는 상태로 팔을 펴면서 머리 위쪽으로 덤벨을 들어 올린다.
- 양쪽 덤벨을 동시에 내리는 대신 한쪽씩 번갈아가며 덤벨을 내린다.

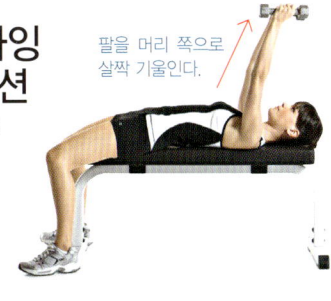
팔을 머리 쪽으로 살짝 기울인다.

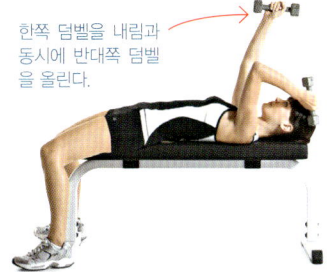
한쪽 덤벨을 내림과 동시에 반대쪽 덤벨을 올린다.

응용동작 #2
스위스볼 덤벨 라잉 트라이셉스 익스텐션
Swiss-Ball Dumbbell Lying Triceps Extension

- 평벤치 대신 스위스볼 위에 등 상부와 등 중심부를 단단히 고정시키고 눕는다. 그 상태에서 몸통이 일직선이 되도록 엉덩이를 들어 올린다.
- 상완을 고정시킨 상태에서 전완이 지면과 수평을 이루는 지점보다 더 아래로 내려갈 때까지 팔꿈치를 구부리면서 덤벨을 내린다.

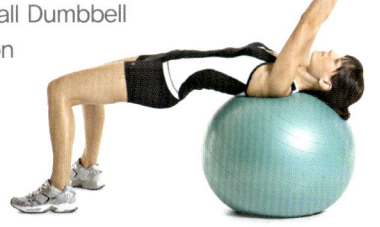

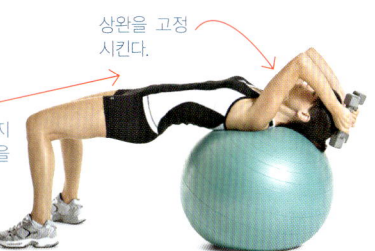

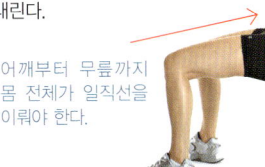
상완을 고정시킨다.

어깨부터 무릎까지 몸 전체가 일직선을 이뤄야 한다.

응용동작 #3
라잉 덤벨 풀오버 투 익스텐션
Lying Dumbbell Pullover to Extension

A
- 양손에 덤벨을 들고 평벤치 위에 눕는다.
- 덤벨을 어깨로부터 일직선으로 들어 올린다.
- 손바닥이 마주 보게 한다.

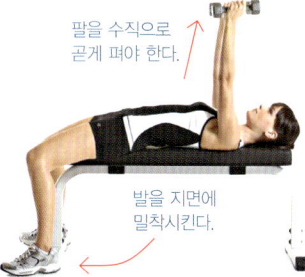
팔을 수직으로 곧게 펴야 한다.

발을 지면에 밀착시킨다.

B
- 상완을 고정시킨 상태에서 전완이 지면과 수평을 이루는 지점까지 팔꿈치를 구부리면서 덤벨을 내린다.

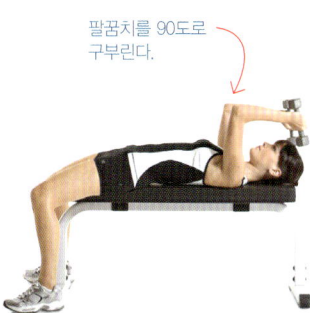
팔꿈치를 90도로 구부린다.

C
- 팔꿈치 각도를 유지한 상태에서 덤벨을 머리 뒤로 최대한 내린다.
- 최저지점에서 잠시 멈춘 다음, 반대 동작을 통해 시작 자세로 돌아간다.

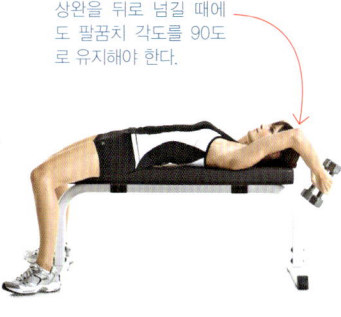
상완을 뒤로 넘길 때에도 팔꿈치 각도를 90도로 유지해야 한다.

삼두근 | 암 익스텐션 ARM EXTENSIONS

기본동작
덤벨 오버헤드 트라이셉스 익스텐션
Dumbbell Overhead Triceps Extension

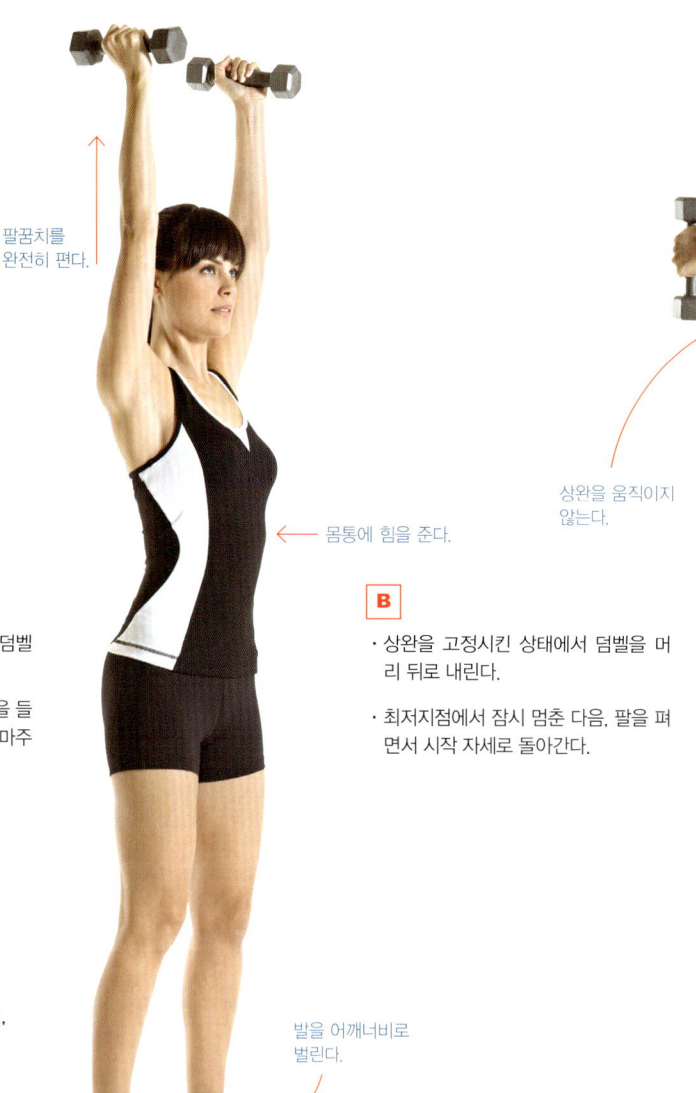

팔꿈치를 완전히 편다.

전완이 최소한 지면과 수평을 이루는 지점까지 덤벨을 내린다.

몸통에 힘을 준다.

상완을 움직이지 않는다.

발을 어깨너비로 벌린다.

A
- 발을 어깨너비로 벌리고 양손에 덤벨을 든 상태로 똑바로 선다.
- 팔을 곧게 펴면서 머리 위로 덤벨을 들어 올린다. 이때 양쪽 손바닥이 마주 보게 한다.

B
- 상완을 고정시킨 상태에서 덤벨을 머리 뒤로 내린다.
- 최저지점에서 잠시 멈춘 다음, 팔을 펴면서 시작 자세로 돌아간다.

2

오하이오 주립대학의 연구에 의하면, 아무런 소리가 없는 상태에서 운동을 하는 경우에 비해, 음악을 들으면서 운동을 한 뒤에는 인지력 검사 점수가 2배나 높다.

Chapter 4

응용동작 #28
시티드 덤벨 오버헤드 트라이셉스 익스텐션
Seated Dumbbell Overhead Triceps Extension

A
· 평벤치에 앉아 몸통을 세운다.

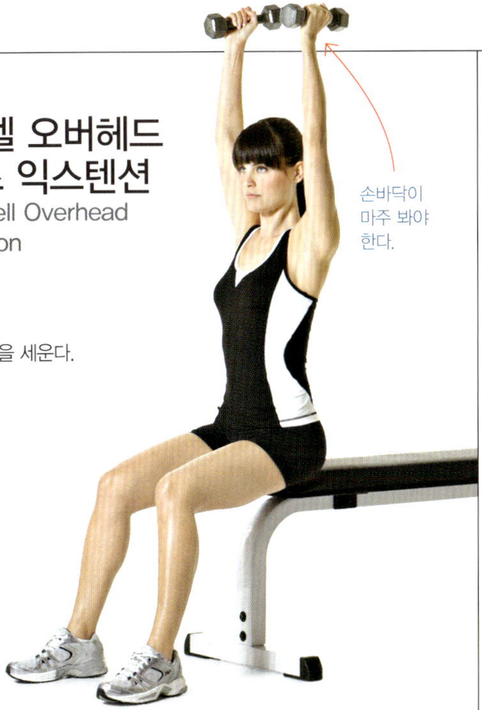

손바닥이 마주 봐야 한다.

B
· 상완을 고정시킨 상태에서 전완이 최소한 바닥과 수평을 이루는 지점까지 덤벨을 내린다.

덤벨을 내릴 때 상완을 움직이지 않는다.

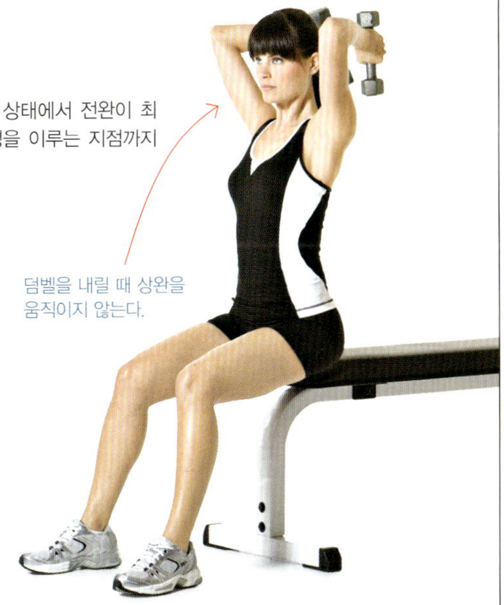

응용동작 #2
스위스볼 덤벨 오버헤드 트라이셉스 익스텐션
Swiss-Ball Dumbbell Overhead Triceps Extension

· 스위스볼 위에 앉아 몸통을 세운다.
· 상완을 고정시킨 상태에서 전완이 최소한 지면과 수평을 이루는 지점까지 덤벨을 내린다.
· 최저지점에서 잠시 멈춘 다음, 팔을 펴면서 시작 자세로 돌아간다.

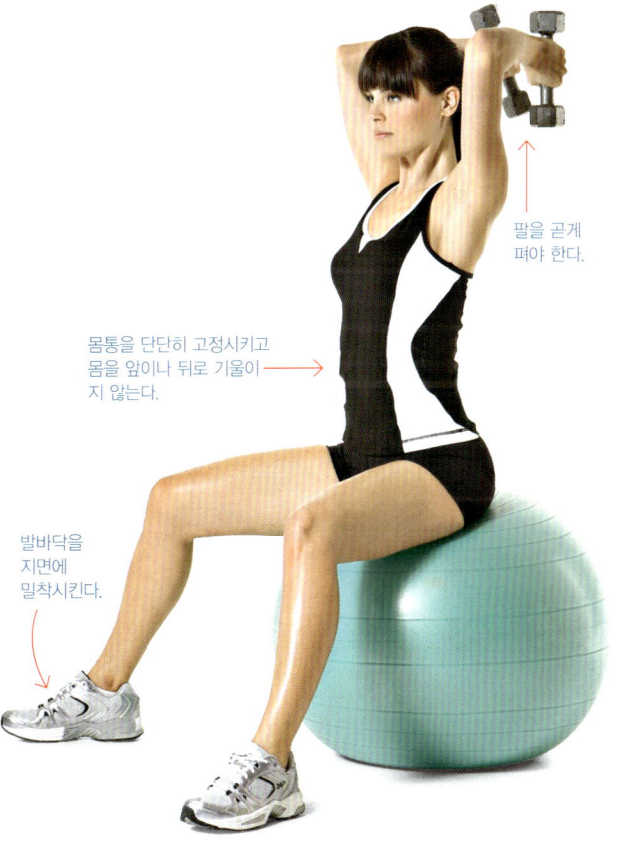

팔을 곧게 펴야 한다.

몸통을 단단히 고정시키고 몸을 앞이나 뒤로 기울이지 않는다.

발바닥을 지면에 밀착시킨다.

95

삼두근 | 암 익스텐션 ARM EXTENSIONS

기본동작
트라이셉스 프레스다운
Triceps Pressdown

트레이너의 조언

트라이셉스 프레스다운을 할 때 중량이 너무 무거우면 원래의 목적과 달리 등과 어깨 근육을 동원하게 된다. 이런 실수를 방지하는 한 가지 방법이 있다. 바로 어깨를 아래로 내린 자세를 유지해 주는 장치가 달린 옷을 입고 있다고 상상하는 것이다. 그래도 어깨가 자꾸 올라가면 어떻게 해야 할까? 그럴 때는 그냥 쿨하게 무게를 낮추면 된다.

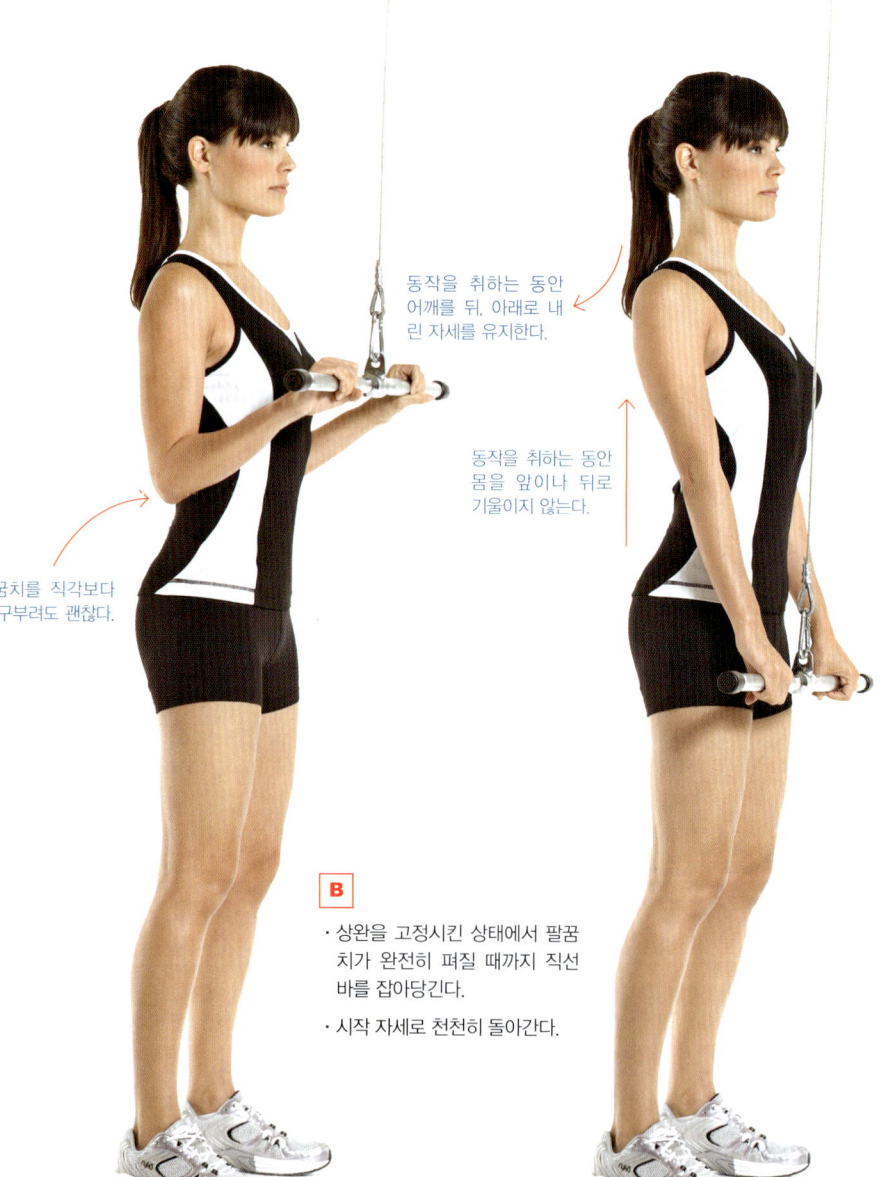

동작을 취하는 동안 어깨를 뒤, 아래로 내린 자세를 유지한다.

동작을 취하는 동안 몸을 앞이나 뒤로 기울이지 않는다.

팔꿈치를 직각보다 더 구부려도 괜찮다.

A
- 케이블 스테이션의 하이 풀리에 직선 바를 부착한다.
- 팔을 어깨너비로 벌린 상태에서 오버핸드 그립으로 바를 잡고 팔꿈치를 구부린다.
- 상완을 몸통에 붙인다.

B
- 상완을 고정시킨 상태에서 팔꿈치가 완전히 펴질 때까지 직선 바를 잡아당긴다.
- 시작 자세로 천천히 돌아간다.

Chapter 4

응용동작 #1
언더핸드-그립 트라이셉스 프레스다운
Underhand-Grip Triceps Pressdown

- 언더핸드 그립으로 직선 바를 잡는다.

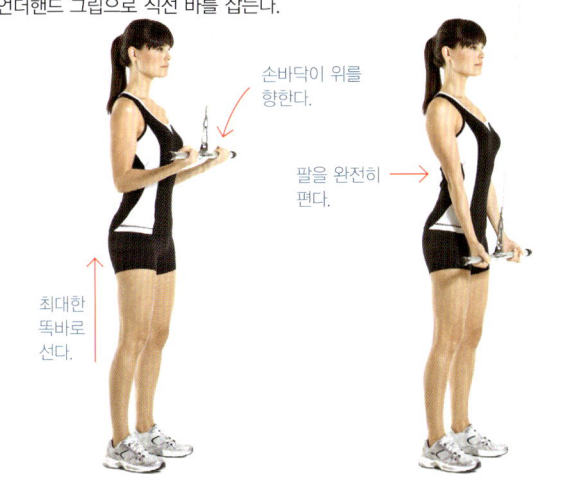

- 손바닥이 위를 향한다.
- 팔을 완전히 편다.
- 최대한 똑바로 선다.

응용동작 #2
로프 트라이셉스 프레스다운
Rope Triceps Pressdown

- 양손으로 각 로프 끝을 잡는다.

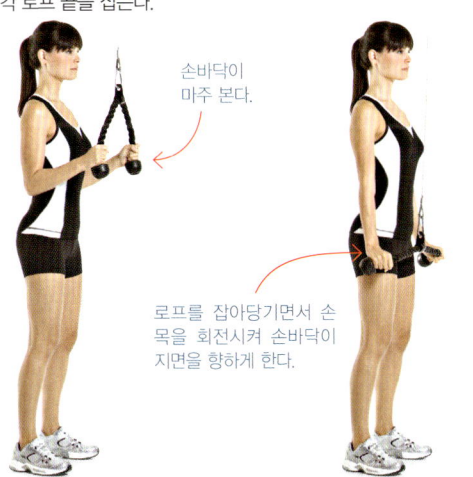

- 손바닥이 마주 본다.
- 로프를 잡아당기면서 손목을 회전시켜 손바닥이 지면을 향하게 한다.

응용동작 #3
싱글-암 로프 트라이셉스 프레스다운
Single-Arm Rope Triceps Pressdown

- 오른손으로 로프의 한쪽 끝을 잡는다. 이때 손바닥은 몸 안쪽을 향한다.

- 오른손으로 정해진 반복 횟수를 완료한 다음, 즉시 손을 바꾸어 왼손도 동일한 요령으로 반복한다.

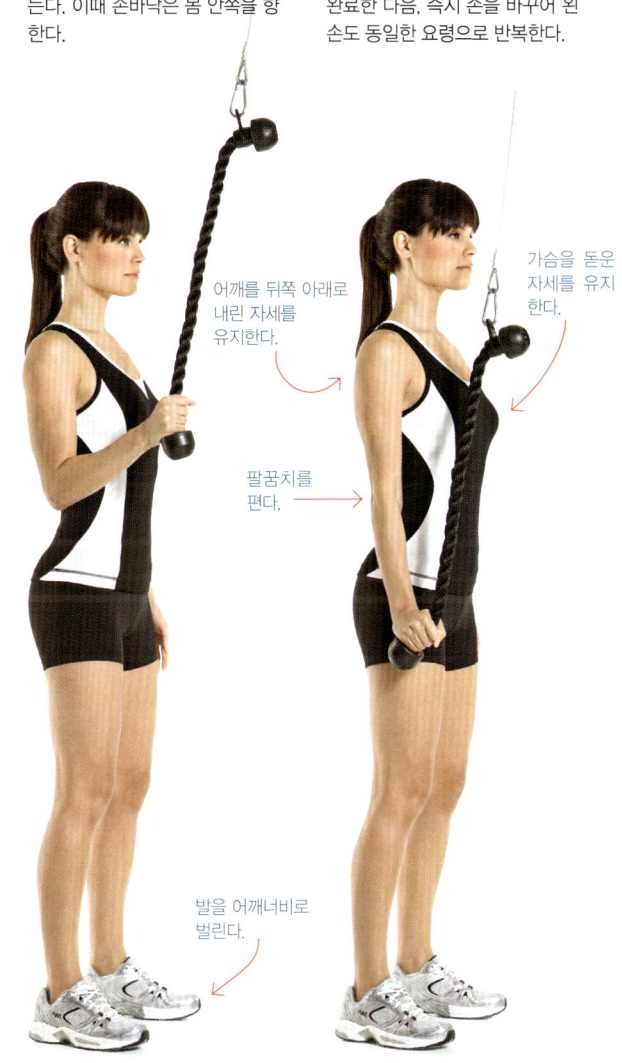

- 어깨를 뒤쪽 아래로 내린 자세를 유지한다.
- 가슴을 돋운 자세를 유지한다.
- 팔꿈치를 편다.
- 발을 어깨너비로 벌린다.

97

팔

우먼즈헬스 공개! 지금껏 경험하지 못한 고강도 팔 운동
트리플-스톱 EZ바 컬
Triple-Stop EZ-Bar Curl

이 운동이 특별한 이유는 무엇일까? 이 운동은 3개의 지점에서 10초 동안 동작을 멈춰야 한다. 각 지점에서 동작을 멈추면 각 관절 각도의 앞뒤 10도 각도에서 근력 전이에 의해 근력이 증가하기 때문에 약한 지점이 없어진다. 세트마다 30초 이상 근육이 지속적으로 수축한다는 점 또한 중요하다. 지속적인 수축은 근육 성장의 포인트이기 때문이다. 이 방법은 암 컬이나 암 익스텐션 같은 거의 모든 응용동작에 활용할 수 있다.

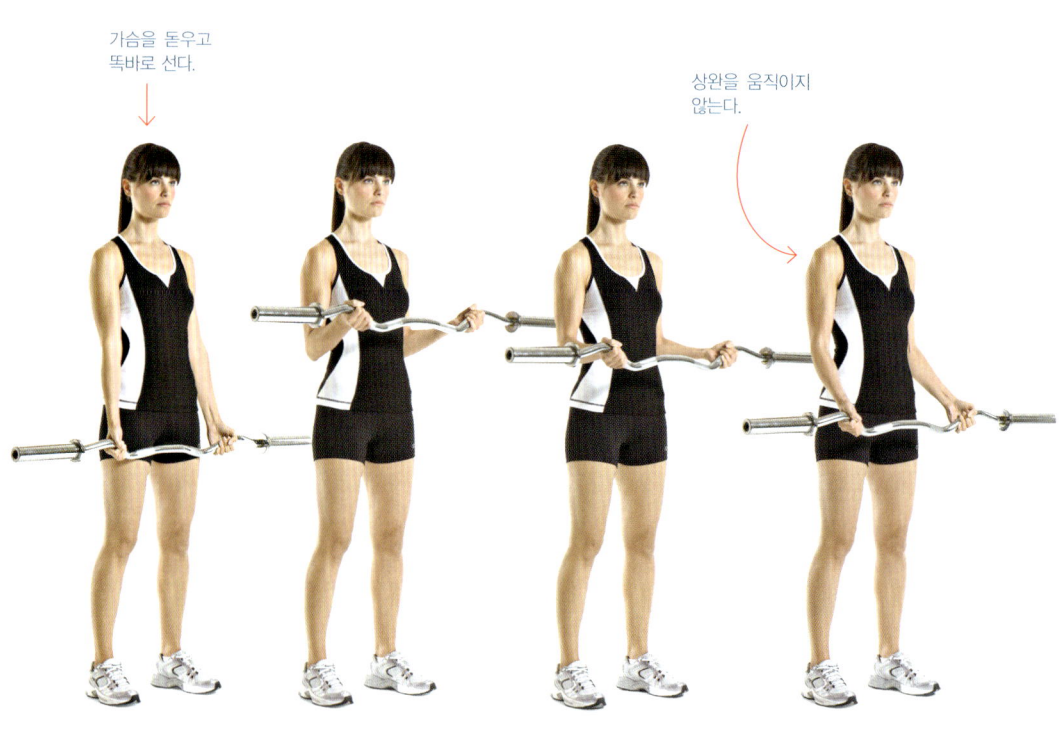

가슴을 돋우고 똑바로 선다.

상완을 움직이지 않는다.

A
· EZ바 컬 동작을 취하면서 바벨을 내릴 때 그림에 나온 3가지 지점에서 각 10초 동안 동작을 멈춘다. EZ바 컬 1회 반복이 1세트이다.

B
· 1지점: 바벨을 약 5센티미터 내린 지점

C
· 2지점: 팔꿈치를 90도로 편 지점

D
· 3지점: 팔을 완전히 펴기 직전 3~5센티미터 지점

트리플-스톱 라잉 덤벨 트라이셉스 익스텐션
Triple-Stop Lying Dumbbell Triceps Extension

A

- 라잉 덤벨 트라이셉스 익스텐션 동작을 취하면서 덤벨을 내릴 때 그림에 나온 3가지 지점에서 각 10초 동안 동작을 멈춘다. 라잉 덤벨 트라이셉스 익스텐션 1회 반복이 1세트이다.

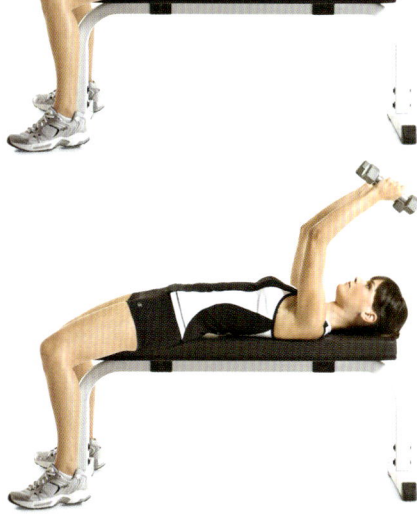

B

- 1지점: 덤벨을 약 10센티미터 내린 지점

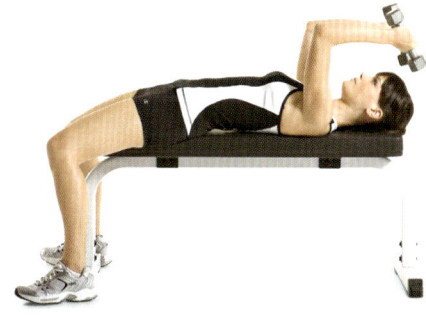

C

- 2지점: 팔꿈치를 90도로 구부린 지점

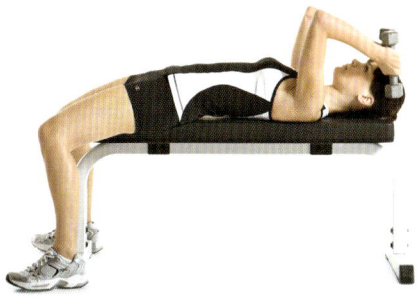

D

- 3지점: 덤벨을 최대한 내린 최저지점

Chapter 5: 허벅지 앞쪽과 종아리 운동

Quads
& Calves

허벅지 전면을 이루는 대퇴사두근 운동은 간과하기가 쉽다. 왜냐하면 스쿼트나 런지 같이 대퇴사두근을 강화하기에 가장 좋은 운동들은 힘이 많이 들기 때문이다. 그러나 이런 운동들이 좋은 이유는 바로 힘이 많이 들기 때문이다. 스쿼트의 경우, 거의 모든 운동들 가운데 1회 반복에 소모되는 칼로리량이 가장 많다. 더욱이 대퇴사두근 운동은 슬와부근육군, 둔근, 종아리를 비롯한 하체의 다른 모든 근육을 동시에 강화하는 효과가 있다.

그러므로 스쿼트와 런지가 힘이 들기는 하지만 이번 장에서 소개하는 대퇴사두근 운동들을 자신의 것으로 만들면 강하면서도 미끈한 근육질의 다리와 몸통으로 보상받게 되리라는 사실을 기억하자. 다리를 좀 더 아름답게 가꾸고 싶다면 이번 장의 종아리 운동들도 눈여겨보기 바란다.

허벅지 앞쪽과 종아리 운동의 보너스 효과

- **복근 강화:** 스쿼트는 복부의 지방을 연소시키는 데 도움이 될 뿐만 아니라 복근 운동만큼이나 코어 근육들을 강하게 자극하는 효과가 있다.
- **하체 조화:** 대퇴사두근을 강화하면 하체 전체의 인대와 건이 강해지기 때문에 무릎의 안정성이 높아지고 부상의 위험은 낮아진다.
- **등 강화:** 상체와 하체 운동을 모두 실시한 사람들에 대한 노르웨이 과학자들의 연구에 의하면, 스쿼트나 런지 같은 하체 운동을 충분히 한 사람들은 상체 근력도 극대화할 수 있었다.

허벅지 앞쪽과 종아리를 이루는 근육들

대퇴사두근 Quadriceps

대퇴사두근[1]은 대퇴직근[A], 외측광근[B], 내측광근[C], 중간광근, 이렇게 4개의 근육으로 이루어진 허벅지 앞쪽의 주요 근육군이다(중간광근은 대퇴직근 아래에 있기 때문에 그림에는 자세히 보이지 않는다.). 이 4개의 근육들은 모두 대퇴사두근의 건[D]에서 시작하여 무릎 관절 아래까지 이어지기 때문에 이 근육들이 수축하면 무릎 관절이 펴지게 된다. 스쿼트와 런지는 체중이나 중량을 딛고 무릎을 펴면서 일어서는 동작으로 이루어져 있기 때문에 대퇴사두근을 강화하는 데 가장 좋은 운동이 될 수 있다.

비복근 Gastrocnemius

종아리는 2개의 분리된 근육으로 이루어져 있다. 이 가운데 피부에 가장 가까이 위치하는 근육을 비복근[3]이라고 한다. 비복근은 다시 종아리 안쪽과 바깥쪽 갈래로 나뉘며, 이 두 갈래의 근육은 무릎 바로 위에서 시작하여 뒤꿈치까지 이어진다. 그리고 뒤꿈치 부근에 이르면 아킬레스건[4]을 통해 합쳐진다.

고관절 모음근 Hip Adductors

고관절 모음근[2]은 사타구니를 중심으로 한 허벅지 안쪽 부위를 이루는 근육들로, 다리를 측면으로 들어 올린 상태에서 다시 다리를 모으는 동작에 관여한다. 이렇게 다리를 모으는 동작을 '고관절 내전' 또는 '고관절 모음'이라고 하며, 이 동작을 일으키는 고관절 모음근들은 스쿼트와 런지를 실시할 때 중요한 역할을 한다.

가자미근 Soleus

가자미근[5]은 종아리를 이루는 두 번째 근육으로 비복근 아래에 위치하며, 무릎 바로 아래에서 시작하여 아킬레스건 부위에 이르면 비복근과 합쳐진다. 비복근과 가자미근은 발바닥을 지면에 밀착시킨 상태에서 뒤꿈치를 들어 올리는 동작을 취할 때처럼 주로 발목을 펴는 움직임에 관여한다. 그러므로 카프 레이즈 같은 종아리 운동뿐만 아니라 스쿼트나 점프처럼 발목을 펴는 동작이 필요한 운동은 모두 종아리의 근육을 강화하는 효과가 있다.

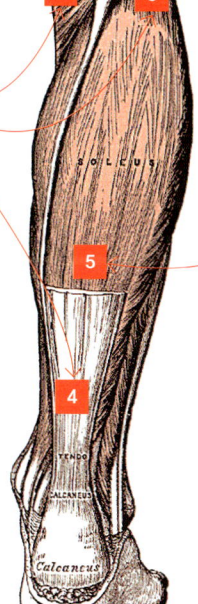

대퇴사두근과 종아리 | 스쿼트 SQUATS

이번 장에서는 허벅지 앞쪽과 종아리를 강화하는 58가지 운동에 대해 알아본다. 각 부위별 섹션의 앞부분에는 기본동작으로 지정된 운동이 나온다. 응용동작을 연습하기 전에 먼저 이 기본동작을 마스터하자. 기본동작을 충실히 마치고 나면 어떤 응용동작이든 실수 없이 할 수 있을 것이다.

스쿼트

스쿼트의 목표 근육은 대퇴사두근이며, 부수적으로 둔근, 슬와부근육군, 종아리를 비롯한 하체의 거의 모든 근육과 코어 근육을 동시에 강화할 수 있다. 쪼그려 앉는 동작으로 이루어진 스쿼트 종류의 운동은 이 근육들을 모두 강화할 수 있는 가장 좋은 운동이다.

기본동작
체중 스쿼트
Body-Weight Squat

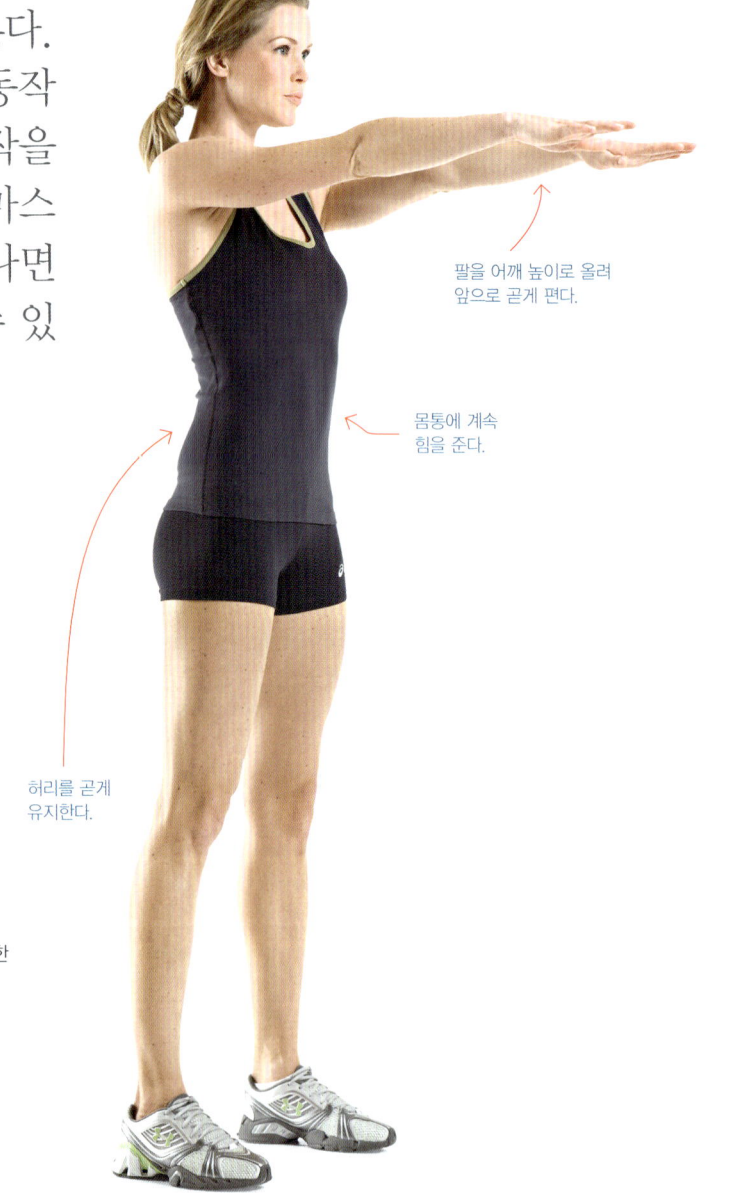

A
- 발을 어깨너비로 벌리고 최대한 똑바로 선다.

- 팔을 어깨 높이로 올려 앞으로 곧게 편다.
- 몸통에 계속 힘을 준다.
- 허리를 곧게 유지한다.

Chapter 5

529

55킬로그램 이하 여자 스쿼트 역사상 세계 최고 기록은 240킬로그램이다.

발 위치 결정
연달아 3회에 걸쳐 최대한 높이 점프를 실시한 다음, 발의 위치를 살펴보면 스쿼트를 할 때 발을 놓을 자리를 대략적으로 알 수 있다.

완벽한 스쿼트의 비밀

〈슈퍼트레이닝 Supertraining〉의 저자이며 스포츠과학의 위대한 지성으로 불리는 사람들 가운데 한 사람인 멜 시프가 주창한 근육기억기법을 활용하여 스쿼트 기술을 연마해보자. 근육기억기법을 활용하면 몸과 뇌로 적절한 동작을 쉽게 익힐 수 있다.

활용법

스쿼트를 시작하기 전에 먼저 허리와 등을 곧게 세우고, 어깨를 뒤로 젖히고, 발을 최소한 어깨너비로 벌린 상태로 벤치에 앉아서 팔이 지면과 수평을 이루도록 어깨 높이까지 팔을 곧게 들어 올린다. 이 자세에서 허리를 곧게 유지하면서 골반관절을 구부려 몸을 앞으로 기울인 다음, 천천히 일어설 수 있도록 발을 약간만 뒤로 움직인다. 이때 몸을 앞뒤로 흔들거나 자세를 바꿔서는 안 된다. 이 자세가 바로 바른 스쿼트 자세이다. 이 자세로부터 몸을 일으켜 세운 다음에는 반대 동작을 통해 천천히 몸을 내리면서 시작 자세로 돌아간다. 이 과정을 몇 회 반복해보면 올바른 스쿼트 자세를 쉽게 익힐 수 있다.

- 팔은 처음부터 끝까지 같은 자세로 유지한다.
- 몸통을 최대한 곧게 유지한다.
- 허리를 구부리지 않는다.
- 몸통에 계속 힘을 준다.
- 허벅지를 지면과의 수평 높이보다 낮춘다.
- 동작 전체에 걸쳐 뒤꿈치에 체중을 싣고 발끝에 체중을 싣지 않도록 주의한다. 체중을 잘 분산시켰다면 동작을 취하는 동안 모든 지점에서 발끝을 자유롭게 움직일 수 있을 것이다.

B
- 무릎을 구부리고 엉덩이를 뒤로 빼면서 몸을 최대한 낮춘다.
- 최저지점에서 잠시 멈춘 다음, 천천히 시작 자세로 돌아간다.

대퇴사두근과 종아리 | 스쿼트 SQUATS

응용동작 #1
프리즈너 스쿼트
Prisoner Squat

- 죄수처럼 양손을 뒤통수에 얹는다.

팔꿈치와 어깨를 뒤로 젖힌다.

가슴을 돋운다.

엉덩이를 뒤로 뺀다.

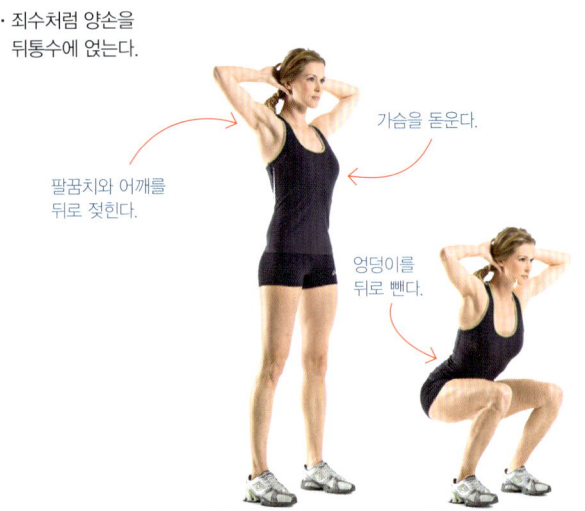

응용동작 #2
니 프레스-아웃 체중 스쿼트
Body-Weight Squat with Knee Press-Out

- 약 50센티미터 길이의 작은 고무밴드를 양쪽 무릎 바로 아랫부분에 두른다.
- 무릎을 바깥으로 벌리는 데 집중하면서 스쿼트 동작을 취한다.

동작을 취하면서 발의 중심선과 무릎의 중심선을 맞춘다.

동작을 취할 때 무릎이 안쪽을 향하면 골반 주변 근육이 약한 것이다. 밴드의 탄성을 이겨내면서 무릎을 바깥으로 벌리면 이 근육들을 좀 더 강화할 수 있다.

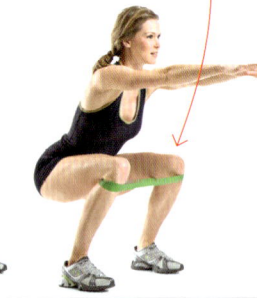

응용동작 #3
체중 월 스쿼트
Body-Weight Wall Squat

멈춤 효과
동작을 중간에 멈추면 전체 스쿼트 동작에서 약점이 없어진다.

각 자세를 5~10초 동안 유지한다.

마지막 자세에서는 허벅지가 지면과 수평을 이뤄야 한다.

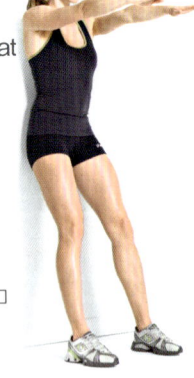 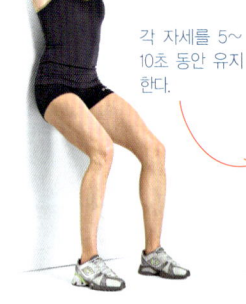 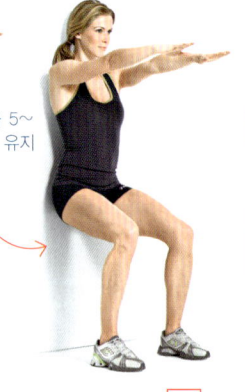 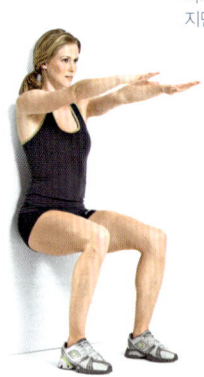 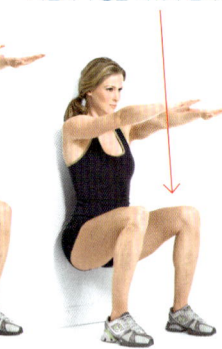

A
- 벽을 등진 상태에서 벽과 약 50센티미터 거리를 두고 선다. 발을 어깨너비로 벌리고 벽에 등을 기댄다.

B
- 벽에 등을 댄 상태로 무릎을 약간 구부려 몸을 몇 센티미터 낮춘다.

C
- 그 자세를 5~10초 동안 유지한다.

D
- 1회에 몇 센티미터씩 4회에 걸쳐 몸을 추가로 계속 낮춘다.

E
- 5회의 정지동작을 마친 다음, 일어서서 휴식을 취한다. 여기까지가 1세트이다.

Chapter 5

응용동작 #4
스위스볼 체중 월 스쿼트
Swiss-Ball Body-Weight Wall Squat

A
- 등과 벽 사이에 스위스볼을 두고 벽 앞에 선다.
- 벽으로부터 약 50센티미터 앞에 발을 위치시킨다.

B
- 공에 등을 계속 댄 상태에서 허벅지가 지면과 수평 이하로 내려갈 때까지 무릎을 구부려 몸을 낮춘다.

초보자용 스쿼트
기본적인 체중 스쿼트가 어렵다면 스위스볼 스쿼트를 시도해보자. 스위스볼 스쿼트는 코어 근육의 힘이 비교적 덜 필요하기 때문에 동작을 취하기가 쉽고 올바른 자세를 익히는 데에도 도움이 된다.

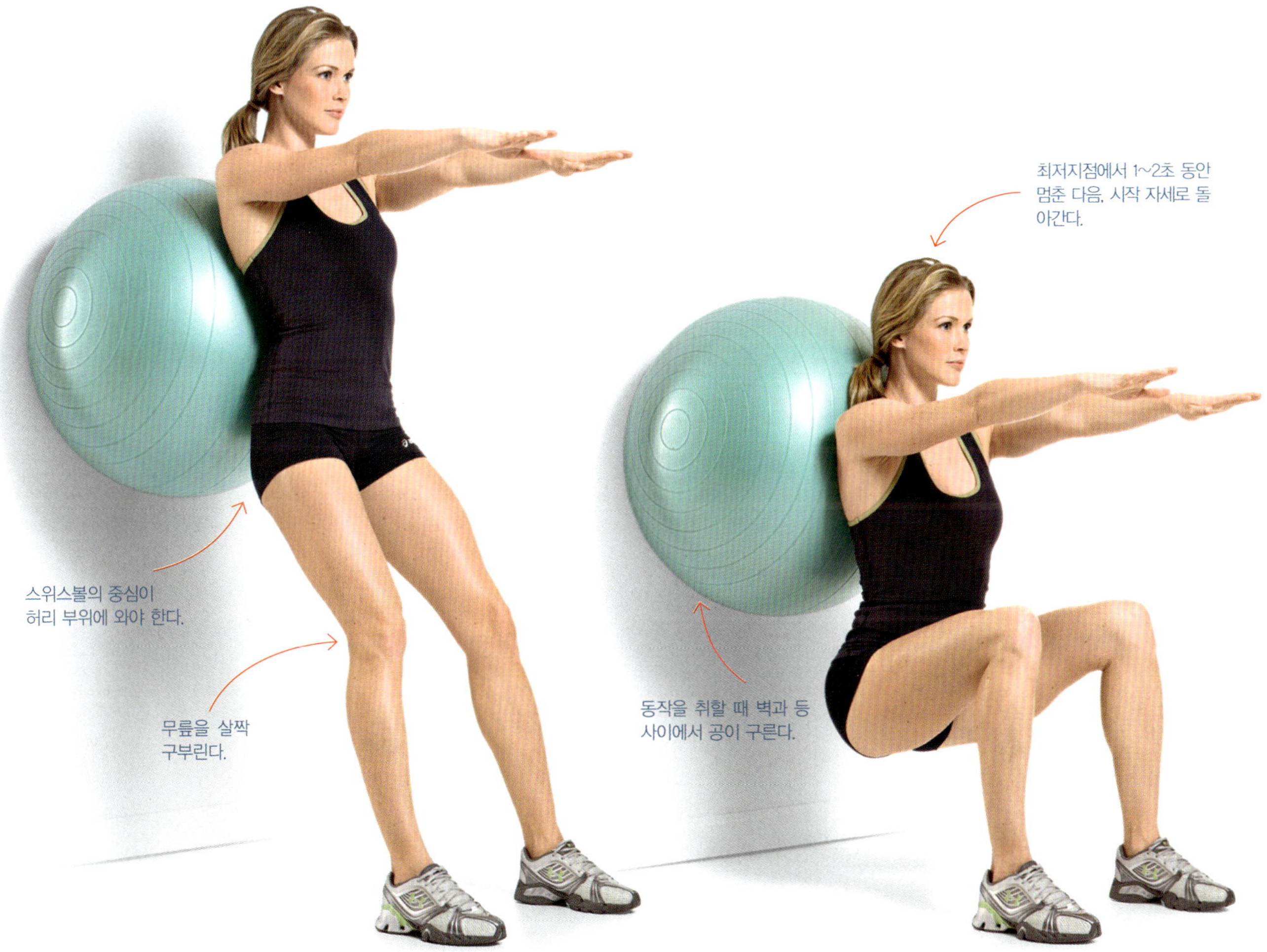

- 스위스볼의 중심이 허리 부위에 와야 한다.
- 무릎을 살짝 구부린다.
- 동작을 취할 때 벽과 등 사이에서 공이 구른다.
- 최저지점에서 1~2초 동안 멈춘 다음, 시작 자세로 돌아간다.

105

대퇴사두근과 종아리 | 스쿼트 SQUATS

응용동작 #5
체중 점프 스쿼트
Body-Weight Jump Squat

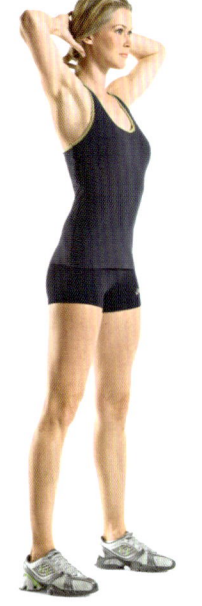
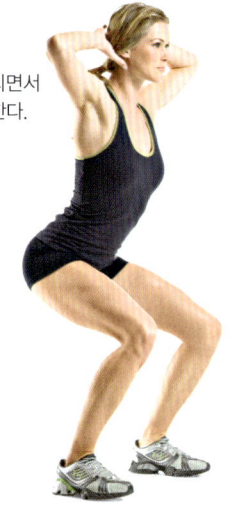
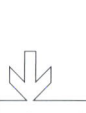

A
- 양손을 뒤통수에 얹고 팔꿈치가 몸과 일직선을 이루도록 팔꿈치를 뒤로 젖힌다.

B
- 무릎을 구부리면서 점프를 준비한다.

C
- 최대한 높이 폭발적으로 뛰어 오른다.
- 착지한 뒤에는 곧바로 스쿼트 자세를 취했다가 다시 뛰어 오른다.

> **스쿼트와 지방 감량**
> 점프 스쿼트는 운동능력을 향상시키는 데에도 매우 좋지만 더 깊이 쪼그려 앉으면 지방을 연소시키는 효과가 높아진다. 이때는 아이소-익스플로시브 체중 점프 스쿼트처럼 허벅지와 지면이 수평을 이룰 때까지 낮게 쪼그려 앉는다.

> **점프 요령**
> 지면을 밀어내면서 뛰어 오른다고 상상한다.

응용동작 #6
아이소-익스플로시브 체중 점프 스쿼트
Iso-Explosive Body-Weight Jump Squat

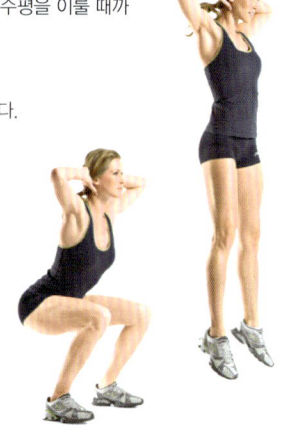

- 양손을 뒤통수에 얹고 팔꿈치가 몸과 일직선을 이루도록 팔꿈치를 뒤로 젖힌다.
- 엉덩이를 뒤로 빼고 허벅지와 지면이 수평을 이룰 때까지 무릎을 구부린다.
- 최저지점에서 5초 동안 멈춘다.
- 멈춘 다음에는 최대한 높이 뛰어 오른다.
- 착지 후 동작을 정비한다.

> **근섬유 활용 극대화**
> 최저지점에서 5초 동안 동작을 멈추면 근육의 순간적인 탄력을 이용할 수 없기 때문에 지면에서 몸을 밀어 올릴 때 근섬유를 최대한 많이 동원할 수 있다. 이 운동은 중량이나 기구를 이용할 수 없을 때 아주 유용하다.

응용동작 #7
브레이스드 스쿼트
Braced Squat

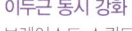
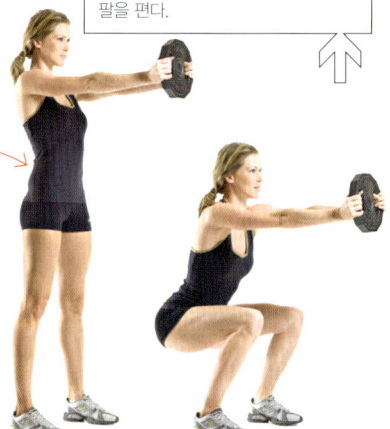

- 양손으로 중량원판을 잡고 팔을 가슴 앞으로 완전히 뻗는다.

> **이두근 동시 강화**
> 브레이스드 스쿼트를 할 때는 최고지점에서 암 컬을 곁들일 수도 있다. 이때는 상완을 고정시킨 상태에서 팔꿈치를 구부리면서 어깨를 향해 원판을 당긴 다음, 무릎을 구부려 앉으면서 팔을 편다.

> 이 스쿼트는 코어 근육에 힘이 많이 들어가기 때문에 안정성, 근력, 운동능력을 기르는 데 도움이 된다. 중량원판을 사용하지만 체중 운동으로 분류하는 이유는 원판을 들고 팔을 앞으로 뻗은 자세를 유지할 때 어깨의 피로로 인해 사용할 수 있는 중량이 한정되어 있기 때문이다.

Chapter 5

하이 박스 점프
High Box Jump

A
- 점프 후 착지를 해도 이상이 없을 정도로 튼튼한 받침대나 벤치의 한쪽 면 앞에 선다.
- 발을 어깨너비로 벌린다.
- 무릎을 구부려 점프를 준비한다.

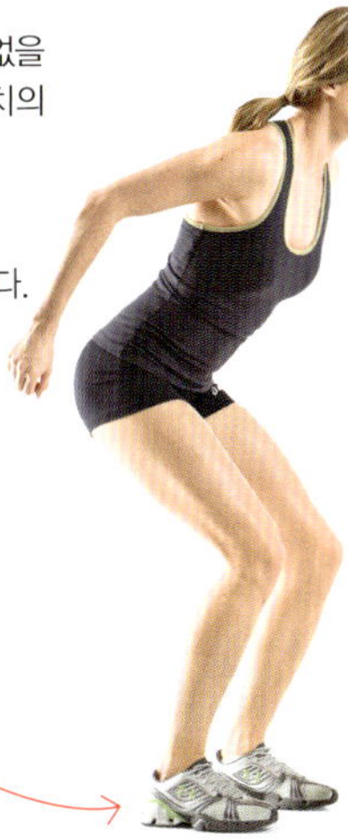

B
- 점프 후 받침대 위에 부드럽게 착지한다.

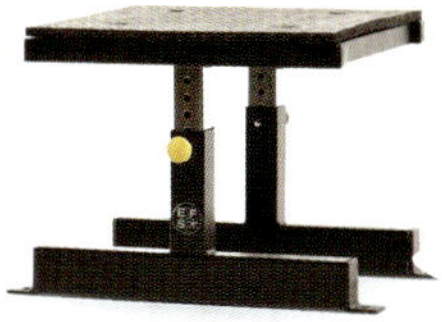

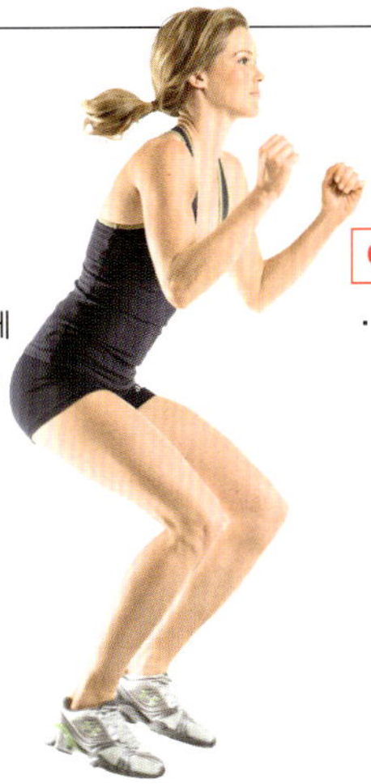

C
- 받침대에서 내려온 다음, 다시 자리를 잡는다.

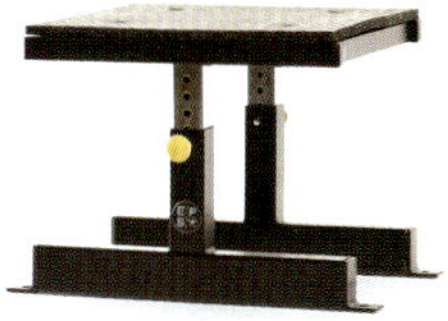

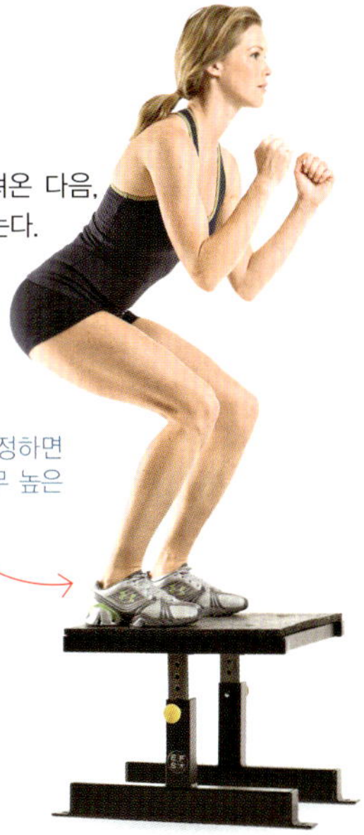

발을 어깨너비로 벌린다.

착지가 불안정하면 받침대가 너무 높은 것이다.

뎁스 점프
Depth Jump

A
- 30센티미터 높이의 받침대 위에 올라선다.

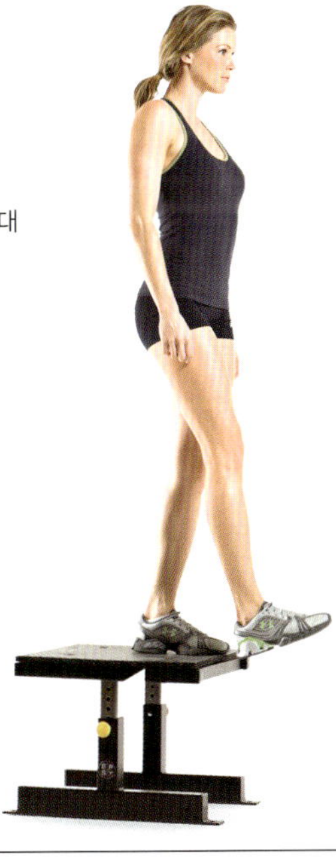

B
- 양쪽 발이 동시에 바닥에 닿도록 받침대에서 내려온다(발의 볼 부분이 먼저 닿은 다음에 뒤꿈치가 닿아야 한다.).

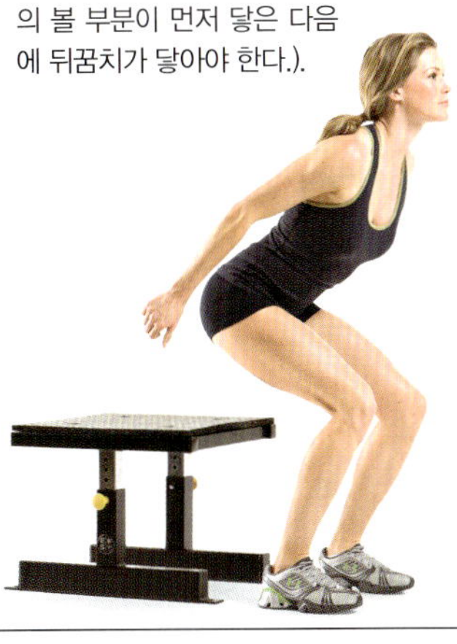

C
- 바닥에 발이 닿으면 곧바로 최대한 높이 뛰어 오른다. 여기까지가 1회 반복이다.

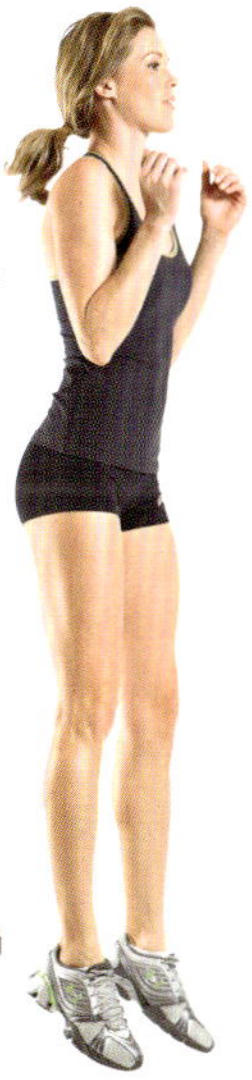

수직 점프력 강화
뎁스 점프는 수직 점프력을 강화하는 데 가장 좋은 운동 가운데 하나이다. 처음에는 3회 반복을 기준으로 일주일에 2번씩 4~5세트를 실시하고, 각 세트 사이에는 60~90초 동안 휴식을 취한다.

대퇴사두근과 종아리 | 스쿼트 SQUATS

기본동작
싱글-레그 스쿼트
Single-Leg Squat

A
- 무릎 높이 정도의 벤치나 받침대에 왼발로 선다.
- 팔을 앞으로 곧게 올린다.

몸통을 가능한 곧게 유지한다.

뒤꿈치보다 발이 높이 올라오도록 오른쪽 발목을 구부린다.

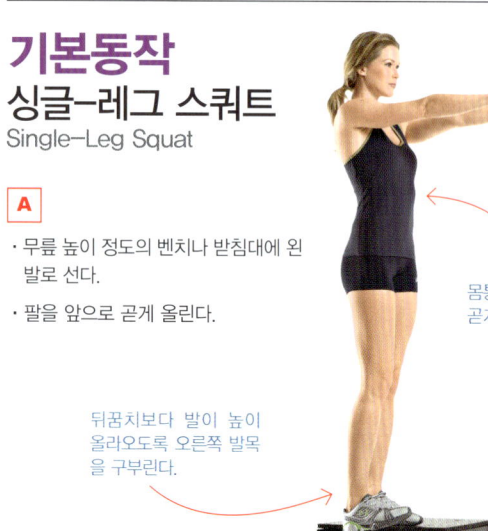

B
- 왼발로 균형을 잡은 상태에서 오른쪽 뒤꿈치가 지면에 가볍게 닿을 때까지 왼쪽 무릎을 천천히 구부린다.
- 최저지점에서 잠시 멈춘 다음, 무릎을 펴면서 몸을 다시 밀어 올린다.
- 왼쪽 다리로 정해진 반복 횟수를 완료한 다음, 즉시 발을 바꾸어 오른쪽 다리도 동일한 요령으로 반복한다.
- 이 운동이 너무 어려우면 싱글-레그 벤치 겟업이나 파셜 싱글-레그 스쿼트로 대체한다.

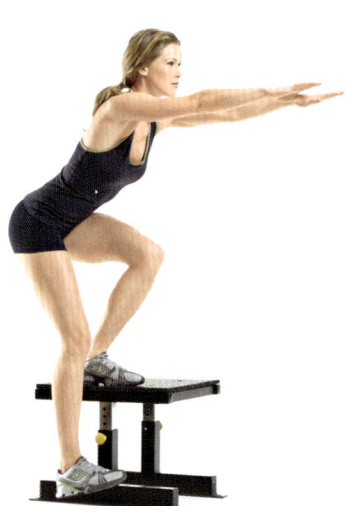

응용동작 #1
싱글-레그 벤치 겟업
Single-Leg Bench Getup

A
- 등을 곧게 세우고 벤치 끝에 앉는다.
- 팔이 지면과 수평이 되도록 어깨 높이로 곧게 뻗어 올린다.
- 왼쪽 다리를 지면에서 곧게 들어 올린다.

허리를 곧게 펴야 한다.

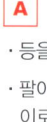

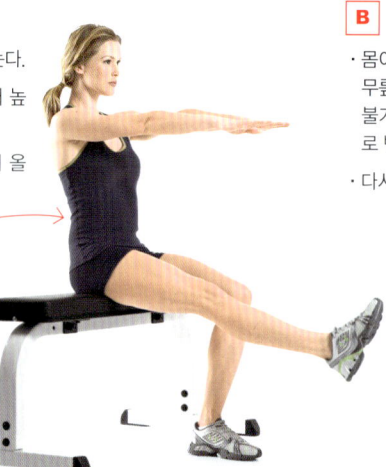

B
- 몸이 앞으로 기울지 않도록 주의하면서 무릎을 펴고 선 자세를 취한다(이 동작이 불가능하면 시작 자세에서 발을 약간 뒤로 뺀다.).
- 다시 앉는다.

엉덩이를 앞으로 내민다.

오른쪽 무릎을 편다.

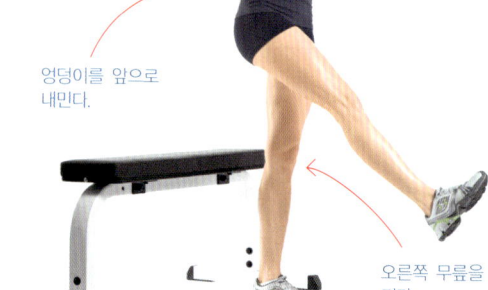

Chapter 5

응용동작 #2
파셜 싱글-레그 스쿼트
Partial Single-Leg Squat

A
- 무릎 높이 정도의 벤치나 받침대에 왼발로 선다.
- 팔을 앞으로 곧게 올린다.

뒤꿈치보다 발끝이 높이 올라오도록 오른쪽 발목을 구부린다.

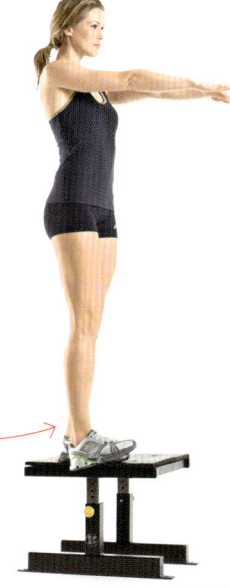

B
- 한계점 직전까지 왼쪽 무릎을 구부린다(오른쪽 '한계점 파악' 참조).
- 최저지점에서 2초 동안 멈춘 다음, 무릎을 펴면서 시작 자세로 돌아간다.

왼쪽 뒤꿈치에 힘을 주면서 몸을 강하게 밀어 올린다.

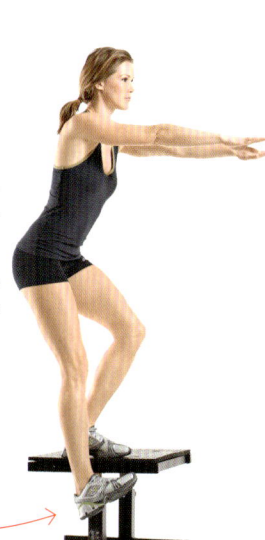

한계점 파악

싱글-레그 스쿼트를 최소한 3회 이상 반복할 수 없으면 파셜 싱글-레그 스쿼트를 실시한다. 이때는 먼저 자신의 한계점을 파악해야 한다. 한계점이란 몸을 낮추는 속도를 더 이상 조절할 수 없는 지점을 뜻한다. 이 지점은 몸을 약간만 내린 지점이 될 수도 있고 몸을 상당히 많이 내린 지점이 될 수도 있다. 한계점을 파악한 다음에는 파셜 싱글-레그 스쿼트를 실시한다. 근력이 향상될수록 한계점도 내려가기 때문에 한계점은 정기적으로 점검해야 한다.

응용동작 #3
피스톨 스쿼트
Pistol Squat

A
- 팔이 지면과 수평을 이루도록 팔을 어깨 높이로 들어 올리고 선다.
- 오른쪽 다리를 지면에서 들어 올린다.

몸통에 힘을 준다.

오른쪽 다리를 곧게 편다.

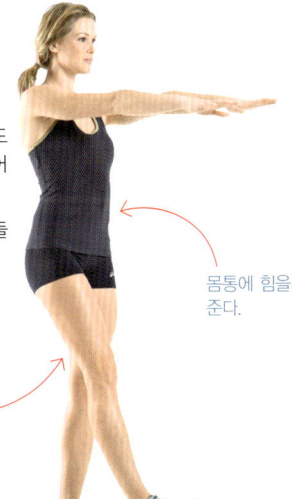

B
- 엉덩이를 뒤로 빼면서 최대한 낮게 앉는다.
- 최저지점에서 멈춘 다음, 시작 자세로 돌아간다.

몸통을 최대한 곧게 유지한다.

몸을 낮추면서 오른쪽 다리가 바닥에 닿지 않도록 들어 올린다.

대퇴사두근과 종아리 | 스쿼트 SQUATS

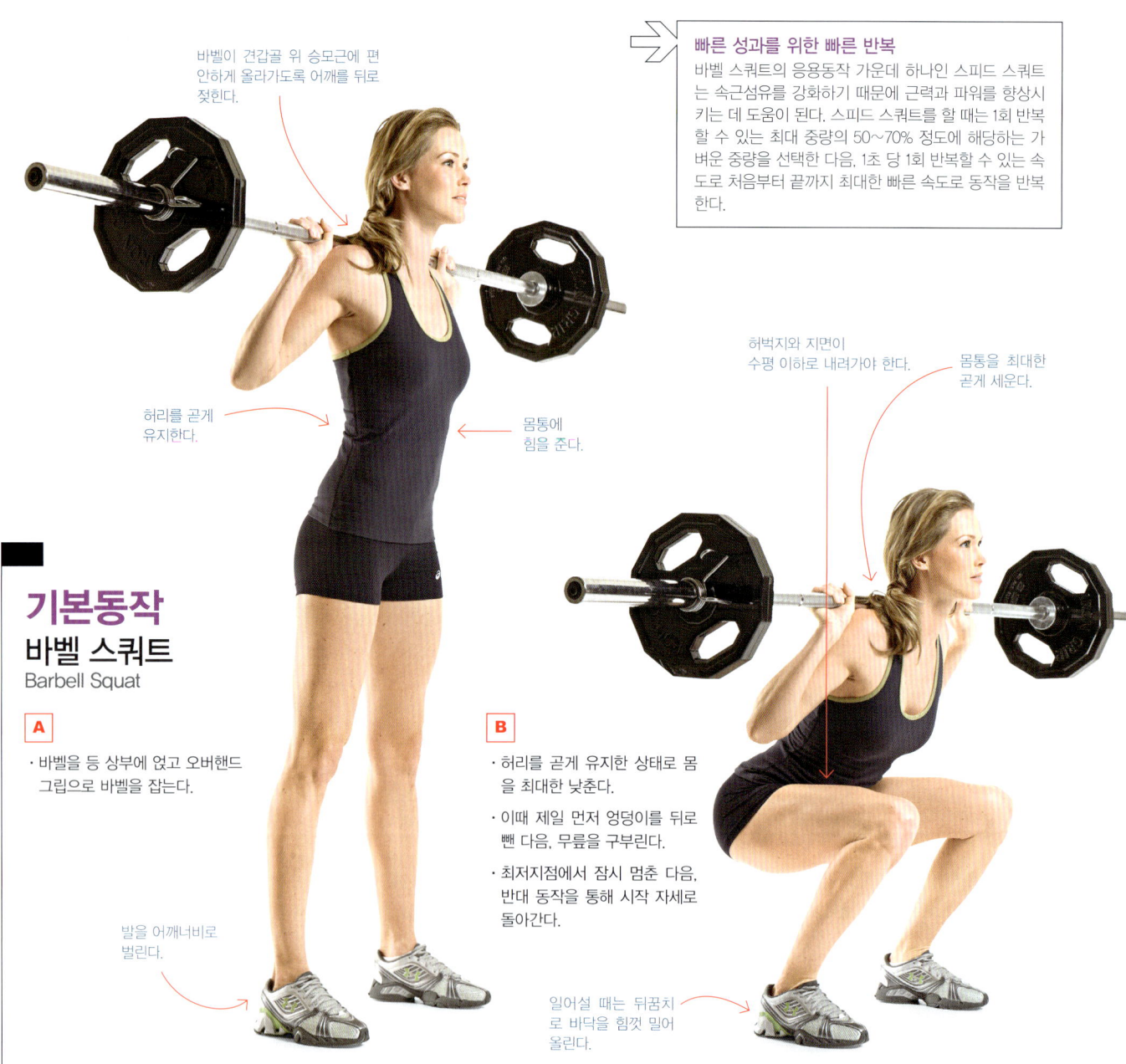

빠른 성과를 위한 빠른 반복

바벨 스쿼트의 응용동작 가운데 하나인 스피드 스쿼트는 속근섬유를 강화하기 때문에 근력과 파워를 향상시키는 데 도움이 된다. 스피드 스쿼트를 할 때는 1회 반복할 수 있는 최대 중량의 50~70% 정도에 해당하는 가벼운 중량을 선택한 다음, 1초 당 1회 반복할 수 있는 속도로 처음부터 끝까지 최대한 빠른 속도로 동작을 반복한다.

- 바벨이 견갑골 위 승모근에 편안하게 올라가도록 어깨를 뒤로 젖힌다.
- 허리를 곧게 유지한다.
- 몸통에 힘을 준다.
- 허벅지와 지면이 수평 이하로 내려가야 한다.
- 몸통을 최대한 곧게 세운다.

기본동작
바벨 스쿼트
Barbell Squat

A
- 바벨을 등 상부에 얹고 오버핸드 그립으로 바벨을 잡는다.
- 발을 어깨너비로 벌린다.

B
- 허리를 곧게 유지한 상태로 몸을 최대한 낮춘다.
- 이때 제일 먼저 엉덩이를 뒤로 뺀 다음, 무릎을 구부린다.
- 최저지점에서 잠시 멈춘 다음, 반대 동작을 통해 시작 자세로 돌아간다.
- 일어설 때는 뒤꿈치로 바닥을 힘껏 밀어 올린다.

Chapter 5

응용동작 #1
와이드-스탠스 바벨 스쿼트
Wide-Stance Barbell Squat

- 발을 어깨너비보다 2배로 넓게 벌리고 동작을 진행한다.

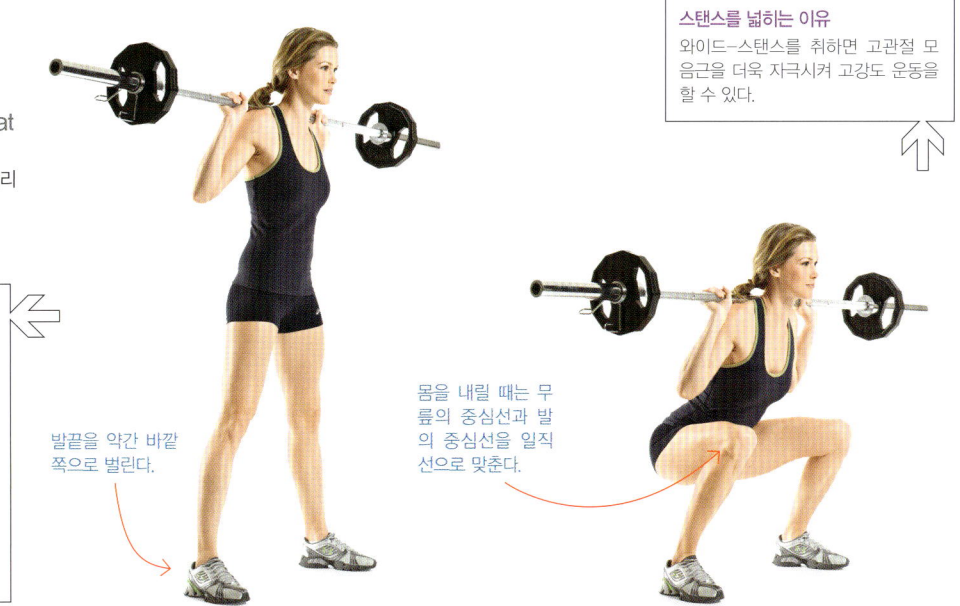

스탠스를 넓히는 이유
와이드-스탠스를 취하면 고관절 모음근을 더욱 자극시켜 고강도 운동을 할 수 있다.

기본 바벨 스쿼트를 할 때 뒤꿈치가 바닥에서 들리면 골반 주변 근육의 긴장도가 높아진다. 그러나 와이드-스탠스 바벨 스쿼트는 이런 현상을 방지할 수 있다. 이 운동을 할 때는 뒤꿈치를 들지 않으면서 몸을 최대한 낮출 수 있는 지점까지 무릎을 구부린 상태에서 2초 동안 동작을 멈춘다. 그리고 매번 운동을 할 때마다 조금씩 몸을 더 낮추도록 노력한다. 이후에 유연성이 향상되면 보폭과 발끝의 각도를 좁혀 나간다.

발끝을 약간 바깥쪽으로 벌린다.

몸을 내릴 때는 무릎의 중심선과 발의 중심선을 일직선으로 맞춘다.

응용동작 #2
바벨 프론트 스쿼트
Barbell Front Squat

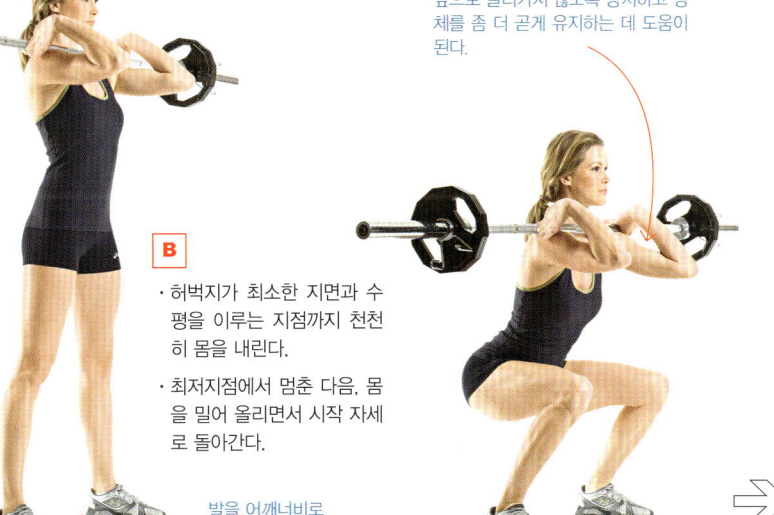

A
- 오버핸드 그립으로 바벨을 잡고 어깨 바로 위에 바벨을 올린다.
- 상완이 지면과 수평을 이루는 지점까지 상완을 들어 올린다.
- 바벨을 굴려 어깨 앞쪽에 얹는다.

B
- 허벅지가 최소한 지면과 수평을 이루는 지점까지 천천히 몸을 내린다.
- 최저지점에서 멈춘 다음, 몸을 밀어 올리면서 시작 자세로 돌아간다.

발을 어깨너비로 벌린다.

상완이 지면과 수평을 이루는 자세를 계속 유지한다. 이 자세는 바벨이 앞으로 굴러가지 않도록 방지하고 상체를 좀 더 곧게 유지하는 데 도움이 된다.

스트랩
바벨 프론트 스쿼트를 실시할 만큼 손목이 유연하지 않다면 손이 바벨에 올라가는 위치에 손목 스트랩을 단단히 감은 다음, 손목을 구부리는 대신 스트랩에 손을 끼워 잡는 방법도 있다.

대퇴사두근과 종아리 | 스쿼트 SQUATS

응용동작 #3
크로스드-암 바벨 프론트 스쿼트
Crossed-Arm Barbell Front Squat

· 바벨을 스쿼트 거치대에 올린 상태에서 양손이 바벨 위에 올라가도록 팔짱을 낀다.
· 바벨이 어깨 위에 올라가도록 위치를 잡은 다음, 바벨이 굴러 떨어지지 않도록 팔을 들어 올린다.
· 바벨을 어깨에 올린 상태에서 뒤로 물러서서 스쿼트 동작을 취한다. 동작을 취하는 동안 팔의 자세를 일정하게 유지한다.
· 몸을 밀어 올리면서 시작 지세로 돌아온다.

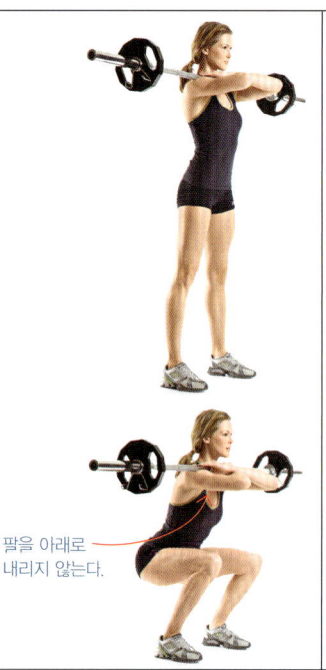

팔을 아래로 내리지 않는다.

응용동작 #4
제르허 스쿼트
Zercher Squat

· 바벨을 팔오금(팔꿈치의 반대편)에 얹고 팔을 가슴에 밀착시킨 상태에서 스쿼트 동작을 취한다.
· 몸을 밀어 올리면서 시작 자세로 돌아간다.

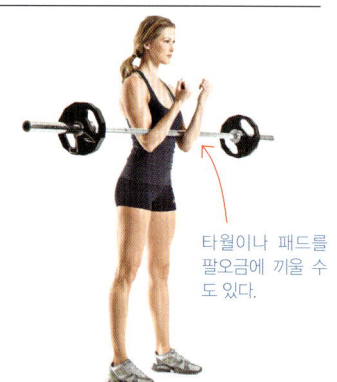

타월이나 패드를 팔오금에 끼울 수도 있다.

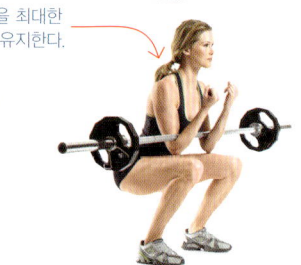

몸통을 최대한 곧게 유지한다.

제르허 스쿼트는 바벨을 잡기 위해 팔과 어깨에 힘을 줘야 하기 때문에 하체뿐만 아니라 이두근과 전면 삼각근을 동시에 강화한다.

응용동작 #5
바벨 시프 스쿼트
Barbell Siff Squat

· 스쿼트 동작을 취하기 전에 먼저 뒤꿈치를 최대한 높이 들어 올리고, 이 자세를 계속 유지한다.

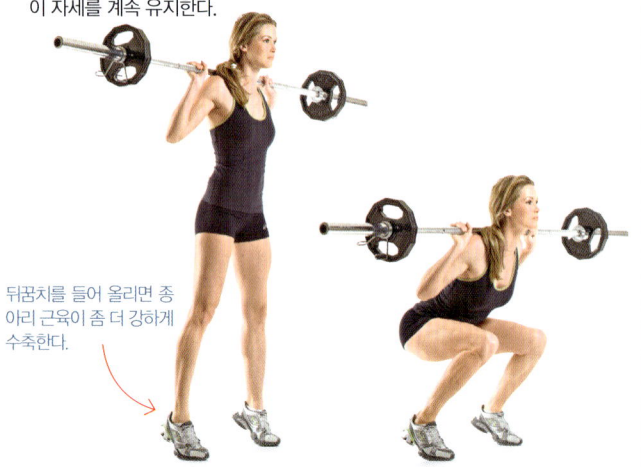

뒤꿈치를 들어 올리면 종아리 근육이 좀 더 강하게 수축한다.

응용동작 #6
바벨 쿼터 스쿼트
Barbell Quarter Squat

· 무릎이 약 60도로 구부러지는 지점까지만 몸을 낮춘다.

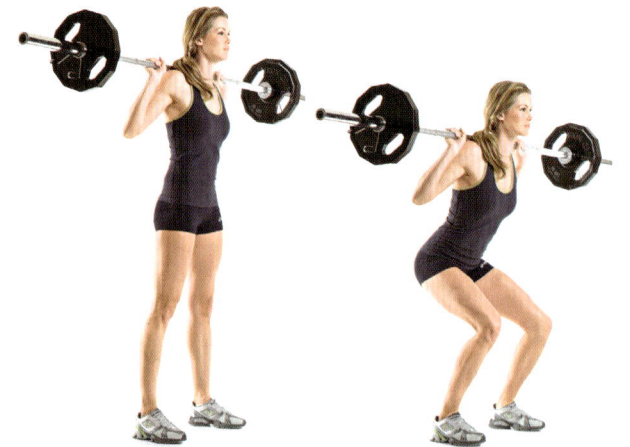

Chapter 5

기본동작
덤벨 스쿼트
Dumbbell Squat

A
· 양손에 덤벨을 들고 손바닥이 마주 보도록 몸 옆으로 팔을 내린다.

B
· 복근에 힘을 준 상태에서 엉덩이를 뒤로 빼고 무릎을 구부리면서 몸을 최대한 내린다.
· 최저지점에서 잠시 멈춘 다음, 무릎을 펴면서 천천히 시작 자세로 돌아간다.

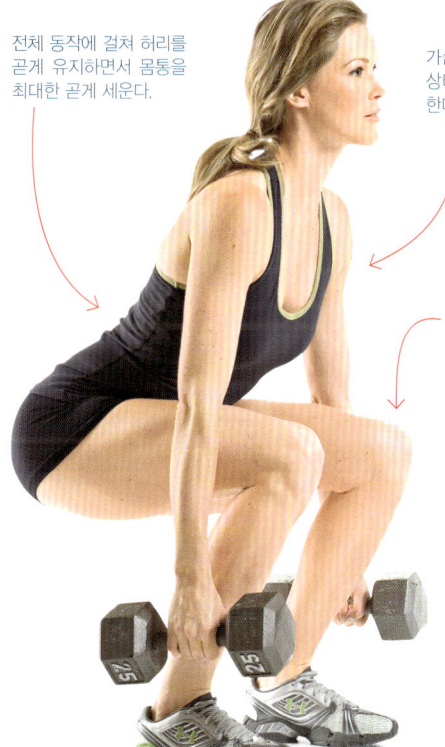

전체 동작에 걸쳐 허리를 곧게 유지하면서 몸통을 최대한 곧게 세운다.

가슴을 돋운 상태를 유지한다.

허벅지가 지면과 수평 이하로 내려가야 한다.

머리를 들자
마이애미 대학 과학자들은 스쿼트를 실시할 때 아래를 내려다보면 부상의 위험이 높아진다고 말한다. 연구진은 스쿼트를 할 때 아래를 내려다보면 몸이 전방으로 4~5도 기울어진다는 사실을 발견했다. 거울을 보면서 운동을 해도 몸이 앞으로 기울 수 있다. 가장 좋은 방법은 동작을 취하는 내내 눈보다 높은 위치에 있는 확고한 표시나 물체를 계속 응시하는 것이다.

동작 전체에 걸쳐 발끝 대신 뒤꿈치에 체중을 싣는다.

대퇴사두근과 종아리 | 스쿼트 SQUATS

응용동작 #1
고블릿 스쿼트
Goblet Squat

- 양손으로 덤벨의 머리 부분을 잡고 가슴 앞으로 들어 올린 상태에서 스쿼트 동작을 취한다(덤벨을 쇠로 된 와인잔이라고 생각한다. 고블릿이란 유리나 금속으로 된 와인잔을 뜻한다.).
- 잠시 멈춘 다음, 시작 자세로 돌아간다.

> 무릎을 많이 구부려도 되는지 걱정하지 말자. 연구에 의하면, 스쿼트를 할 때 무릎이 가장 불안정해지는 각도는 90도이다. 이 각도는 허벅지 윗면이 지면과 수평을 이루는 지점보다 몇 센티미터 위에 있을 때의 각도이다.

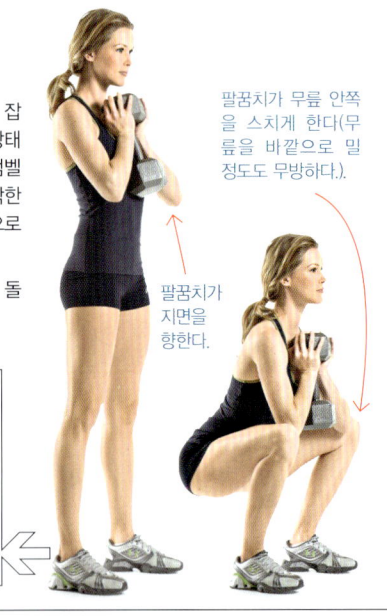

팔꿈치가 무릎 안쪽을 스치게 한다(무릎을 바깥으로 밀 정도도 무방하다.).

팔꿈치가 지면을 향한다.

응용동작 #2
와이드-스탠스 고블릿 스쿼트
Wide-Stance Goblet Squat

- 양손으로 덤벨의 머리 부분을 잡고 가슴 앞으로 들어 올린 상태에서 스쿼트 동작을 취한다.

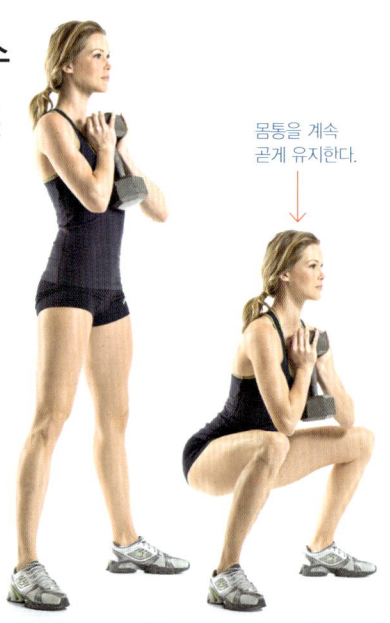

몸통을 계속 곧게 유지한다.

응용동작 #3
스모 스쿼트
Sumo Squat

- 양손으로 무거운 덤벨의 양쪽 끝을 잡고 팔을 허리 아래로 내린다.

허리를 곧게 유지한다.

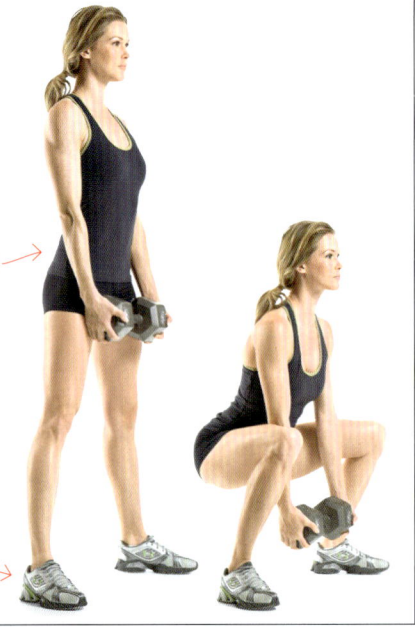

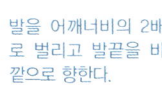

발을 어깨너비의 2배로 벌리고 발끝을 바깥으로 향한다.

응용동작 #4
덤벨 프론트 스쿼트
Dumbbell Front Squat

- 손바닥이 마주 보도록 양손에 덤벨을 들고, 덤벨의 한쪽 끝을 어깨에서 가장 도톰한 부분에 각각 올린다.
- 몸통을 계속 곧게 유지한다.
- 동작을 취할 때 팔꿈치를 내리지 않도록 주의한다.

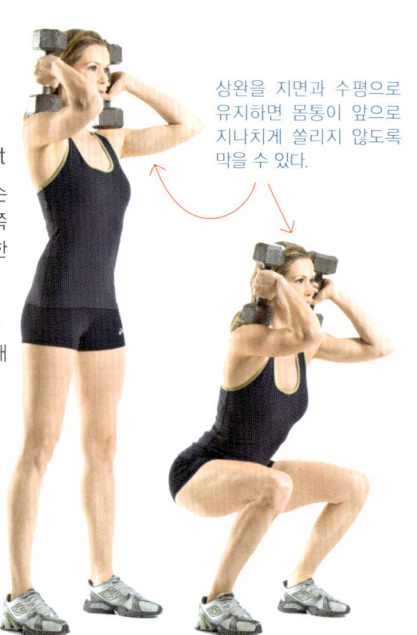

상완을 지면과 수평으로 유지하면 몸통이 앞으로 지나치게 쏠리지 않도록 막을 수 있다.

Chapter 5

체중 스플리트 스쿼트

스플리트 스쿼트의 모든 응용동작들은 중량을 들지 않고 체중만을 이용해서 실시할 수 있다. 이때는 팔짱을 끼고 가슴 높이까지 팔을 올리거나, 손을 귀나 엉덩이에 올린 상태로 동작을 취한다. 체중 스플리트 스쿼트는 워밍업 운동으로 이상적이며, 중량을 이용해서 동작을 취하기가 어렵거나 중량을 이용할 수 없을 때에도 활용할 수 있다.

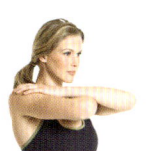 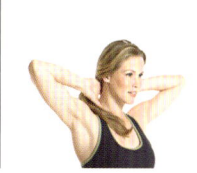 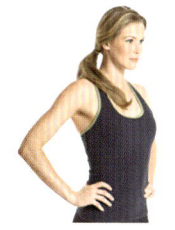

트레이너의 조언

기본 스쿼트 동작을 취할 때처럼 몸통에 항상 힘을 주어 자세를 유지해야 한다.

기본동작
덤벨 스플리트 스쿼트
Dumbbell Split Squat

A
- 손바닥이 마주 보도록 양손에 덤벨을 들고 팔을 몸 옆으로 내린다.
- 왼발을 앞으로 뻗어 다리를 앞뒤로 벌린다.

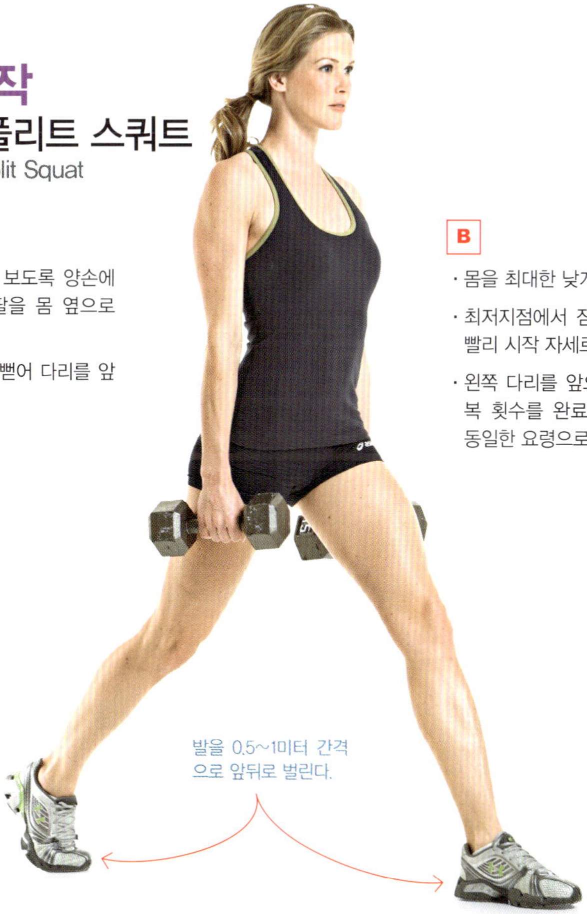

B
- 몸을 최대한 낮게 천천히 내린다.
- 최저지점에서 잠시 멈춘 다음, 최대한 빨리 시작 자세로 돌아간다.
- 왼쪽 다리를 앞으로 내밀고 정해진 반복 횟수를 완료한 다음, 발을 바꾸어 동일한 요령으로 반복한다.

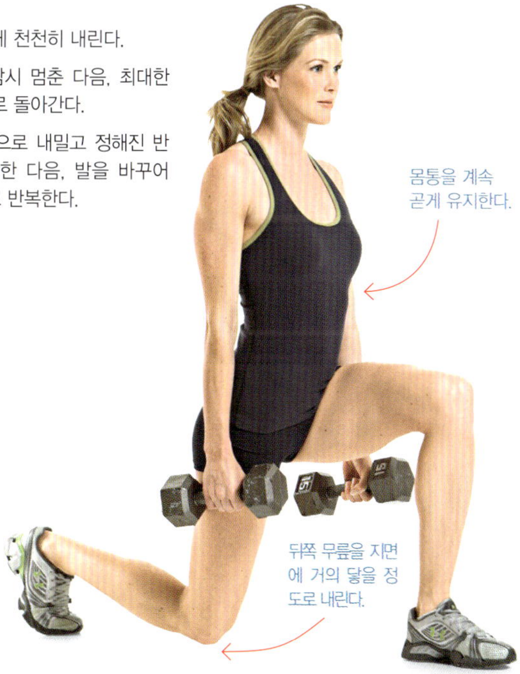

발을 0.5~1미터 간격으로 앞뒤로 벌린다.

몸통을 계속 곧게 유지한다.

뒤쪽 무릎을 지면에 거의 닿을 정도로 내린다.

대퇴사두근과 종아리 | 런지 LUNGES

응용동작 #1
엘리베이티드-프론트-풋 덤벨 스플리트 스쿼트
Elevated-Front-Foot Dumbbell Split Squat

· 한쪽 발을 앞으로 내밀어 15센티미터 높이의 발판에 올린다.

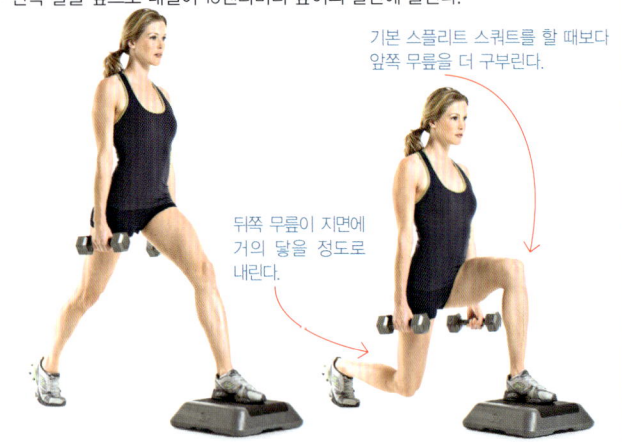

기본 스플리트 스쿼트를 할 때보다 앞쪽 무릎을 더 구부린다.

뒤쪽 무릎이 지면에 거의 닿을 정도로 내린다.

응용동작 #2
엘리베이티드-백-풋 덤벨 스플리트 스쿼트
Elevated-Back-Foot Dumbbell Split Squat

· 한쪽 발을 뒤로 내밀어 15센티미터 높이의 발판에 올린다.

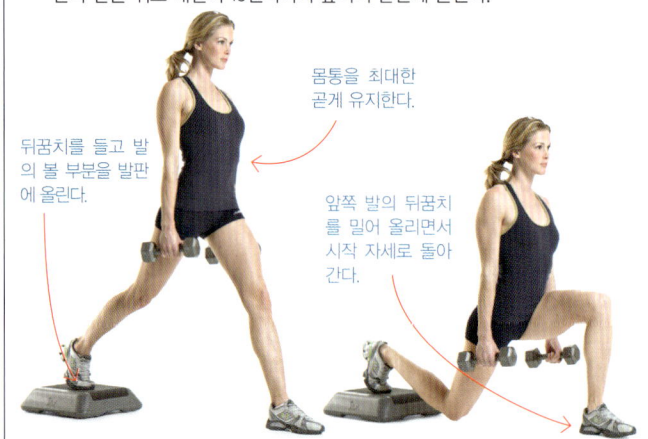

몸통을 최대한 곧게 유지한다.

뒤꿈치를 들고 발의 볼 부분을 발판에 올린다.

앞쪽 발의 뒤꿈치를 밀어 올리면서 시작 자세로 돌아간다.

응용동작 #3
오버헤드 덤벨 스플리트 스쿼트
Overhead Dumbbell Split Squat

· 양손에 덤벨을 들고 어깨 위로 팔을 곧게 뻗어 올린다.

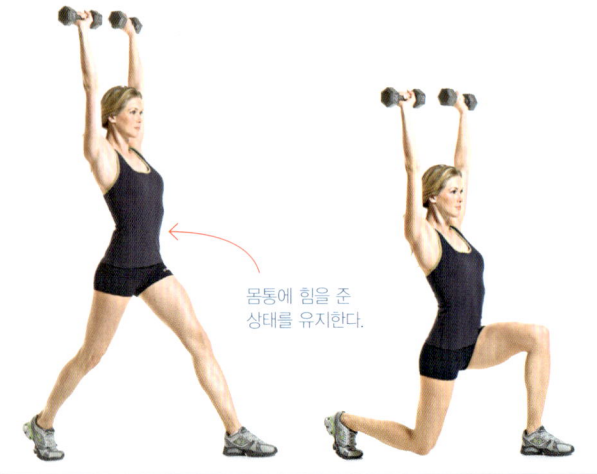

몸통에 힘을 준 상태를 유지한다.

응용동작 #4
덤벨 불가리안 스플리트 스쿼트
Dumbbell Bulgarian Split Squat

· 한쪽 다리를 뒤로 뻗어 발등을 벤치 위에 올린다.

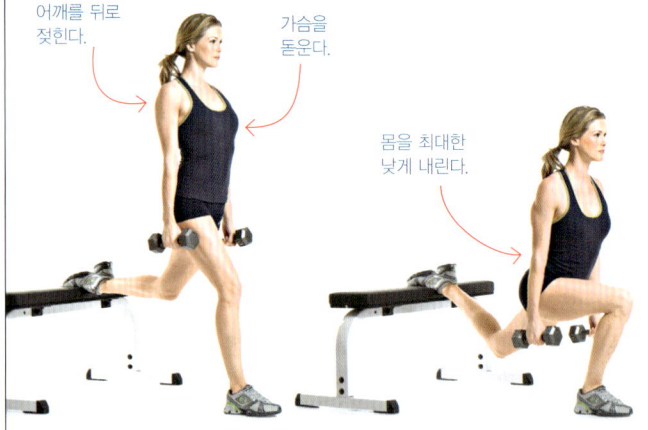

어깨를 뒤로 젖힌다.

가슴을 돋운다.

몸을 최대한 낮게 내린다.

Chapter 5

응용동작 #5
덤벨 스플리트 점프
Dumbbell Split Jump

- 체중 스플리트 점프: 중량 없이 동작을 실시한다.

노스캐롤라이나 대학 연구진은 스플리트 점프 같은 운동을 3주 동안 실시하면 수직 도약 능력을 9%까지 향상시킬 수 있다는 사실을 발견했다.

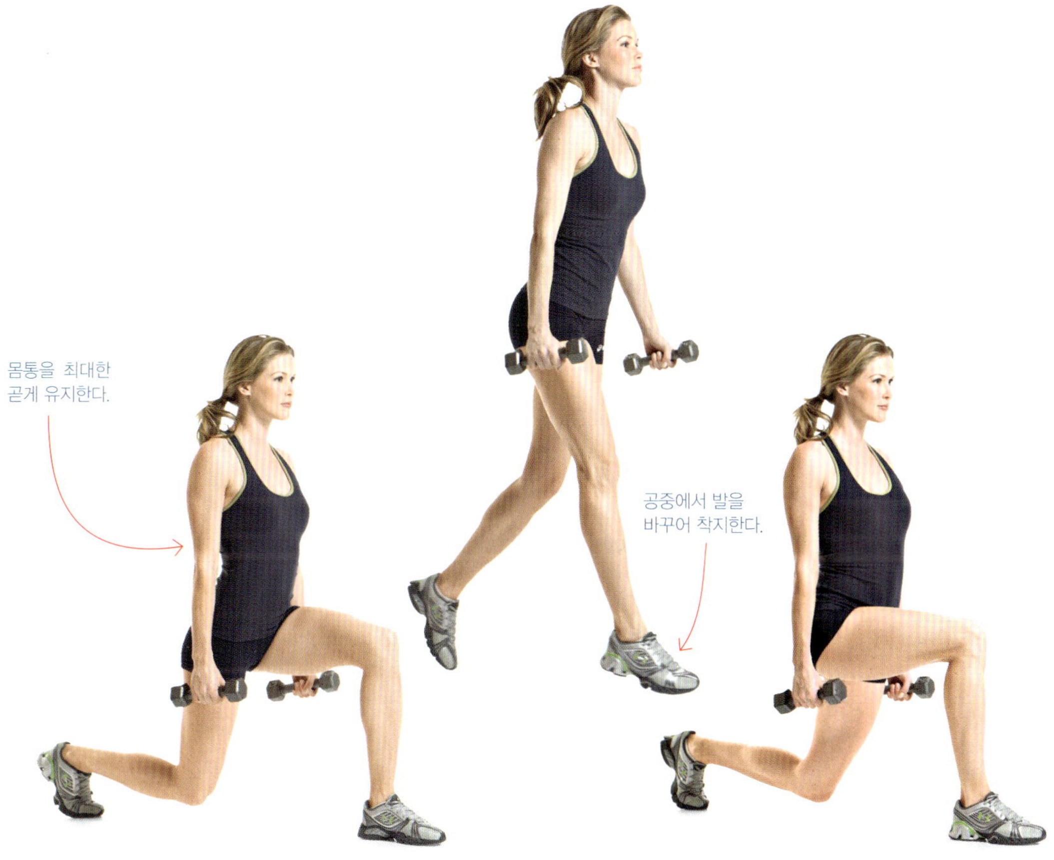

몸통을 최대한 곧게 유지한다.

공중에서 발을 바꾸어 착지한다.

WARNING!
레그 익스텐션의 맹점

레그 익스텐션 머신은 스쿼트나 런지를 대신할 수 있는 안전한 기구처럼 보이지만 사실은 그 반대이다. 메이요 클리닉의 생리학자들은 레그 익스텐션이 프리웨이트 스쿼트보다 무릎에 스트레스를 훨씬 많이 준다는 사실을 발견했다. 왜 그럴까? 레그 익스텐션 머신에서는 발목 부위의 패드를 밀어 올려야 하기 때문에 중량을 내릴 때마다 무릎에 높은 회전력이 가해지기 때문이다.

| A |
- 서 있는 자세에서 몸을 낮추면서 스플리트 스쿼트 자세를 위한다.

| B |
- 재빨리 방향을 바꾸어 양쪽 발이 지면에서 떨어질 정도로 힘껏 뛰어 오른다.

| C |
- 발을 바꾸어 동작을 반복한다.

117

대퇴사두근과 종아리 | 런지 LUNGES

기본동작
덤벨 런지
Dumbbell Lunge

A
- 손바닥이 마주 보도록 양손에 덤벨을 잡고 팔을 몸 옆으로 내린다.

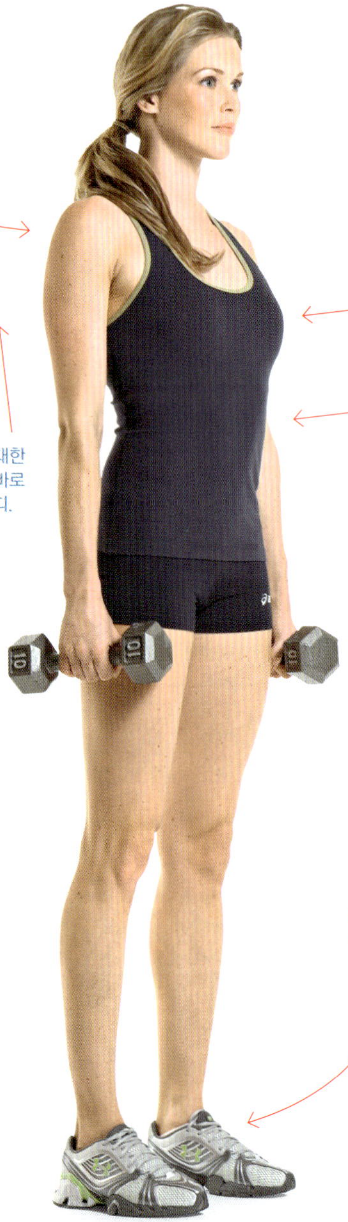

바벨 런지 응용동작
바벨을 등 상부에 얹고 오버핸드 그립으로 바벨을 잡는다. 그 다음 덤벨 런지와 동일한 요령으로 실시한다.

- 어깨를 뒤로 젖힌다.
- 가슴을 젖힌다.
- 동작을 취하는 동안 몸통에 계속 힘을 준다.
- 최대한 똑바로 선다.
- 발을 골반너비로 벌린다.

Chapter 5

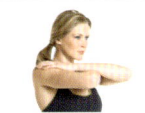
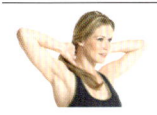
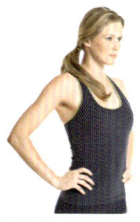

체중 런지

런지의 모든 응용동작들은 중량을 들지 않고 체중만을 이용하여 실시할 수 있다. 이때는 팔짱을 끼고 가슴 높이까지 팔을 올리거나, 손을 귀나 엉덩이에 올린 상태로 동작을 취한다. 체중 런지는 워밍업 운동으로 이상적이며 중량을 이용할 수 없을 때에도 활용할 수 있다는 장점이 있다.

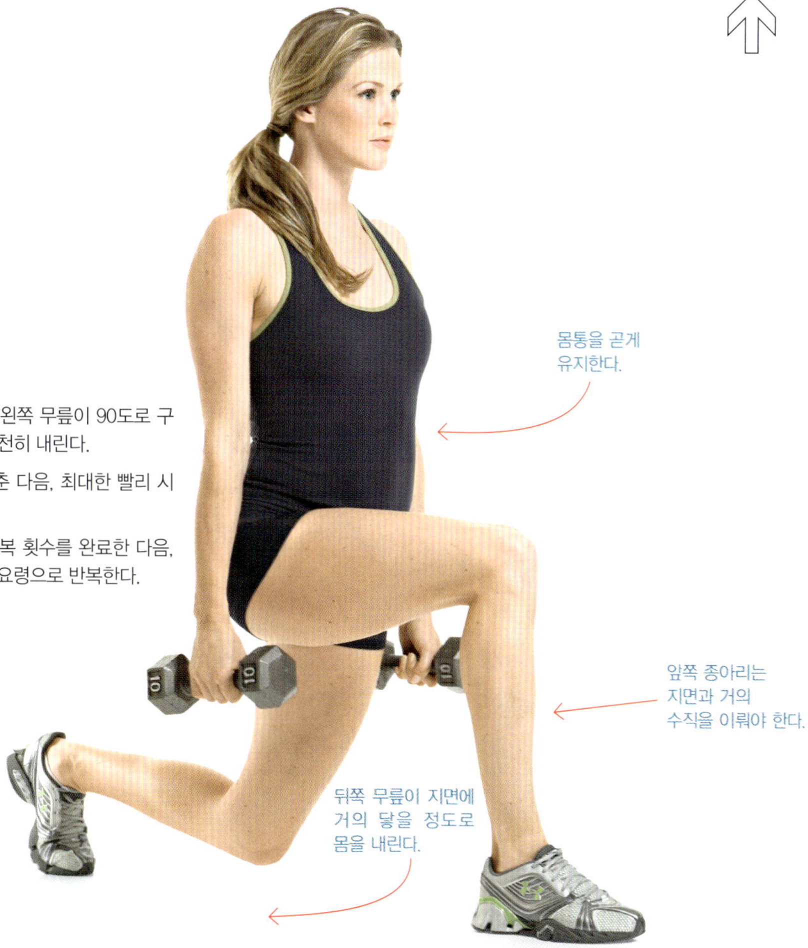

응용동작 #1
얼터네이팅 덤벨 런지
Alternating Dumbbell Lunge

- 한 번은 왼쪽, 한 번은 오른쪽으로 다리를 바꿔가면서 동작을 반복한다.

응용동작 #2
워킹 덤벨 런지
Walking Dumbbell Lunge

- 시작 자세로 돌아갈 때 몸을 그대로 밀어 올리는 대신 반복을 할 때마다 걸음을 걷듯이 다리를 바꿔가며 다리를 앞으로 내밀면서 동작을 반복한다.

응용동작 #3
리버스 덤벨 런지
Reverse Dumbbell Lunge

- 왼쪽 다리를 내미는 대신 오른쪽 다리를 뒤로 뻗은 상태에서 몸을 낮추면서 런지 동작을 취한다. 겉으로 보이는 부분 동작은 덤벨 런지와 동일하다. 리버스 바벨 런지는 한쪽 다리로 세트를 완료한 후에 다리를 바꾸어 다음 세트로 넘어갈 수도 있고, 매번 반복을 할 때마다 발을 바꿀 수도 있다.

B

- 왼발을 앞으로 내딛고 왼쪽 무릎이 90도로 구부러질 때까지 몸을 천천히 내린다.
- 최저지점에서 잠시 멈춘 다음, 최대한 빨리 시작 자세로 돌아간다.
- 왼쪽 다리로 정해진 반복 횟수를 완료한 다음, 다리를 바꾸어 동일한 요령으로 반복한다.

몸통을 곧게 유지한다.

앞쪽 종아리는 지면과 거의 수직을 이뤄야 한다.

뒤쪽 무릎이 지면에 거의 닿을 정도로 몸을 내린다.

119

대퇴사두근과 종아리 | 런지 LUNGES

응용동작 #4
덤벨 박스 런지
Dumbbell Box Lunge

- 약 50센티미터 앞에 15센티미터 높이의 발판을 놓는다.
- 왼쪽 다리를 앞으로 뻗어 발판 위에 올린 다음, 런지 동작을 취한다.

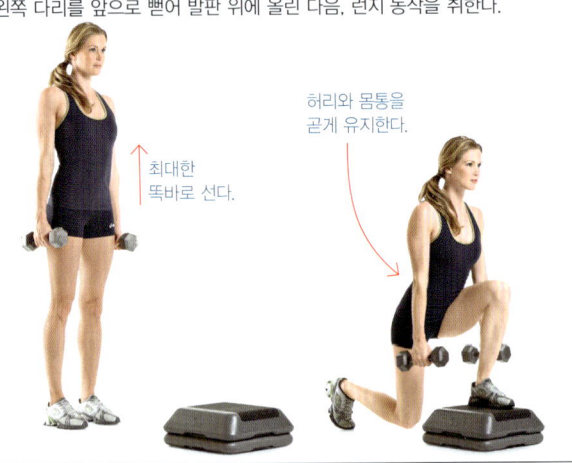

최대한 똑바로 선다.

허리와 몸통을 곧게 유지한다.

응용동작 #5
리버스 덤벨 박스 런지
Reverse Dumbbell Box Lunge

- 15센티미터 높이의 발판 위에 올라선 후 왼발을 뒤로 뻗으면서 런지 동작을 취한다.

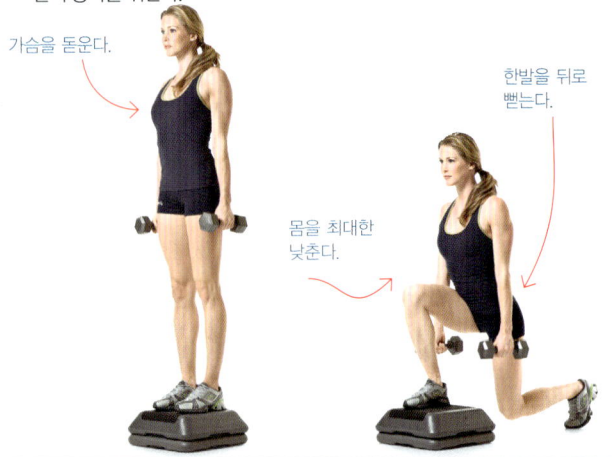

가슴을 돋운다.

한발을 뒤로 뻗는다.

몸을 최대한 낮춘다.

응용동작 #6
덤벨 스텝오버
Dumbbell Stepover

A
- 약 50센티미터 앞에 15센티미터 높이의 발판을 놓는다.

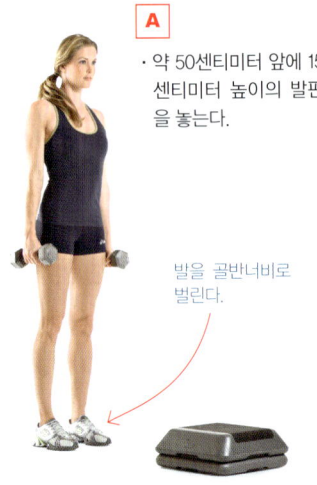

발을 골반너비로 벌린다.

B
- 왼쪽 다리를 앞으로 뻗어 발판 위에 올리고, 런지 동작을 취한다.

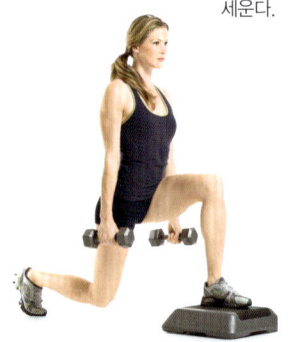

C
- 오른쪽 다리가 발판 위를 지나 발판 앞으로 나오도록 몸을 일으켜 세운다.

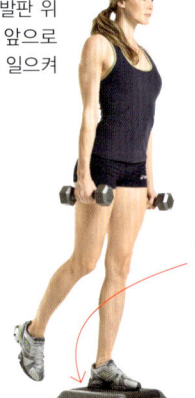

D
- 몸을 내리면서 런지 동작을 취한다.
- 반대 동작을 통해 시작 자세로 돌아간다.

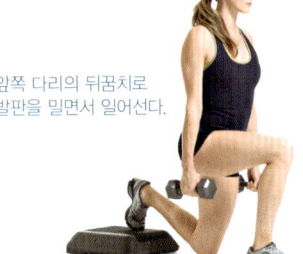

앞쪽 다리의 뒤꿈치로 발판을 밀면서 일어선다.

Chapter 5

응용동작 #7
포워드 리치 리버스 덤벨 박스 런지
Reverse Dumbbell Box Lunge with Forward Reach

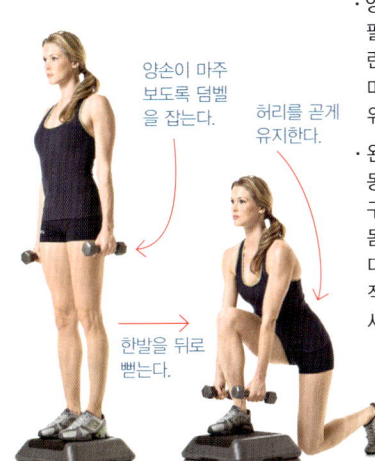

- 양손이 마주 보도록 덤벨을 잡는다.
- 허리를 곧게 유지한다.
- 한발을 뒤로 뻗는다.
- 양손에 덤벨을 들고 팔을 몸 옆으로 내린 상태에서 15센티미터 높이의 발판 위에 올라선다.
- 왼발을 뒤로 뻗음과 동시에 골반 관절을 구부려 앞발을 향해 몸을 앞으로 기울인다. 그 다음 반대 동작을 통해 시작 자세로 돌아간다.

응용동작 #8
덤벨 크로스오버 런지
Dumbbell Crossover Lunge

- 한쪽 발을 뒤쪽 발 앞으로 교차시킨다.

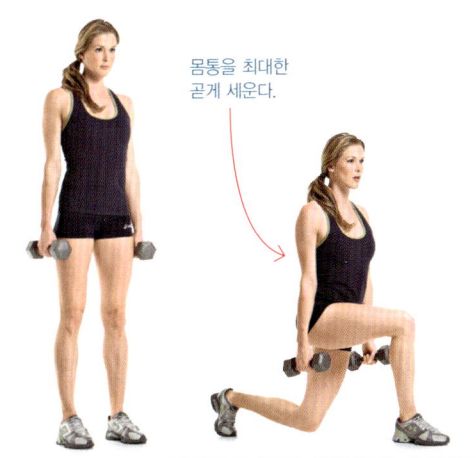

- 몸통을 최대한 곧게 세운다.

응용동작 #9
리버스 덤벨 크로스오버 런지
Reverse Dumbbell Crossover Lunge

- 한쪽 발을 앞으로 내밀면서 교차시키는 대신, 뒤로 내밀면서 교차시킨다.

응용동작 #10
덤벨 런지와 로테이션
Dumbbell Lunge and Rotation

- 턱 바로 아래에서 덤벨의 양쪽 끝을 양손으로 각각 잡는다.
- 한쪽 다리를 앞으로 내밀면서 런지 동작을 취함과 동시에 앞으로 내민 다리와 같은 방향으로 상체를 회전시킨다.

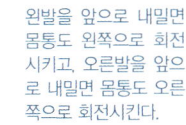

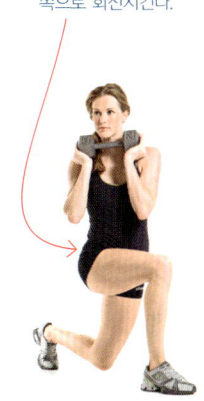

- 왼발을 앞으로 내밀면 몸통도 왼쪽으로 회전시키고, 오른발을 앞으로 내밀면 몸통도 오른쪽으로 회전시킨다.
- 몸통에 계속 힘을 준 자세를 유지한다.

응용동작 #11
오버헤드 덤벨 런지
Overhead Dumbbell Lunge

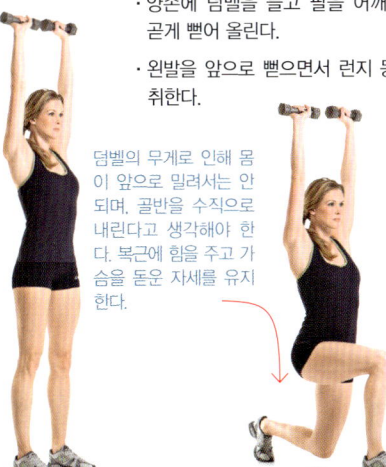

- 양손에 덤벨을 들고 팔을 어깨 위로 곧게 뻗어 올린다.
- 왼발을 앞으로 뻗으면서 런지 동작을 취한다.
- 덤벨의 무게로 인해 몸이 앞으로 밀려서는 안 되며, 골반을 수직으로 내린다고 생각해야 한다. 복근에 힘을 주고 가슴을 둔 자세를 유지한다.

응용동작 #12
오버헤드 덤벨 리버스 런지
Overhead Dumbbell Reverse Lunge

- 오른발을 뒤로 뻗으면서 런지 동작을 취한다.

대퇴사두근과 종아리 | 런지 LUNGES

응용동작 #13
옵셋 덤벨 런지
Offset Dumbbell Lunge

- 오른손에 덤벨을 들고 팔꿈치를 구부려 덤벨을 어깨 옆으로 올린다.
- 오른발을 내딛으며 런지 동작을 취한다.
- 정해진 반복 횟수를 완료한 다음, 손과 발을 바꾸어 동일한 요령으로 동작을 반복한다.

몸통 강화
한손에 덤벨을 들고만 있어도 몸을 안정적으로 유시하기 위해 코어 근육들이 더 강하게 수축한다.

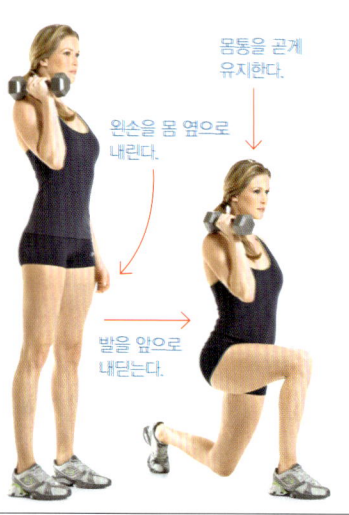

응용동작 #14
옵셋 덤벨 리버스 런지
Offset Dumbbell Reverse Lunge

- 왼손에 덤벨을 들고 팔꿈치를 구부려 덤벨을 어깨 옆으로 올린다.
- 오른발을 뒤로 내딛으며 런지 동작을 취한다.
- 정해진 반복 횟수를 완료한 다음, 손과 발을 바꾸어 동일한 요령으로 동작을 반복한다.

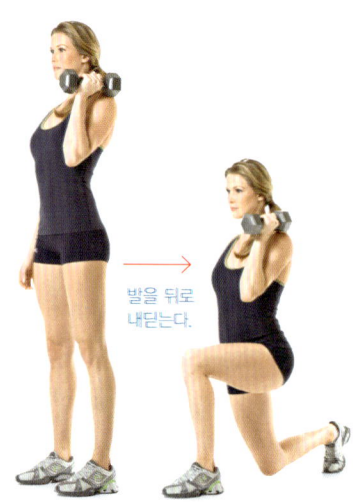

응용동작 #15
덤벨 로테이셔널 런지
Dumbbell Rotational Lunge

A
- 손바닥이 마주 보도록 양손에 덤벨을 들고 팔을 몸 옆으로 내린다.
- 왼발을 들고 발이 몸과 대각선을 이루어 8시 방향을 향하도록 발을 왼쪽 뒤로 디딘다.

B
- 오른발을 축으로 몸을 돌려 왼쪽 다리에 체중을 실으면서 몸을 낮추어 런지 동작을 취함과 동시에 몸통과 덤벨을 왼쪽 무릎 위로 회전시킨다.
- 반대 동작을 통해 시작 자세로 돌아간다.
- 왼쪽 다리로 정해진 반복 횟수를 완료한 다음, 발을 바꾸어 동일한 요령으로 반복한다(이때 오른쪽 발끝은 4시 방향을 향한다.).

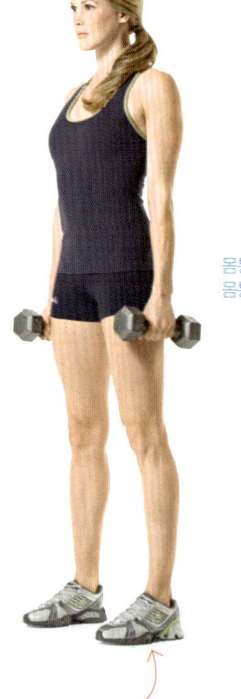

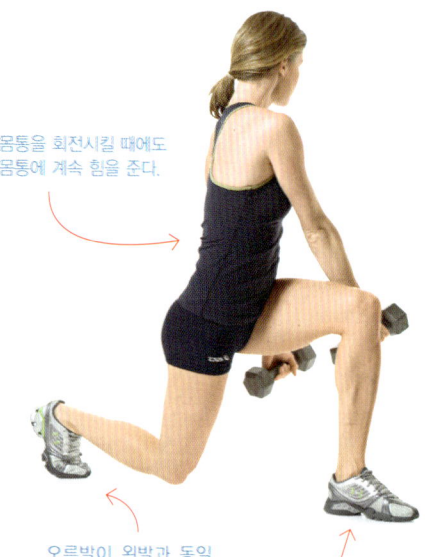

Chapter 5

응용동작 #16
덤벨 사이드 런지
Dumbbell Side Lunge

- 손바닥이 마주 보도록 양손에 덤벨을 들고 팔을 몸 옆으로 내린다.
- 왼발을 들어 옆으로 최대한 벌리면서 엉덩이를 뒤로 빼서 무릎을 구부려 앉고 왼발에 체중을 싣는다.
- 최저지점에서 잠시 멈춘 다음, 재빨리 시작 자세로 돌아간다.

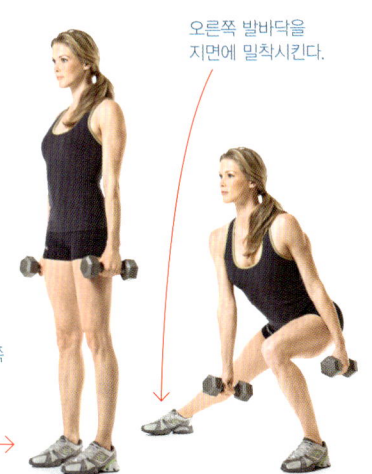

오른쪽 발바닥을 지면에 밀착시킨다.

몸을 내리고 올릴 때도 양쪽 발끝은 앞쪽을 향한다.

응용동작 #17
덤벨 다이아고널 런지
Dumbbell Diagonal Lunge

- 발을 앞으로 똑바로 뻗는 대신 45도 각도로 뻗는다.
- 한쪽 다리를 마치면 발을 바꾸어 동일하게 반복한다.

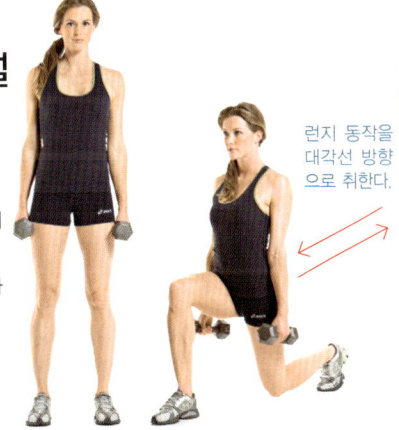

런지 동작을 대각선 방향으로 취한다.

응용동작 #18
리버스 덤벨 다이아고널 런지
Reverse Dumbbell Diagonal Lunge

- 발을 후방 45도 각도로 뻗으면서 런지 동작을 취한다.

응용동작 #19
덤벨 사이드 런지와 터치
Dumbbell Side Lunge and Touch

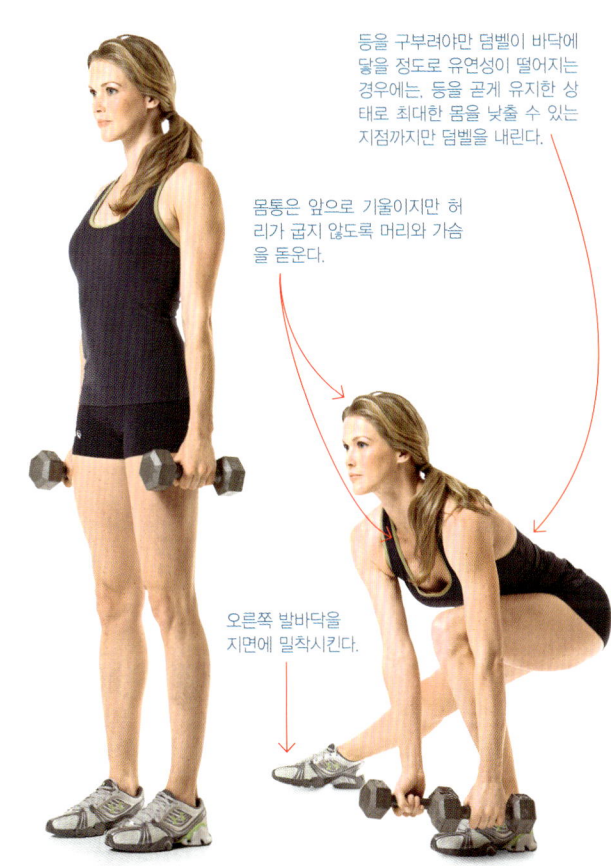

등을 구부려야만 덤벨이 바닥에 닿을 정도로 유연성이 떨어지는 경우에는, 등을 곧게 유지한 상태로 최대한 몸을 낮출 수 있는 지점까지만 덤벨을 내린다.

몸통은 앞으로 기울이지만 허리가 굽지 않도록 머리와 가슴을 든운다.

오른쪽 발바닥을 지면에 밀착시킨다.

A
- 양손에 덤벨을 들고 팔을 몸 옆으로 내린다.

B
- 사이드 런지 동작을 취하면서 덤벨이 바닥에 닿을 때까지 골반 관절을 구부려 상체를 앞으로 기울인다.

123

대퇴사두근과 종아리 | 카프 레이즈 CALF RAISES

카프 레이즈의 목표 근육은 비복근과 가자미근이다.

기본동작
스탠딩 바벨 카프 레이즈
Standing Barbell Calf Raise

 A
- 바벨을 등 상부에 편안하게 올리고 오버핸드 그립으로 바벨을 잡는다.
- 양쪽 발의 볼 부분을 10킬로그램짜리 중량원판 위에 올린다.

 B
- 뒤꿈치를 최대한 높이 들어 올린다.
- 최고지점에서 잠시 멈춘 다음 천천히 시작 자세로 돌아간다.

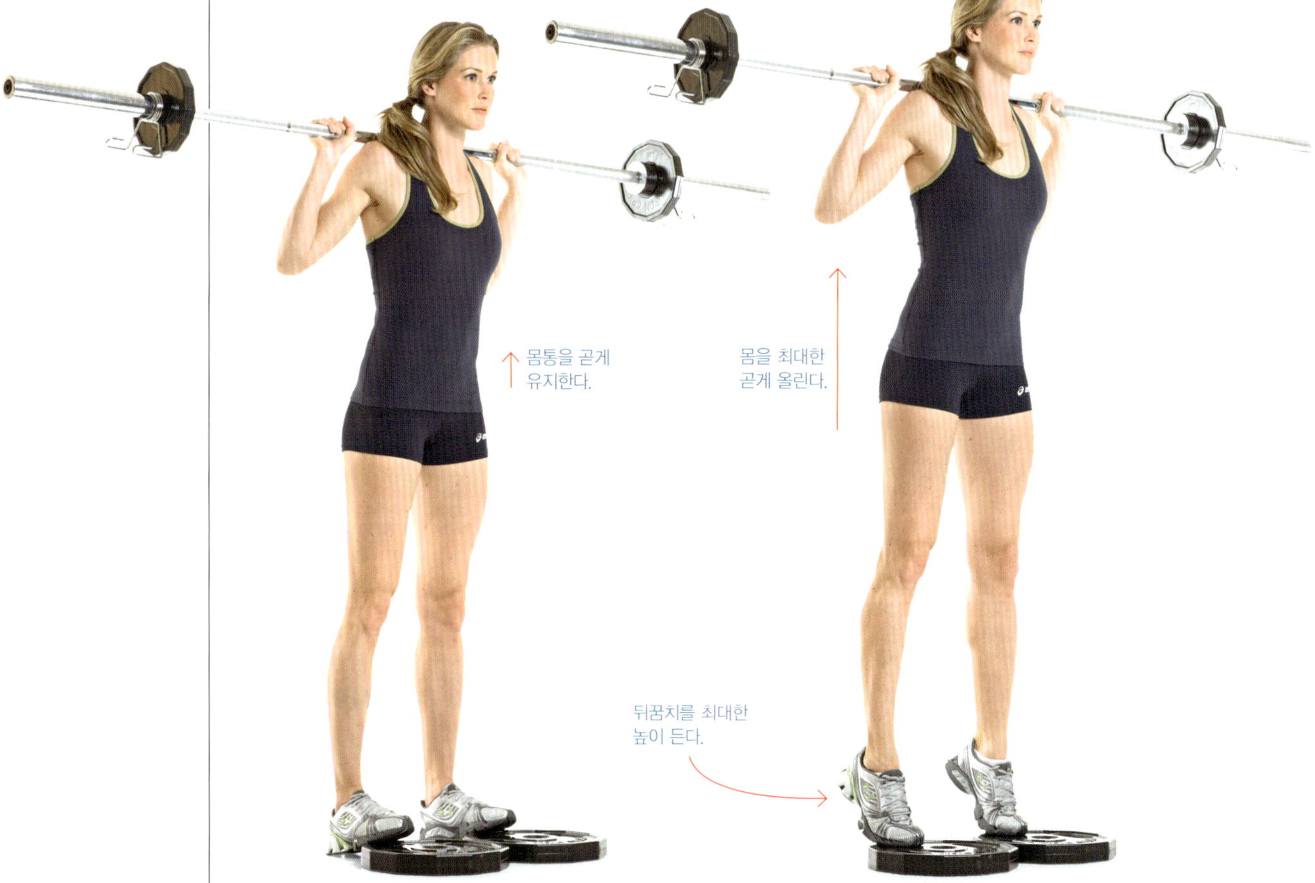

↑ 몸통을 곧게 유지한다.

↑ 몸을 최대한 곧게 올린다.

↘ 뒤꿈치를 최대한 높이 든다.

Chapter 5

응용동작 #1
싱글-레그 스탠딩 덤벨 카프 레이즈
Single-Leg Standing Dumbbell Calf Raise

A
- 오른손에 덤벨을 들고 10킬로그램짜리 중량 원판 앞에 선다.
- 오른발의 볼 부분을 중량원판 위에 올리고 왼발을 오른쪽 발목 위에 교차시켜 올린다. 그 다음 오른발 뒤꿈치가 지면에 닿게 한다.

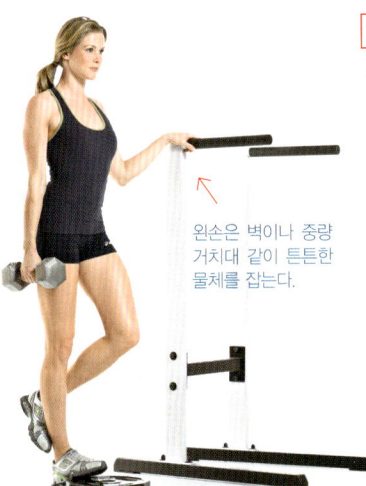

왼손은 벽이나 중량 거치대 같이 튼튼한 물체를 잡는다.

B
- 오른쪽 뒤꿈치를 최대한 높이 들어 올리고 잠시 멈췄다가 내리는 동작을 반복한다.
- 오른쪽 다리로 정해진 반복 횟수를 완료한 다음, 발과 덤벨의 위치를 바꾸어 동일한 요령으로 반복한다.

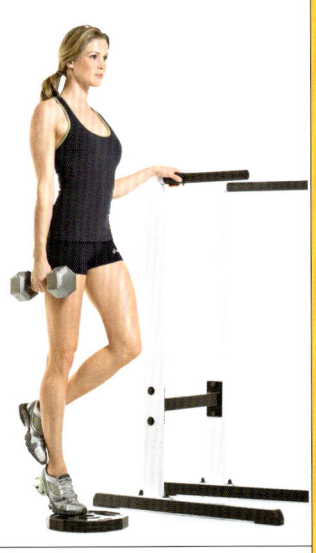

카프 레이즈와 무릎

종아리를 이루는 2개의 근육 중에서 무릎을 구부린 상태에서 발목을 펴는 동작을 취할 때는 가자미근이 더 큰 역할을 하고, 무릎을 편 상태에서 발목을 펴는 동작을 취할 때는 비복근이 더 큰 역할을 한다. 그러므로 무릎을 구부린 상태에서 실시하는 카프 레이즈는 가자미근을 강화하는 데 가장 좋고, 무릎을 편 상태에서 실시하는 카프 레이즈는 비복근을 강화하는 데 가장 좋다. 운동을 해도 종아리 근육이 잘 안 만들어질 때 전문가들이 두 가지 운동을 모두 권하는 이유는 바로 이 때문이다.

응용동작 #2
싱글-레그 벤트-니 카프 레이즈
Single-Leg Bent-Knee Calf Raise

- 무릎을 계속 구부린 상태에서 동작을 실시한다.

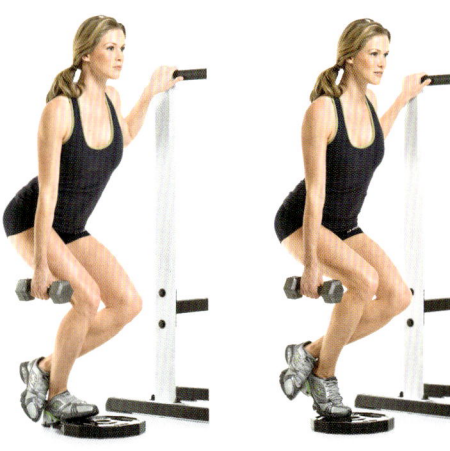

응용동작 #3
싱글-레그 덩키 카프 레이즈
Single-Leg Donkey Calf Raise

- 등을 곧게 유지한 상태에서 상체가 지면과 거의 수평을 이루는 지점까지 골반을 구부려 몸통을 앞으로 기울인다.
- 오른쪽 다리로 정해진 반복 횟수를 완료한 다음, 발을 바꾸어 동일한 요령으로 반복한다.

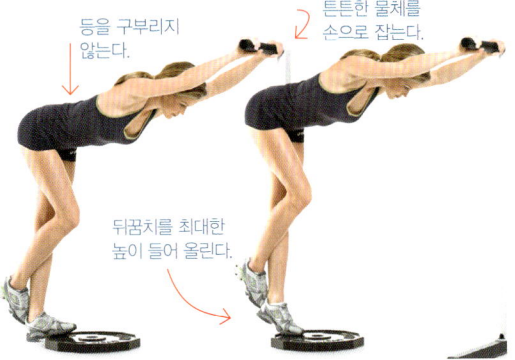

등을 구부리지 않는다.

튼튼한 물체를 손으로 잡는다.

뒤꿈치를 최대한 높이 들어 올린다.

대퇴사두근과 종아리

우먼즈헬스 공개! 지금껏 경험하지 못한 고강도 대퇴사두근 운동
와이드-그립 오버헤드 바벨 스플리트 스쿼트
Wide-Grip Overhead Barbell Split Squat

이 운동은 한 번에 아주 많은 근육들을 강화할 수 있기 때문에 '빅뱅' 운동이라고도 부른다. 이 운동의 스플리트 스쿼트 동작은 다리를 강화하지만, 바벨을 머리 위로 들어 올리는 동작은 어깨, 팔, 등, 코어 근육들을 활성화한다. 이 운동은 이렇게 근육을 성장시키고 근력을 강화할 뿐만 아니라 칼로리 소모량도 엄청나다. 바벨을 머리 위로 들어 올리기가 어려우면 긴 빗자루를 쓰거나 중량원판을 빼고 바만 이용할 수도 있다.

A
- 팔을 어깨너비의 2배로 벌리고 오버핸드 그립으로 바벨을 잡는다. 그 다음 바벨을 머리 위로 들어 올린다.
- 발을 0.5~1미터 간격으로 앞뒤로 벌린다.

B
- 몸을 최대한 낮게 천천히 내린다.
- 최저지점에서 잠시 멈춘 다음, 최대한 빨리 시작 자세로 돌아간다.
- 왼쪽 다리를 내딛고 정해진 반복 횟수를 완료한 다음, 발을 바꾸어 동일한 요령으로 반복한다.

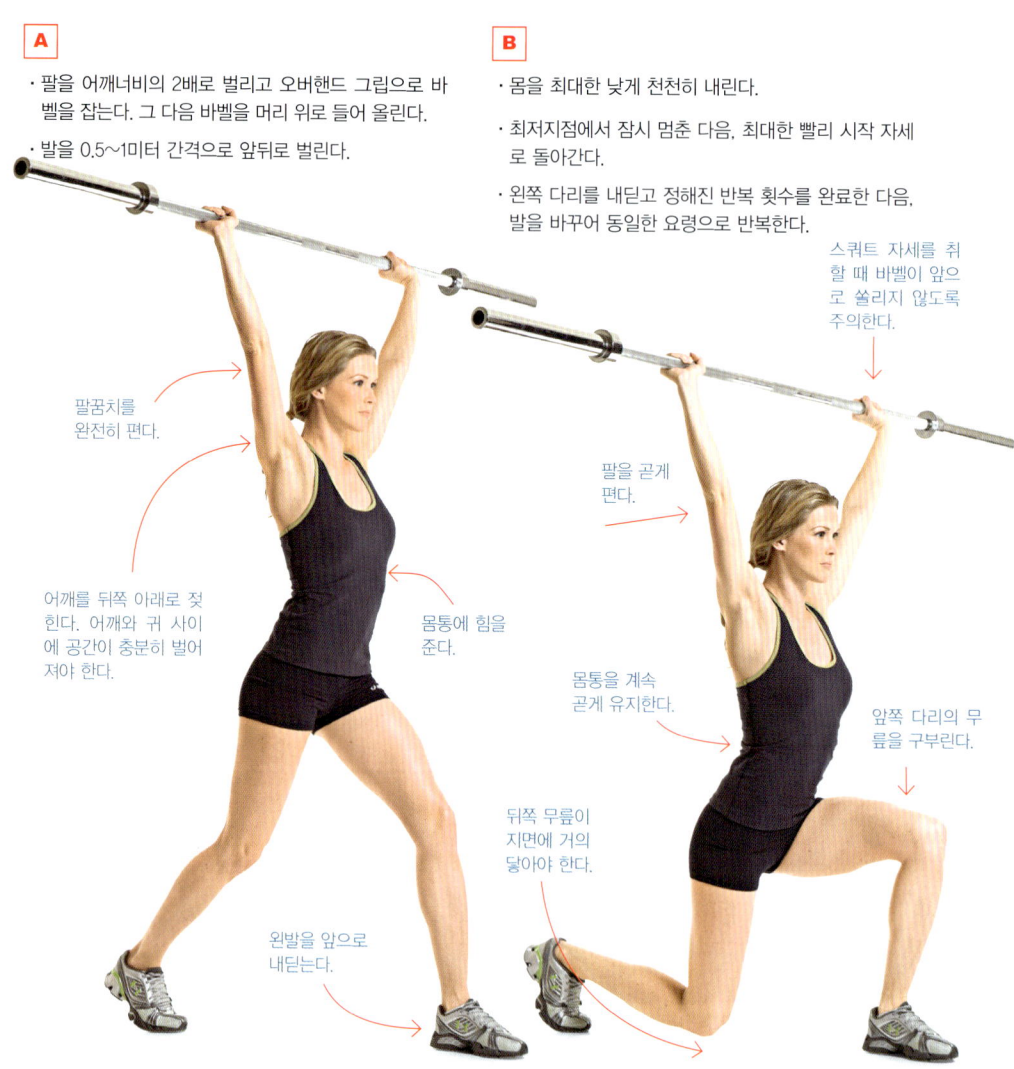

팔꿈치를 완전히 편다.

어깨를 뒤쪽 아래로 젖힌다. 어깨와 귀 사이에 공간이 충분히 벌어져야 한다.

몸통에 힘을 준다.

왼발을 앞으로 내딛는다.

스쿼트 자세를 취할 때 바벨이 앞으로 쏠리지 않도록 주의한다.

팔을 곧게 편다.

몸통을 계속 곧게 유지한다.

앞쪽 다리의 무릎을 구부린다.

뒤쪽 무릎이 지면에 거의 닿아야 한다.

Chapter 5

우먼즈헬스 공개! 지금껏 경험하지 못한 고강도 종아리 운동
파머스 워크 온 토우
Farmer's Walk on Toes

이 운동은 종아리 근육뿐만 아니라 심혈관계통에도 좋은 운동이다. 이 운동을 할 때는 60초 동안 동작을 지속할 수 있는 가장 무거운 덤벨을 한 쌍 선택한다. 만약 동작을 더 오래 지속할 수 있으면 다음 세트에는 더 무거운 덤벨을 선택한다.

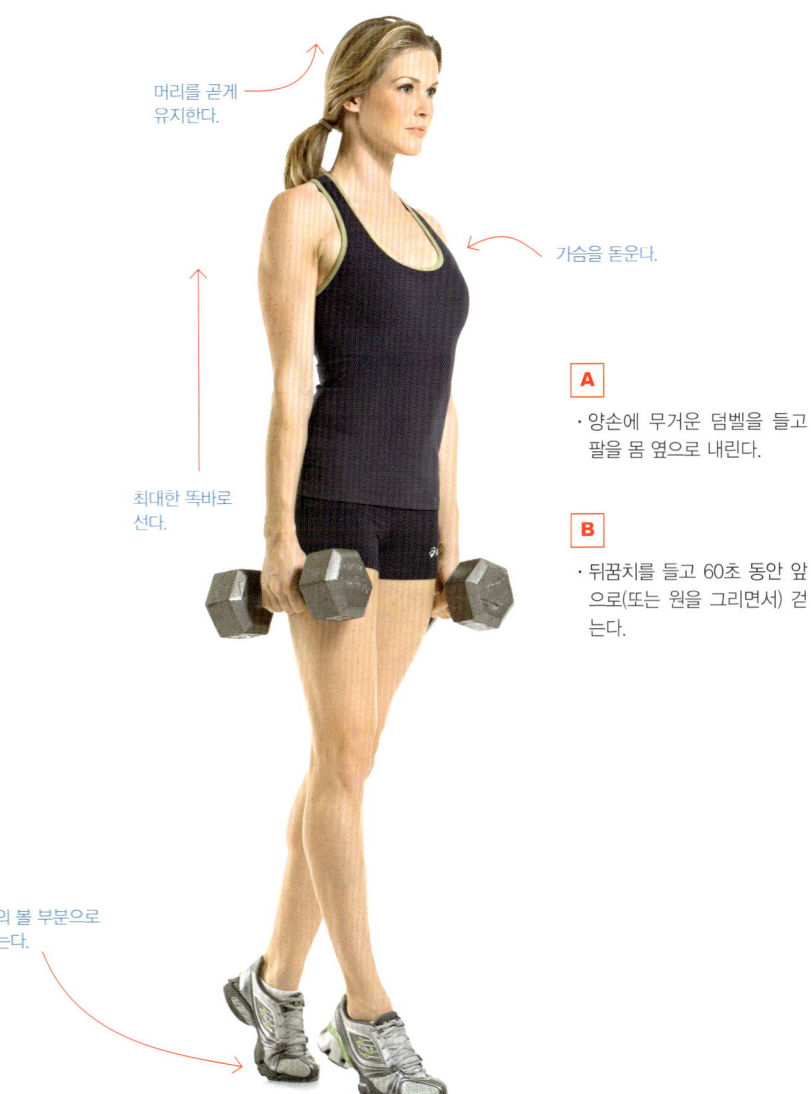

머리를 곧게 유지한다.

가슴을 돈운다.

최대한 똑바로 선다.

발의 볼 부분으로 걷는다.

A
- 양손에 무거운 덤벨을 들고 팔을 몸 옆으로 내린다.

B
- 뒤꿈치를 들고 60초 동안 앞으로(또는 원을 그리면서) 걷는다.

Chapter 6: 허벅지 뒤쪽과 엉덩이 운동

Glutes
&Hamstrings

우리가 직립자세를 취할 때면 언제나 허벅지 뒷면과 엉덩이의 근육들이 우리의 몸을 지탱해준다. 문제는 우리가 컴퓨터나 텔레비전 앞에서 보내는 시간이 점점 더 늘어나고 있다는 것이다. 이렇게 앉아서 생활하는 시간이 많다 보니 우리의 골반 주변 근육들은 나약해질 뿐만 아니라 수축하는 법마저 잊어버릴 지경이다. 엉덩이를 이루는 둔근은 특히 상태가 심각하다. 인체에서 둘째가라면 서러울 정도로 크고 강력한 근육군인 둔근으로서는 체면이 말이 아니다.

더욱이 엉덩이 근육이나 허벅지 뒷면을 이루는 슬와부근육군이 약해지면 인체의 근육 균형이 깨지고 그로 인해 무릎, 골반, 허리에 통증이나 부상이 올 수도 있다. 해결책은 무엇일까? 바로 이번 장의 운동들을 활용하여 둔근과 슬와부근육군을 최우선적으로 강화하는 것이다.

허벅지 뒤쪽과 엉덩이 운동의 보너스 효과

- **칼로리 소모량 증가:** 둔근은 몸에서 가장 큰 근육군에 속하기 때문에 그만큼 칼로리 소모량도 많다.

- **똥배는 이제 그만:** 둔근이 약하면 골반이 앞으로 기울어질 수 있고, 골반이 기울어지면 척추에 무리가 갈뿐만 아니라 등 하부에 통증을 유발할 수 있다. 또한 하복부를 외측으로 밀어내기 때문에 배가 볼록 튀어나와 보인다. 그래서 둔근을 강화해야 배가 슬림해진다.

- **무릎 강화:** 무릎 관절 안에 들어 있는 전십자인대는 슬와부근육군에 의지하여 무릎을 안정시키는 역할을 한다. 따라서 슬와부근육군이 강해지면 전십자인대도 덩달아 강해지고 자연스럽게 부상의 위험도 줄어든다.

허벅지 뒤쪽과 엉덩이를 이루는 근육들

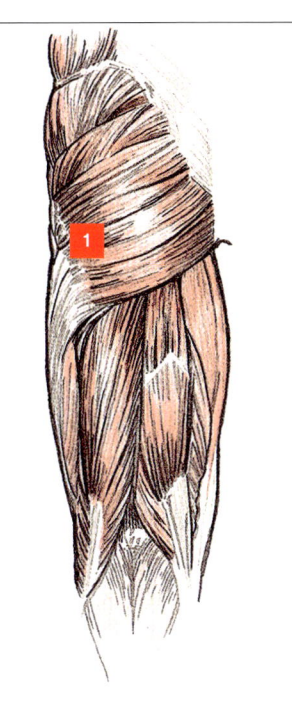

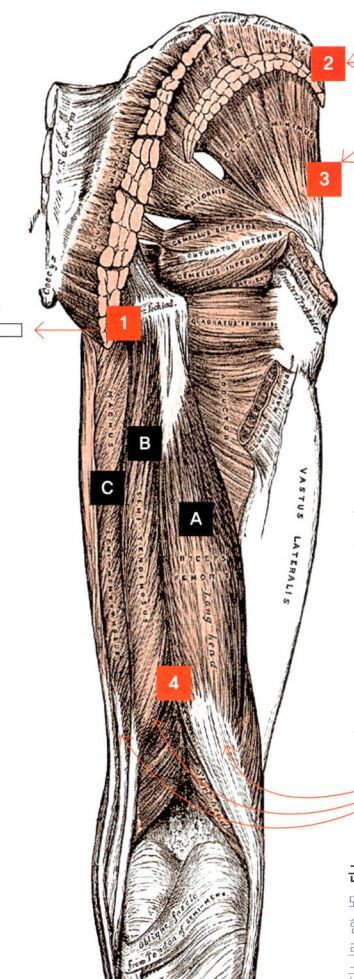

중둔근과 소둔근
Gluteus Medius & Gluteus Minimus

엉덩이에는 대둔근 외에도 중둔근[2]과 소둔근[3]이 있다. 이 근육들은 기본적으로 허벅지를 몸의 측면으로 벌리는 대둔근의 역할을 보조하며 다리를 편 상태에서는 허벅지를 바깥쪽으로 회전시키고, 골반을 굽힌 상태에서는 허벅지를 안쪽으로 회전시킨다.

슬와부근육군 Hamstrings

슬와부근육군[4]은 대퇴이두근[A], 반건양근[B], 반막양근[C]으로 이루어진 근육군으로 주로 무릎을 구부리고 대둔근을 도와 골반을 펴는 역할을 한다. 이 가운데 대퇴이두근은 허벅지를 바깥쪽으로 회전시키는 동작을 보조하고, 반건양근과 반막양근은 허벅지를 안쪽으로 회전시키는 동작을 보조한다.

대둔근 Gluteus Maximus

대둔근[1]은 말 그대로 엉덩이를 이루는 가장 큰 근육으로 허벅지를 몸의 측면으로 벌리고, 다리를 회전시켜 발끝을 바깥 방향으로 향하게 하며, 골반을 전방으로 내미는 동작을 일으킨다. 의자에 앉거나 바닥에 쪼그려 앉은 상태에서 골반 관절을 펴면서 일어날 수 있는 것도 모두 대둔근이 있기 때문이다. 하체의 거의 모든 동작에는 대둔근이 필요하며 특히 데드리프트, 힙 레이즈, 리버스 힙 레이즈 같은 운동을 할 때는 대둔근이 절대적인 역할을 한다.

근육 상식

돼지의 슬와부근육군에 있는 힘줄은 햄을 매달아 말리는 줄로 사용할 수 있다. 슬와부근육군을 뜻하는 영어의 Hamstring은 Ham(햄)+String(줄)에서 온 말이다.

WARNING!
대퇴사두근과 슬와부근육군의 균형

〈아메리칸 스포츠 의학 저널American Journal of Sports Medicine〉에 발표된 한 연구에의하면, 슬와부근육군 부상이 재발하는 운동선수의 70%가 대퇴사두근과 슬와부근육군 사이의 균형이 깨진 상태라는 연구 결과가 나왔다. 이 연구에 참여했던 운동선수들의 경우, 모두 슬와부근육군을 강화하여 근육의 균형을 되찾았고, 실험을 마치고 12개월이 지난 후까지도 부상이 재발한 사람이 없었다. 올바른 운동이 곧 강력한 치료제였던 것이다.

둔근과 슬와부근육군 | 힙 레이즈 HIP RAISES

이번 장에서는 둔근과 슬와부근육군 운동 43가지를 살펴본다. 각 부위별 섹션의 앞부분에는 기본동작이 나와 있다. 응용동작을 연습하기 전에 먼저 이 기본동작을 마스터하자. 기본동작을 충실히 마치고 나면 어떤 응용동작이든 실수 없이 할 수 있을 것이다.

힙 레이즈

힙 레이즈의 목표 근육은 둔근과 슬와부근육군이며, 몸의 안정성을 유지해주는 복근과 허리의 근육들도 부수적으로 강화할 수 있다. 그러므로 힙 레이즈는 코어 근육 운동으로도 손색이 없다.

기본동작
힙 레이즈
Hip Raises

· 바닥에 누워 무릎을 구부리고 발바닥을 지면에 밀착시킨다.

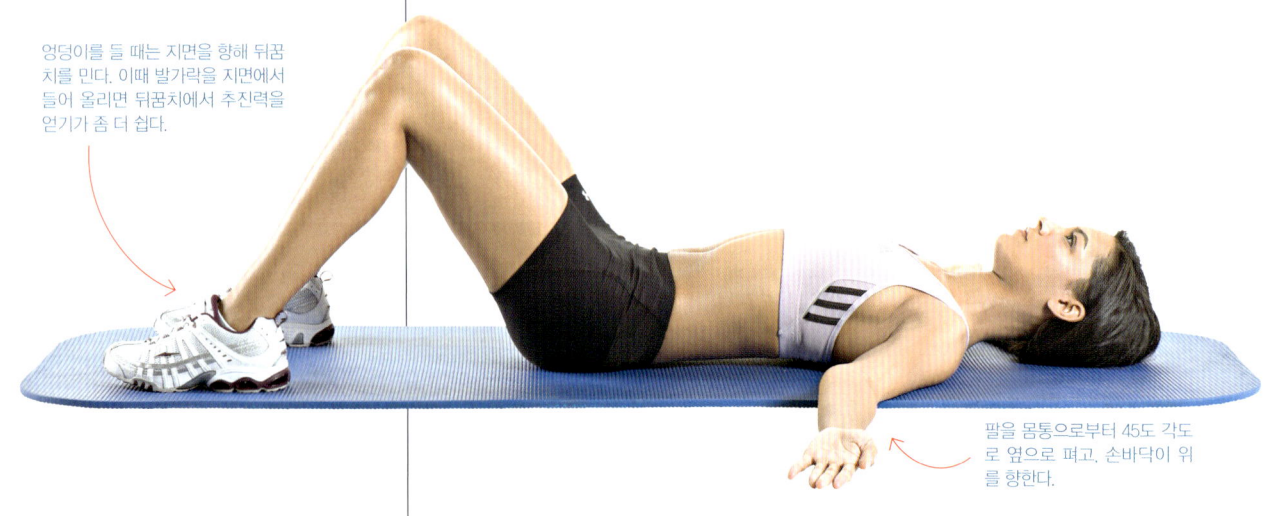

엉덩이를 들 때는 지면을 향해 뒤꿈치를 민다. 이때 발가락을 지면에서 들어 올리면 뒤꿈치에서 추진력을 얻기가 좀 더 쉽다.

팔을 몸통으로부터 45도 각도로 옆으로 펴고, 손바닥이 위를 향한다.

Chapter 6

둔근 강화

둔근이 약하면 힙 레이즈를 할 때 슬와부근육군에 쥐가 나거나 저릴 수 있다. 이는 엉덩이를 들어 올릴 때 슬와부근육군이 둔근을 대신해서 무리한 힘을 내기 때문에 일어나는 현상이다. 이럴 때는 최고지점에서 멈추는 동작을 3~5초로 잡고, 세트 당 10~12회 반복으로 2~3세트 정도를 일주일에 2회 실시하면 둔근을 강화할 수 있다.

B
- 어깨부터 무릎까지 몸이 일직선이 되도록 엉덩이를 들어 올린다.
- 최고지점에서 최대 5초까지 멈춘 다음, 몸을 내리면서 시작 자세로 돌아간다.

15

〈운동 심리학 저널 Journal of Sports and Exercise Psychology〉에 발표된 연구에 의하면, 기분을 좋게 만드는 데 필요한 운동 시간은 15분이다.

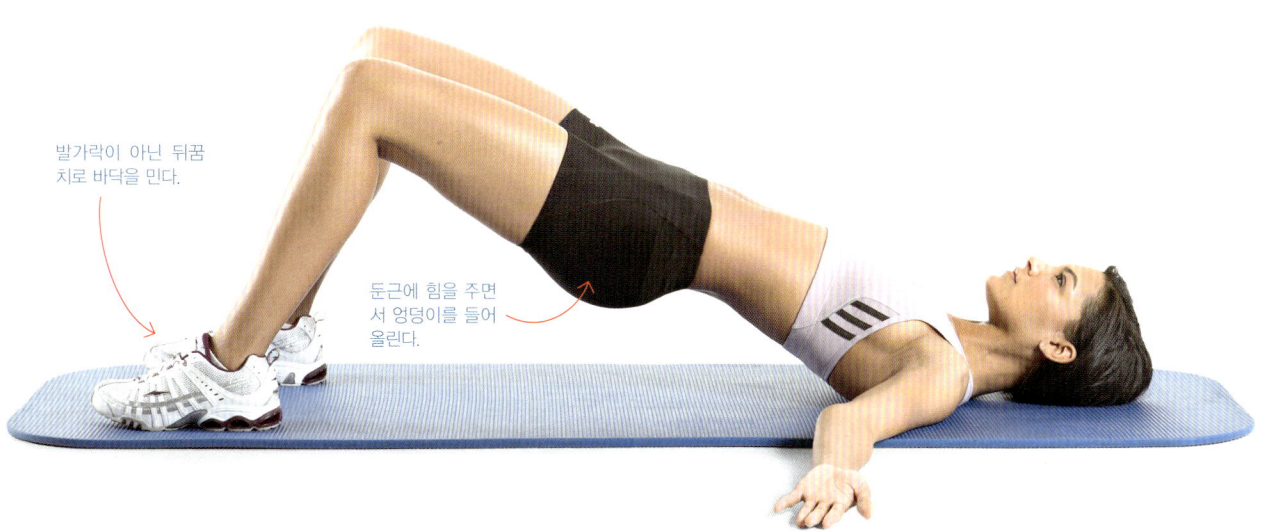

- 발가락이 아닌 뒤꿈치로 바닥을 민다.
- 둔근에 힘을 주면서 엉덩이를 들어 올린다.

둔근과 슬와부근육군 | 힙 레이즈 HIP RAISES

응용동작 #1
웨이티드 힙 레이즈
Weighted Hip Raise

· 골반 위에 중량원판을 올리고 동작을 취한다.

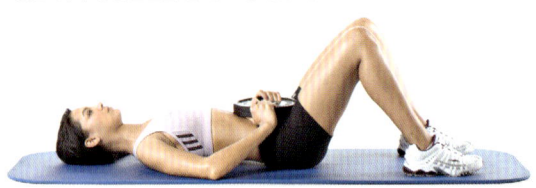

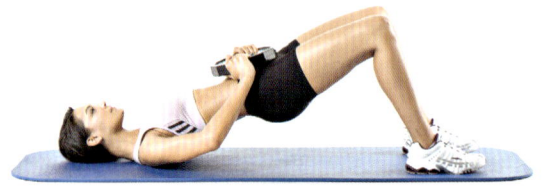

응용동작 #2
니 프레스-아웃 힙 레이즈
Hip Raise with Knee Press-Out

· 무릎 바로 위에 약 50cm 정도의 고무밴드를 둘러서 무릎을 모은 다음, 밴드를 밀어내면서 동작을 취한다.

고무밴드를 바깥으로 밀어내면 대둔근과 중둔근이 더욱 활성화된다.

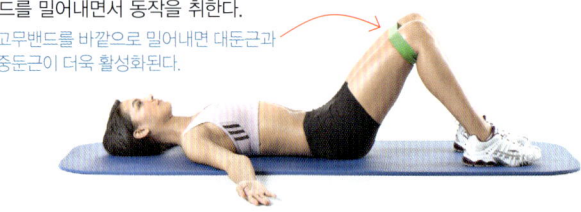

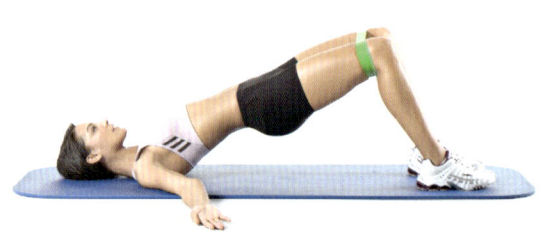

응용동작 #3
니 스퀴즈 힙 레이즈
Hip Raise with Knee Squeeze

· 둥글게 말은 타월이나 탄력 패드를 무릎 사이에 끼운다.

· 타월이나 패드가 미끄러지지 않게 주의하면서 엉덩이를 들어 올려 어깨부터 무릎까지 몸을 일직선으로 만든다.

> **트레이너의 조언**
>
> 엉덩이를 들어 올릴 때는 자신의 몸 상태를 잘 살펴야 한다. 만약 무릎이 저절로 벌어진다면 고관절 모음근이나 사타구니의 근육이 약해져 있을 가능성이 있다. 이때 타월이나 패드를 무릎 사이에 끼우고 미끄러지지 않게 무릎을 조이면 허벅지 안쪽의 근육을 강화하는 데 도움이 된다.

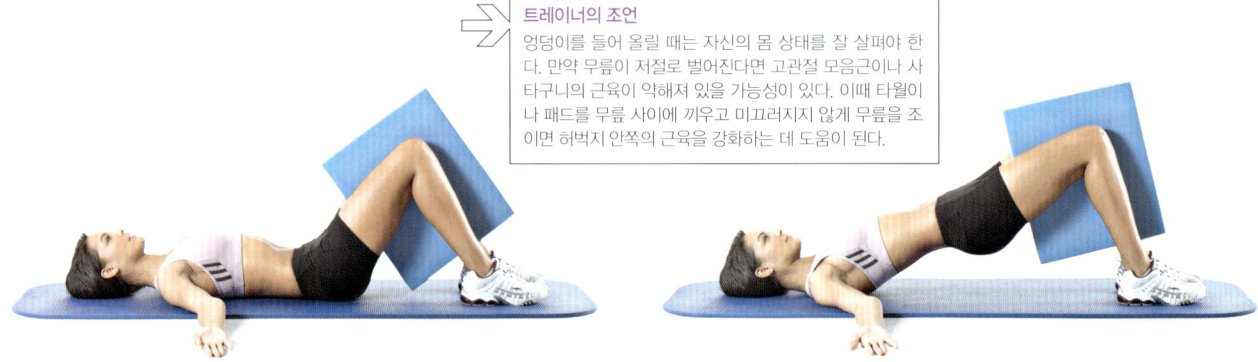

Chapter 6

응용동작 #4
마칭 힙 레이즈
Marching Hip Raise

· 엉덩이를 들어 올린 상태로 자세를 유지한다.

· 한쪽 무릎을 가슴을 향해 당겨 올렸다가 다시 시작 자세로 돌아간 다음, 다시 발을 바꾸어 동일한 요령으로 반복한다.

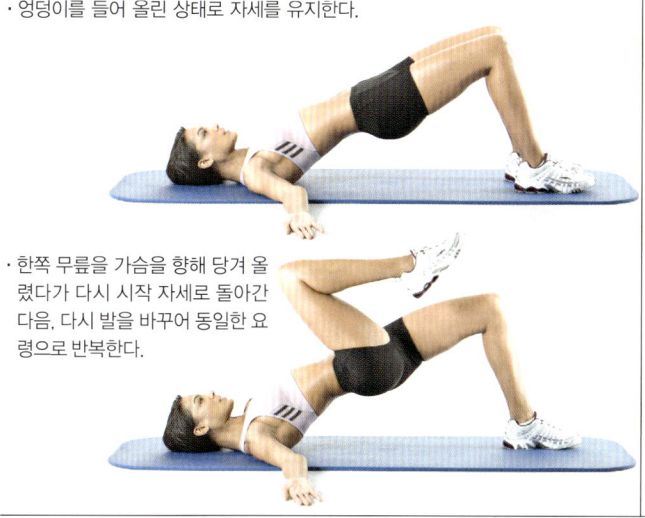

응용동작 #5
피트 온 스위스볼 힙 레이즈
Hip Raise with Feet on a Swiss Ball

· 종아리를 스위스볼 위에 올리고 동작을 취한다.

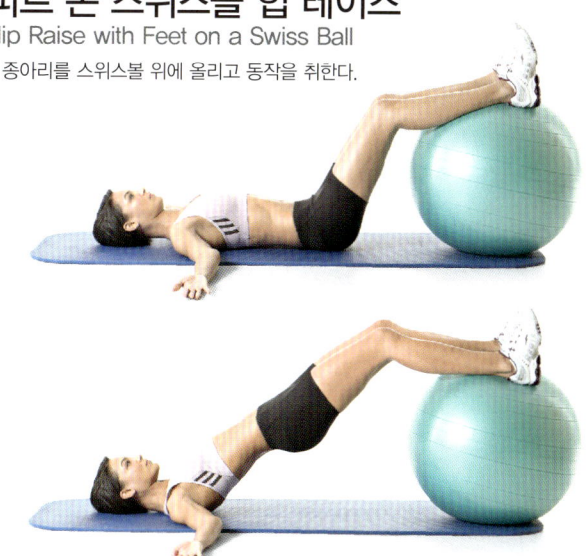

응용동작 #6
스위스볼 마칭 힙 레이즈
Swiss-Ball Marching Hip Raise

A
· 스위스볼 위에 발을 올린 상태로 엉덩이를 들어 올려 몸을 일직선으로 만든다.

B
· 한쪽 무릎을 가슴을 향해 당겨 올렸다가 다시 시작 자세로 돌아간 다음, 발을 바꾸어 동일한 요령으로 반복한다.

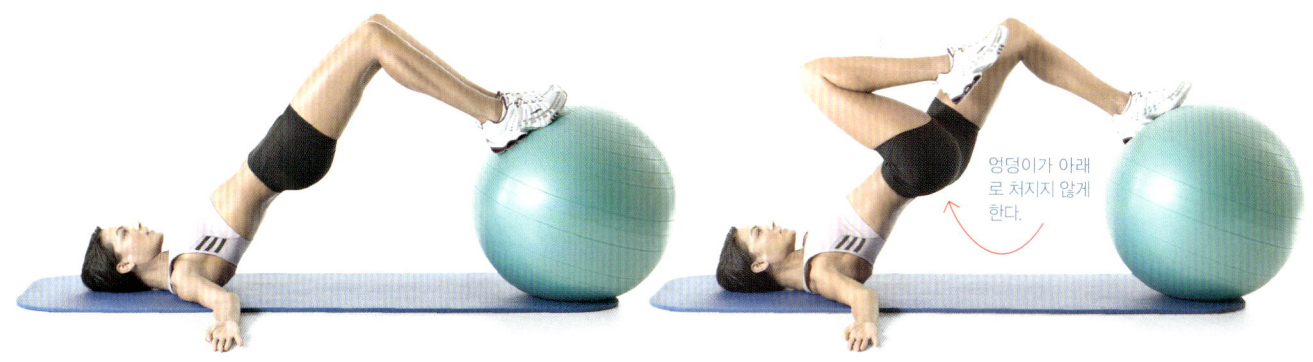

엉덩이가 아래로 처지지 않게 한다.

둔근과 슬와부근육군 | 힙 레이즈 HIP RAISES

기본동작
싱글-레그 힙 레이즈
Single-Leg Hip Raise

A
- 바닥에 누워 왼쪽 무릎을 구부리고 오른쪽 다리를 편다.
- 오른쪽 허벅지와 왼쪽 허벅지가 평행이 이루는 각도까지 오른쪽 다리를 들어 올린다.

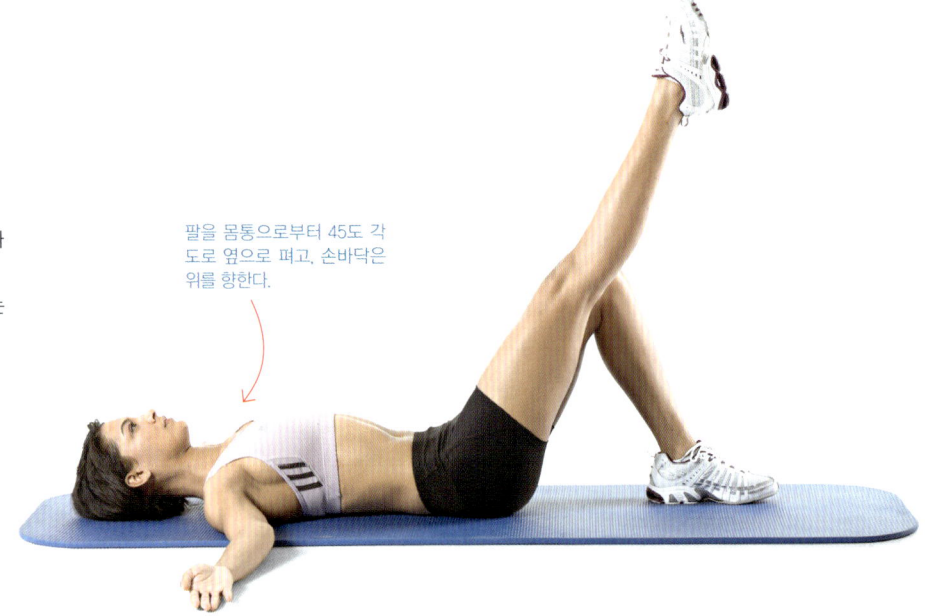

팔을 몸통으로부터 45도 각도로 옆으로 펴고, 손바닥은 위를 향한다.

B
- 오른쪽 다리를 든 상태를 유지하면서 엉덩이를 밀어 올린다.
- 최고지점에서 잠시 멈춘 다음, 시작 자세로 돌아간다.
- 정해진 반복 횟수를 완료한 다음, 다리를 바꾸어 동일한 요령으로 반복한다.

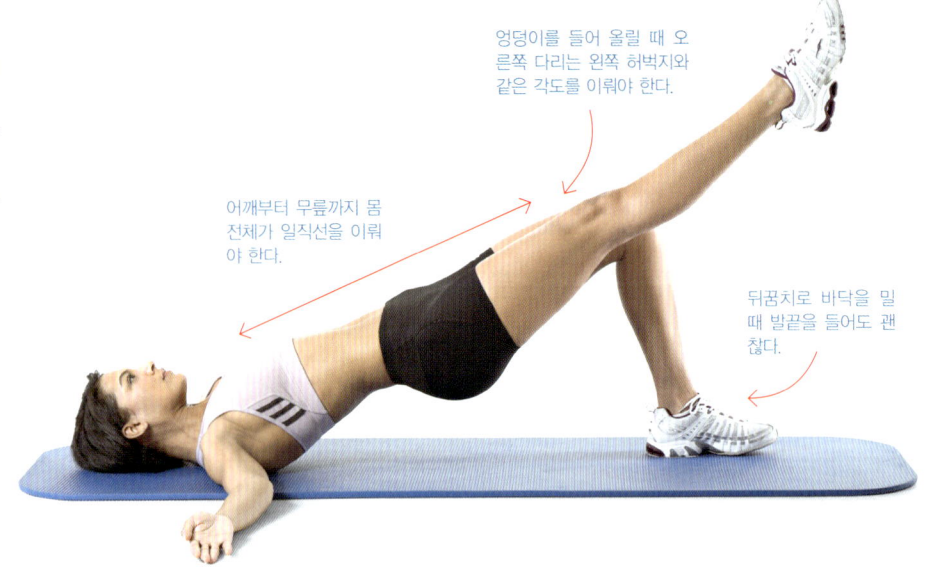

엉덩이를 들어 올릴 때 오른쪽 다리는 왼쪽 허벅지와 같은 각도를 이뤄야 한다.

어깨부터 무릎까지 몸 전체가 일직선을 이루어야 한다.

뒤꿈치로 바닥을 밀 때 발끝을 들어도 괜찮다.

Chapter 6

응용동작 #1
니 홀드 싱글-레그 힙 레이즈
Single-Leg Hip Raise with Knee Hold

- 한쪽 무릎을 가슴을 향해 구부려 올리고 팔로 그 무릎을 잡은 상태로 동작을 취한다.

 트레이너의 조언
한쪽 무릎을 잡으면 허리 근육을 쓰지 않고 엉덩이 근육만으로 골반을 들어 올릴 수 있다.

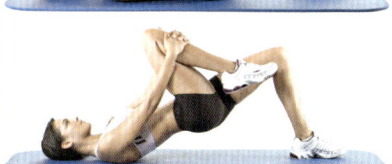

응용동작 #2
풋 온 보수볼 싱글-레그 힙 레이즈
Single-Leg Hip Raise with Foot on Bosu Ball

- 왼발을 보수볼 위에 올린다.
- 엉덩이를 올렸다 내리는 동작을 반복한다.

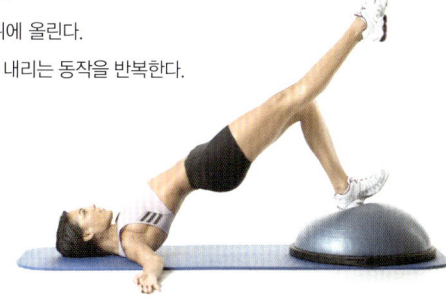

응용동작 #3
풋 온 스텝 싱글-레그 힙 레이즈
Single-Leg Hip Raise with Foot on Step

- 15센티미터 높이의 발판을 엉덩이 아래 높이에 위치시킨다.
- 왼발을 발판 위에 올린다.
- 엉덩이를 올렸다 내리는 동작을 반복한다.

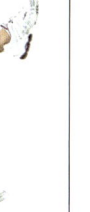

응용동작 #4
풋 온 벤치 싱글-레그 힙 레이즈
Single-Leg Hip Raise with Foot on Bench

- 엉덩이를 바닥에 댄 상태에서 왼쪽 뒤꿈치를 벤치 위에 올린다.
- 엉덩이를 올렸다 내리는 동작을 반복한다.

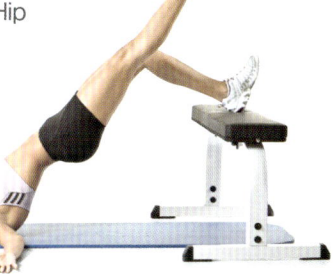

응용동작 #5
풋 온 폼 롤러 싱글-레그 힙 레이즈
Single-Leg Hip Raise with Foot on a Foam Roller

- 왼발을 폼 롤러 위에 올린다.
- 엉덩이를 올렸다 내리는 동작을 반복한다.

폼 롤러 위에 발을 올리면 롤러가 굴러가지 않게 하기 위해서 코어 근육들이 더 강하게 수축한다.

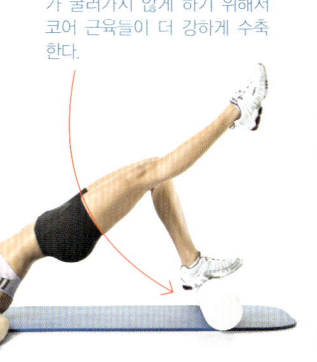

응용동작 #6
풋 온 메디신볼 싱글-레그 힙 레이즈
Single-Leg Hip Raise with Foot on a Medicine Ball

- 왼발을 메디신볼 위에 올린다.
- 엉덩이를 올렸다 내리는 동작을 반복한다.

메디신볼 위에 발을 올리면 메디신볼이 굴러가지 않게 하기 위해서 코어 근육들이 더 강하게 수축한다.

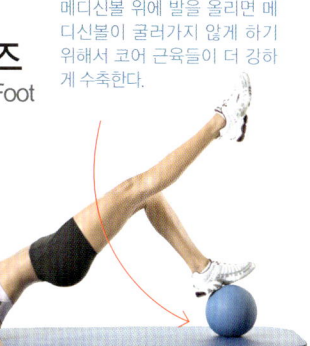

둔근과 슬와부근육군 | 힙 레이즈 HIP RAISES

응용동작 #7
헤드 온 보수볼 힙 레이즈
Hip Raise with Head on a Bosu Ball

• 머리와 등 상부를 보수볼 위에 올린다.

상체를 올리면 둔근이 더 강하게 수축해야만 동작을 취할 수 있다.

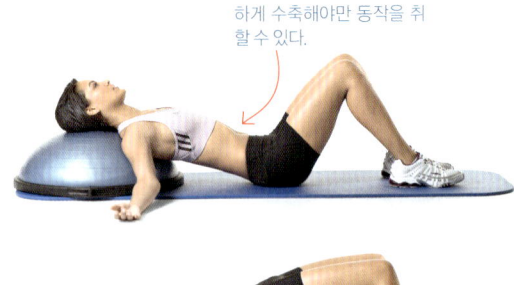

응용동작 #8
헤드 온 보수볼 싱글-레그 힙 레이즈
Single-Leg Hip Raise with Head on a Bosu Ball

• 머리와 등 상부를 보수볼 위에 올린 다음, 오른쪽 다리를 왼쪽 허벅지의 각도에 맞추어 들어 올린다.

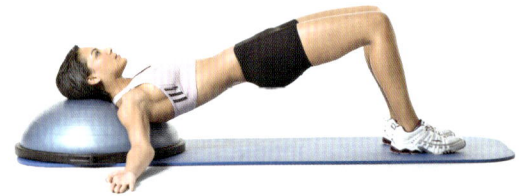

응용동작 #9
헤드 온 스위스볼 힙 레이즈
Hip Raise with Head on a Swiss Ball

• 머리와 등 상부를 스위스볼 위에 올린다.

스위스볼을 이용하면 공이 굴러가지 않게 하기 위해서 코어 근육들이 더 강하게 수축한다.

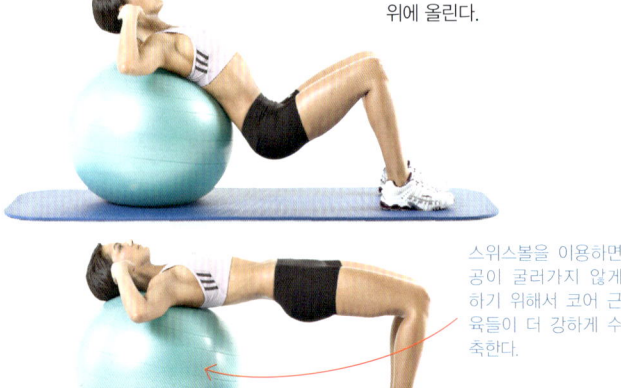

응용동작 #10
헤드 온 스위스볼 싱글-레그 힙 레이즈
Single-Leg Hip Raise with Head on a Swiss Ball

• 머리와 등 상부를 스위스볼 위에 올린 다음, 오른쪽 다리를 왼쪽 허벅지 각도에 맞추어 들어 올린다.

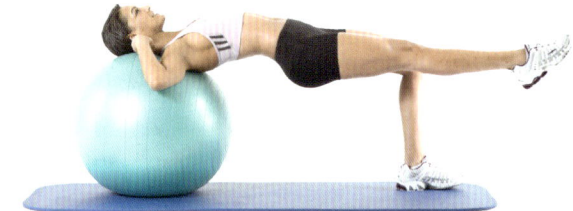

Chapter 6

기본동작
스위스볼 힙 레이즈와 레그 컬
Swiss-Ball Hip Raise and Leg Curl

A
- 바닥에 누워 종아리와 뒤꿈치를 스위스볼 위에 올린다.

팔을 몸통으로부터 45도 각도로 옆으로 펴고, 손바닥은 위를 향한다.

B
- 어깨부터 무릎까지 몸 전체가 일직선을 이루도록 엉덩이를 들어 올린다.

C
- 이 자세에서 곧바로 몸을 향해 뒤꿈치를 당기면서 스위스볼을 최대한 엉덩이에 가깝게 굴린다.
- 1~2초 동안 멈춘 다음, 다시 몸이 일직선이 될 때까지 공을 원위치로 굴리고 엉덩이를 지면으로 내리면서 시작 자세로 돌아간다.

스위스볼을 몸을 향해 굴릴 때 엉덩이와 몸 전체가 일직선이 돼야 한다.

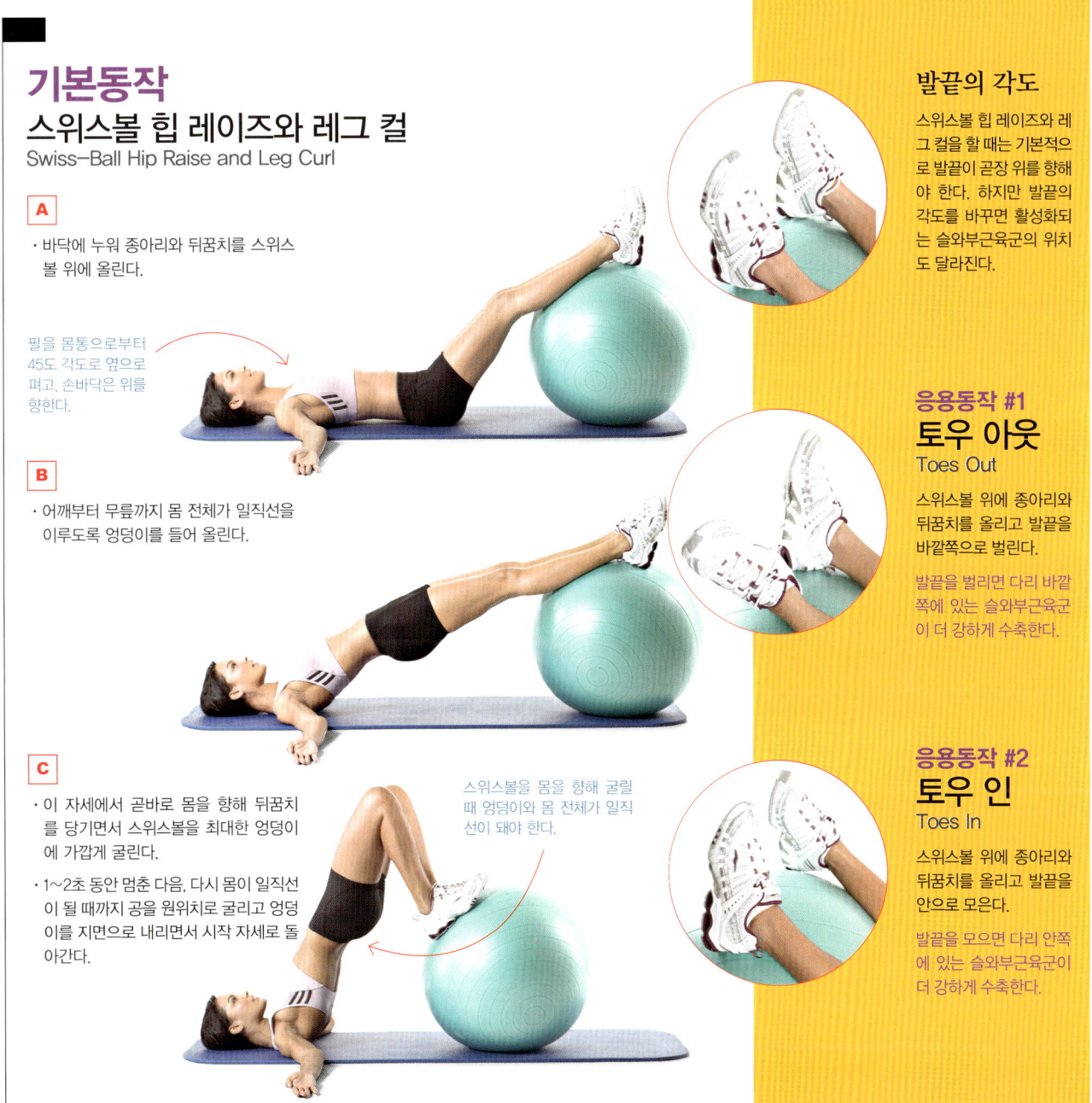

발끝의 각도
스위스볼 힙 레이즈와 레그 컬을 할 때는 기본적으로 발끝이 곧장 위를 향해야 한다. 하지만 발끝의 각도를 바꾸면 활성화되는 슬와부근육군의 위치도 달라진다.

응용동작 #1
토우 아웃
Toes Out

스위스볼 위에 종아리와 뒤꿈치를 올리고 발끝을 바깥쪽으로 벌린다.

발끝을 벌리면 다리 바깥쪽에 있는 슬와부근육군이 더 강하게 수축한다.

응용동작 #2
토우 인
Toes In

스위스볼 위에 종아리와 뒤꿈치를 올리고 발끝을 안으로 모은다.

발끝을 모으면 다리 안쪽에 있는 슬와부근육군이 더 강하게 수축한다.

둔근과 슬와부근육군 | 힙 레이즈 HIP RAISES

응용동작 #3
싱글-레그 스위스볼 힙 레이즈와 레그 컬
Single-Leg Swiss-Ball Hip Raise and Leg Curl

A
- 보수볼 위에 양쪽 종아리와 뒤꿈치를 올린 상태에서 오른쪽 다리만 몇 센티미터 더 들어 올린다.

B
- 어깨부터 무릎까지 몸 전체가 일직선을 이루도록 엉덩이를 들어 올린다.

C
- 곧바로 몸을 향해 왼쪽 뒤꿈치를 당기면서 스위스볼을 엉덩이에 최대한 가깝게 굴린다.

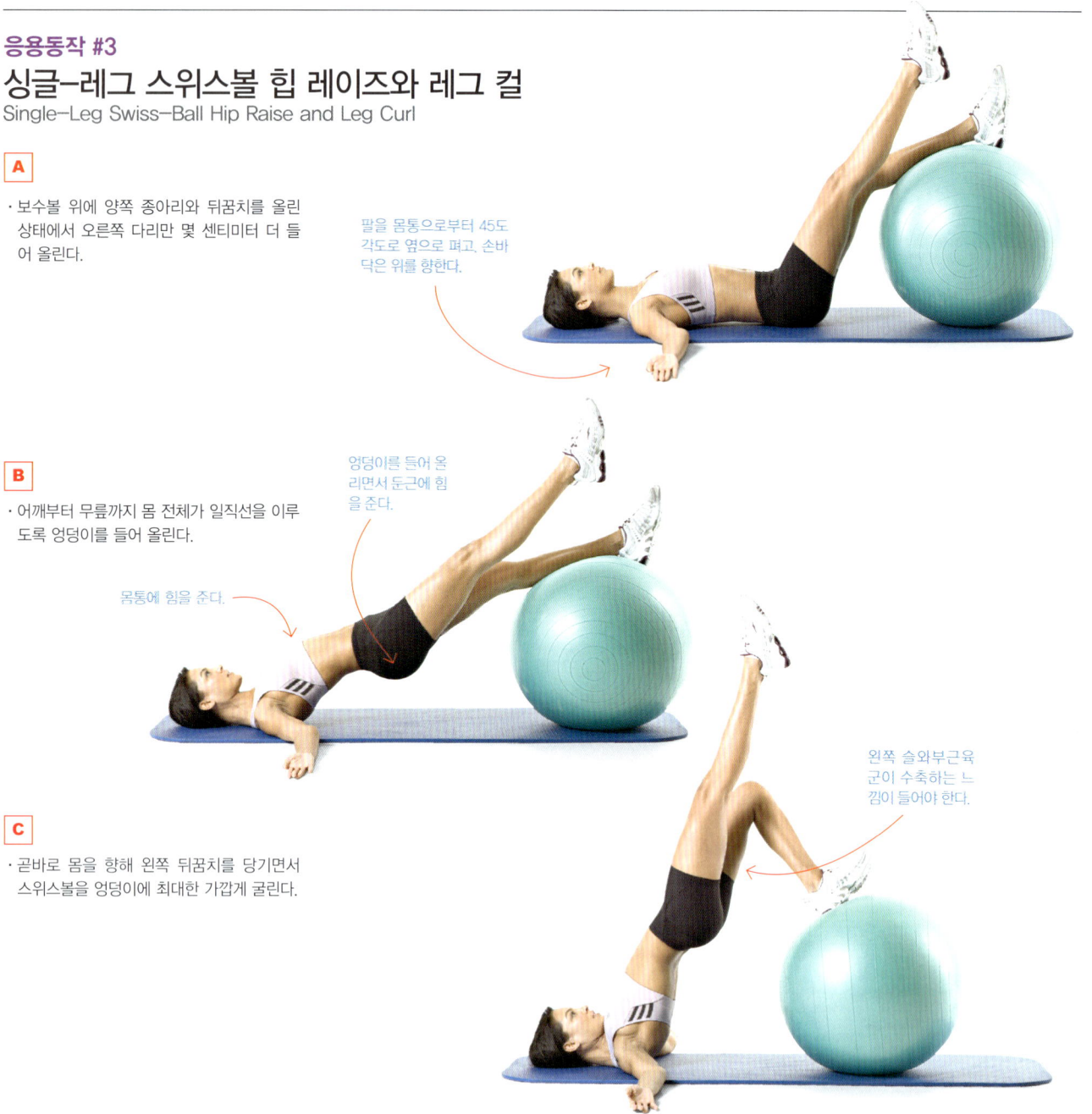

- 팔을 몸통으로부터 45도 각도로 옆으로 펴고, 손바닥은 위를 향한다.
- 엉덩이를 들어 올리면서 둔근에 힘을 준다.
- 몸통에 힘을 준다.
- 왼쪽 슬와부근육군이 수축하는 느낌이 들어야 한다.

Chapter 6

기본동작
슬라이딩 레그 컬
Sliding Leg Curl

A
- 바닥에 누워 양쪽 뒤꿈치를 발슬라이드 위에 놓고 뒤꿈치가 엉덩이에 최대한 가까이 오도록 무릎을 구부린다. 최대한 가까이 오도록 무릎을 구부린다.

B
- 엉덩이와 몸을 일직선으로 유지하면서 다리가 펴질 때까지 뒤꿈치를 아래로 밀어낸다.
- 반대 동작을 통해 시작 자세로 돌아간다.

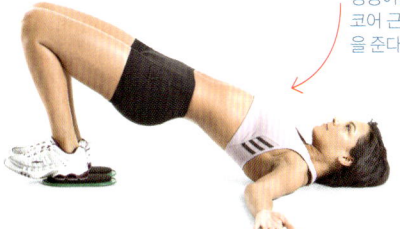

엉덩이를 들어 올릴 때 코어 근육과 둔근에 힘을 준다.

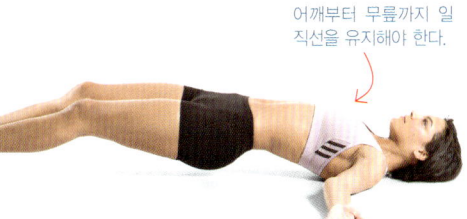

어깨부터 무릎까지 일직선을 유지해야 한다.

응용동작
싱글-레그 슬라이딩 레그 컬
Single-Leg Sliding Leg Curl

A
- 왼쪽 다리를 오른쪽 허벅지의 각도에 맞추어 들어 올린 상태를 계속 유지한다.

B
- 엉덩이와 몸을 일직선으로 유지한 상태로 다리가 펴질 때까지 뒤꿈치를 아래로 밀어낸다.

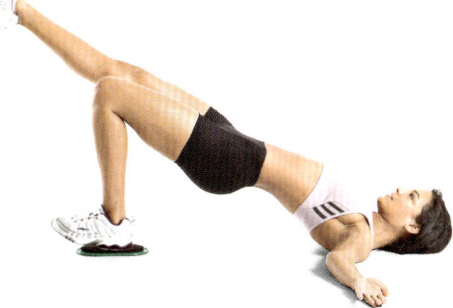

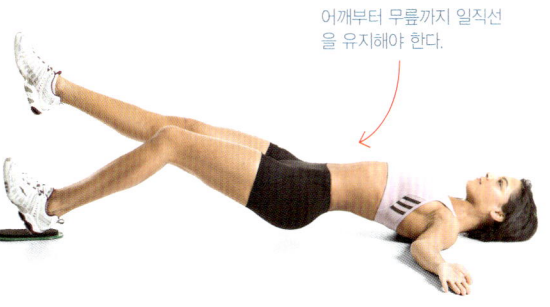

어깨부터 무릎까지 일직선을 유지해야 한다.

WARNING!
레그 컬 머신의 맹점

머신을 이용한 레그 컬을 할 때는 무릎을 구부리는 동작만 취하면 된다. 이 동작은 슬와부근육군이 일으키는 여러 가지 동작 가운데 하나이다. 그러나 데드리프트나 힙 레이즈의 다리를 펴는 동작에서 알 수 있듯이, 슬와부근육군의 주된 역할은 골반 관절을 펴거나 골반을 전방으로 밀어내는 것이다. 게다가 스위스볼 힙 레이즈와 레그 컬 같은 유형의 레그 컬을 실시할 때는 양쪽 무릎을 구부림과 동시에 골반 관절을 펴야 한다. 이런 점을 고려하면 머신이 반드시 좋은 것만은 아니다.

둔근과 슬와부근육군 | 벤트-니 데드리프트
BENT-KNEE DEADLIFTS

벤트-니 데드리프트

벤트-니 데드리프트의 목표 근육은 둔근과 슬와부근육군이며, 그 밖에도 여러 근육들을 강화할 수 있다. 사실 데드리프트는 대퇴사두근, 코어 근육, 등, 어깨 같이 여러 부위의 근육을 강력하게 활성화하기 때문에 전신 운동으로도 훌륭하게 활용할 수 있다.

기본동작
바벨 데드리프트
Barbell Deadlift

A
- 중량을 장착한 바벨을 정강이 앞에 위치시킨다.
- 골반과 무릎을 구부리고 팔을 어깨너비보다 약간 넓게 벌려 오버핸드 그립으로 바벨을 잡는다.

B
- 허리를 구부리지 않도록 주의하면서 골반을 앞으로 내밀고 몸통을 당겨 세우면서 바벨을 들고 선 자세를 취한다.
- 동작을 취할 때 엉덩이에 힘을 준다.
- 바벨을 최대한 몸 가까이 유지하면서 바닥을 향해 바벨을 내린다.

> **트레이너의 조언**
> 데드리프트와 와이드-그립 데드리프트는 양쪽 발을 10킬로그램짜리 중량원판 위에 올린 상태에서도 실시할 수 있다. 발의 위치를 높이면 중량을 들어 올려야 하는 거리가 길어지기 때문에 근육에 더 강한 자극을 줄 수 있다.

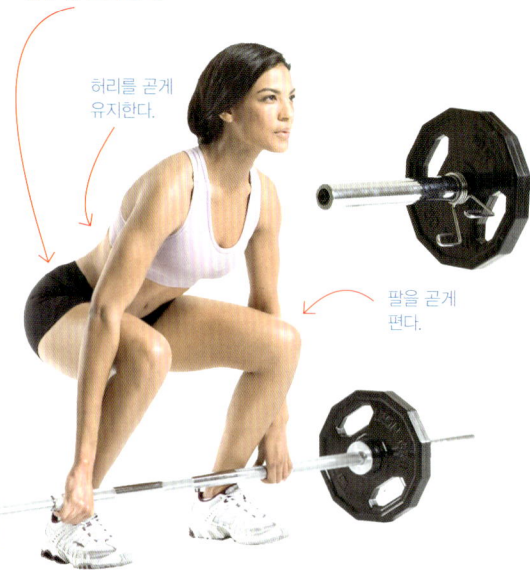

골반이 무릎보다 약간 높게 위치해야 한다.

허리를 곧게 유지한다.

팔을 곧게 편다.

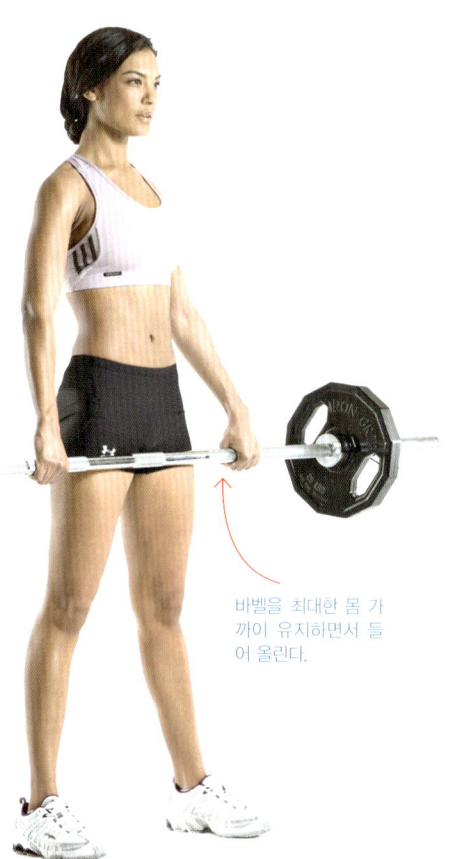

바벨을 최대한 몸 가까이 유지하면서 들어 올린다.

Chapter 6

응용동작 #1
와이드-그립 바벨 데드리프트
Wide-Grip Barbell Deadlift

A
- 팔을 어깨너비보다 2배로 넓게 벌리고 오버핸드 그립으로 바벨을 잡는다.

B
- 몸을 일으킨 다음에는 반대 동작을 통해 바벨을 천천히 바닥에 내려놓는다.

최고의 데드리프트
그립을 넓게 잡으면 3가지 이점이 생긴다. 첫째, 등 상부 근육에 더 강한 자극을 줄 수 있다. 둘째, 전완과 손의 근육에 더 강한 자극을 줄 수 있다. 셋째, 동작의 범위가 증가한다.

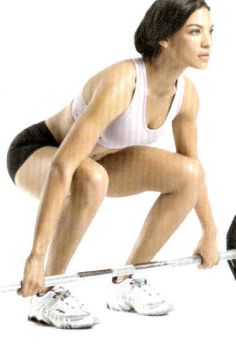
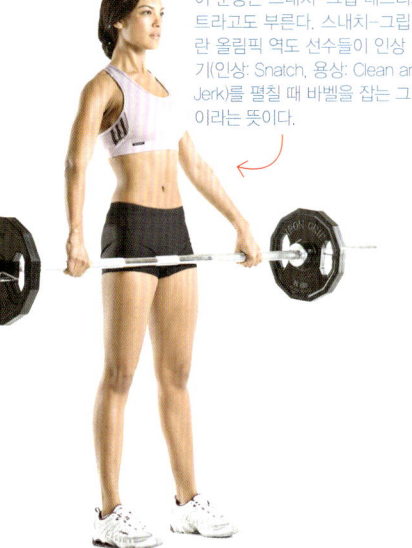

이 운동은 스내치-그립 데드리프트라고도 부른다. 스내치-그립이란 올림픽 역도 선수들이 인상 경기(인상: Snatch, 용상: Clean and Jerk)를 펼칠 때 바벨을 잡는 그립이라는 뜻이다.

응용동작 #2
싱글-레그 바벨 데드리프트
Single-Leg Barbell Deadlift

- 벤치를 약 50센티미터 등지고 서서 오른발 발등을 벤치 위에 올린다.
- 오른발을 올린 상태로 정해진 반복 횟수를 완료한 다음, 발을 바꾸어 동일한 요령으로 반복한다.

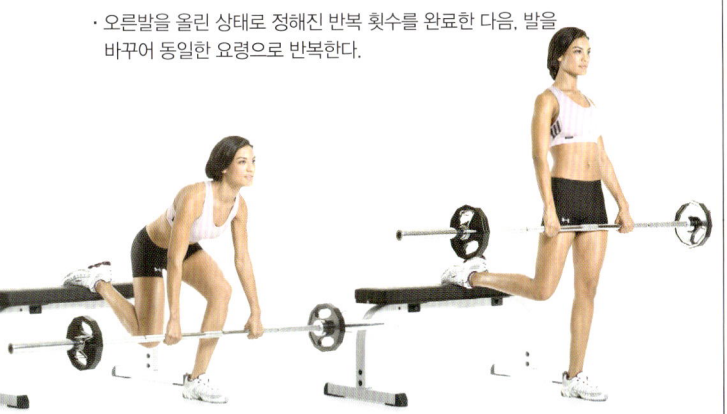

응용동작 #3
스모 데드리프트
Sumo Deadlift

- 발을 어깨너비보다 2배로 넓게 벌리고 서서 발끝을 바깥쪽으로 벌린다.
- 팔을 약 30센티미터 간격으로 벌려 오버핸드 그립으로 바벨을 잡은 상태로 동작을 취한다.

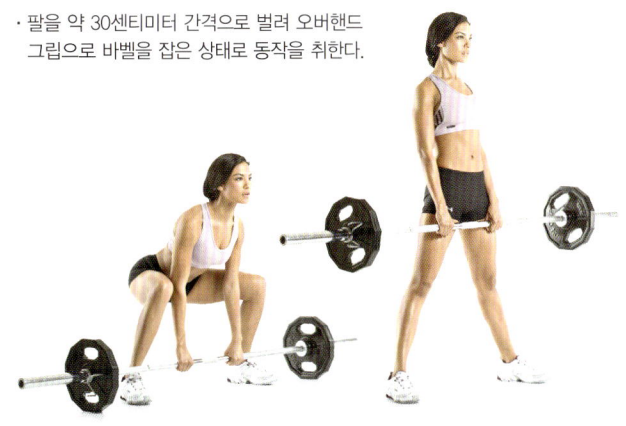

둔근과 슬와부근육군 | 벤트-니 데드리프트
BENT-KNEE DEADLIFTS

기본동작
덤벨 데드리프트
Dumbbell Deadlift

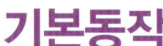

- 몸 앞에 덤벨 한 쌍을 놓는다.
- 골반과 무릎을 구부려 오버핸드 그립으로 덤벨을 잡는다.

- 허리를 구부리지 않도록 주의하면서 덤벨을 들고 선다.
- 바닥을 향해 덤벨을 내린다.

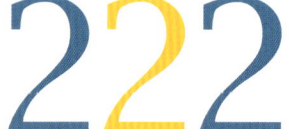

222

55킬로그램 이하 여자 데드리프트 역사상 세계 최고 기록은 222킬로그램이다.

- 팔을 곧게 편 상태에서 허리 역시 구부리지 않도록 주의하고 곧게 편다.
- 몸통을 원래대로 세우면서 몸을 일으키다
- 골반을 앞으로 내민다.
- 가슴을 돋운다.

Chapter 6

응용동작 #1
싱글-암 데드리프트
Single-Arm Deadlift

A
- 이 운동은 덤벨을 하나만 이용한다. 오른쪽 발목 옆 바닥에 덤벨을 놓는다.

B
- 오른손에 덤벨을 들고 정해진 반복 횟수를 완료한 다음, 손을 바꾸어 동일한 요령으로 반복한다.

> 이 운동은 짐을 들어 옮길 때와 비슷한 자세를 취해야 하므로 수트케이스 데드리프트라고도 한다.

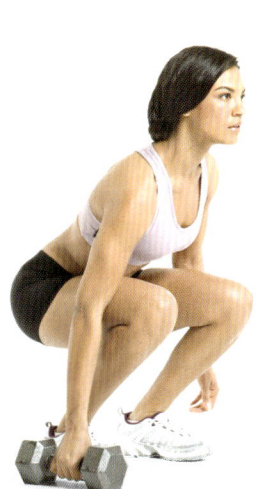
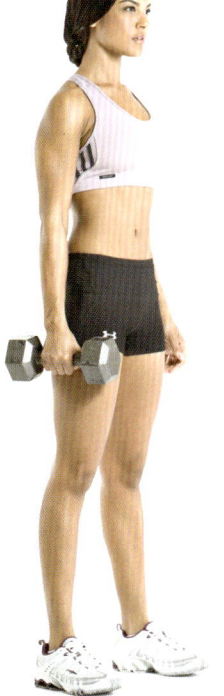

응용동작 #2
싱글-레그 덤벨 데드리프트
Single-Leg Dumbbell Deadlift

A
- 가벼운 덤벨을 양손에 들고 왼발로 선다(덤벨 동작이 힘들면 사진처럼 체중을 이용하여 실시한다.).
- 오른쪽 종아리가 지면과 수평을 이루도록 무릎을 굽혀 종아리를 올린다.

B
- 골반을 구부려 몸을 앞으로 기울이면서 오른쪽 종아리가 지면에 거의 닿을 때까지 몸을 천천히 낮춘다.
- 최저지점에서 잠시 멈춘 다음, 몸을 세우며 시작 자세로 돌아간다.
- 동작이 어려우면 오른발 발끝을 바닥에 살짝 대고 균형을 잡으면서 실시한 다음, 발을 바꾸어 동일한 요령으로 반복한다.

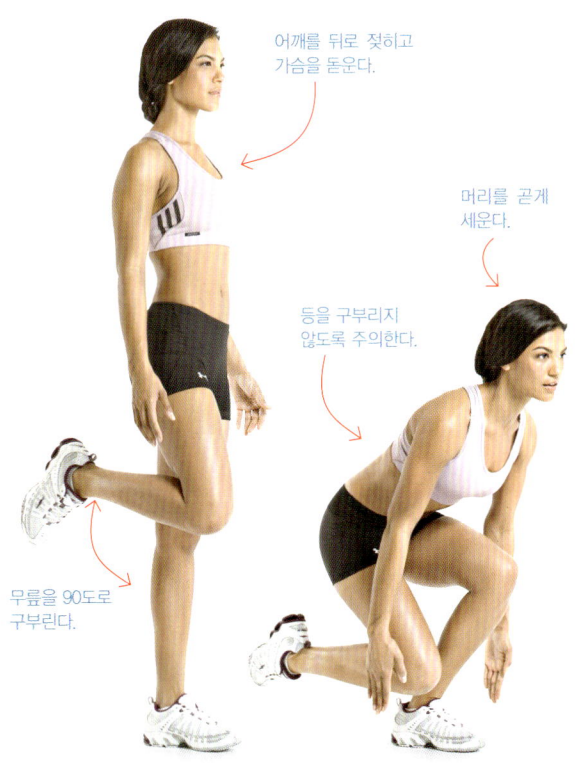

어깨를 뒤로 젖히고 가슴을 둔다.

머리를 곧게 세운다.

등을 구부리지 않도록 주의한다.

무릎을 90도로 구부린다.

143

둔근과 슬와부근육군 | 스트레이트-레그 데드리프트
STRAIGHT-LEG DEADLIFTS

스트레이트-레그 데드리프트

스트레이트-레그 데드리프트의 목표 근육은 둔근과 슬와부근육군이며, 부수적으로 허리 주변의 근육을 비롯한 코어 근육들을 동시에 강화할 수 있다. 이 운동은 중량을 아래로 내릴 때마다 슬와부근육군을 스트레칭시키기 때문에 유연성도 더불어 향상시킬 수 있다는 장점이 있다.

기본동작
바벨 스트레이트-레그 데드리프트
Barbell Straight-Leg Deadlift

A
- 팔을 어깨너비보다 약간 넓게 벌리고 오버핸드 그립으로 바벨을 잡는다. 그 다음 골반 앞에 바벨이 오도록 팔을 아래로 뻗는다.

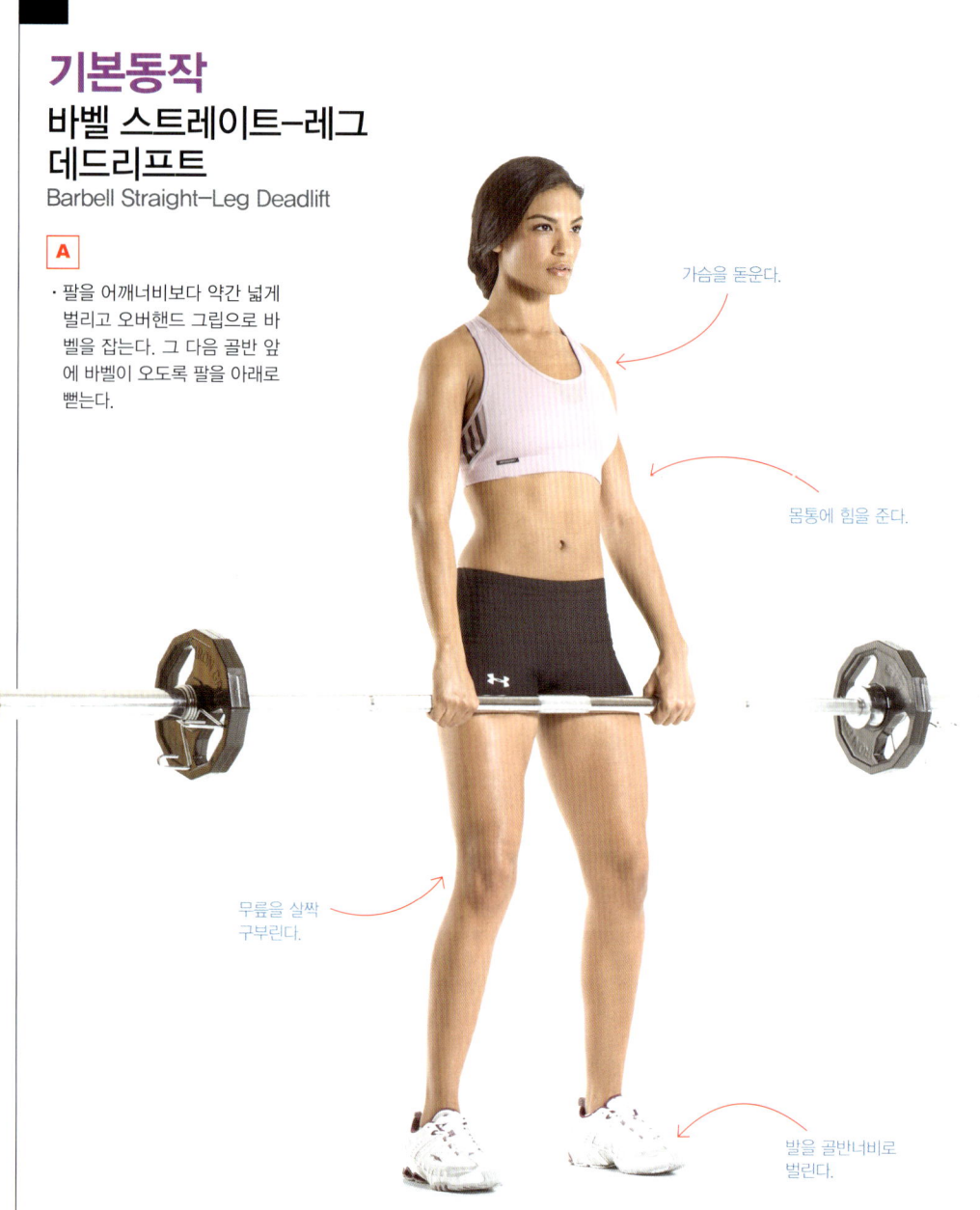

- 가슴을 돋운다.
- 몸통에 힘을 준다.
- 무릎을 살짝 구부린다.
- 발을 골반너비로 벌린다.

Chapter 6

> **트레이너의 조언**
> 몸통을 올리면서 시작 자세로 돌아갈 때는 엉덩이에 힘을 주고 골반을 앞으로 내민다. 이런 동작을 취하면 허리의 근육에만 의지하지 않고 골반 주변 근육의 활성도를 함께 높일 수 있다.

B

- 무릎 각도를 유지하면서 골반을 구부려 상체가 지면과 거의 수평을 이룰 때까지 몸통을 기울인다.
- 최저지점에서 잠시 멈춘 다음, 몸통을 세워 시작 자세로 돌아간다.

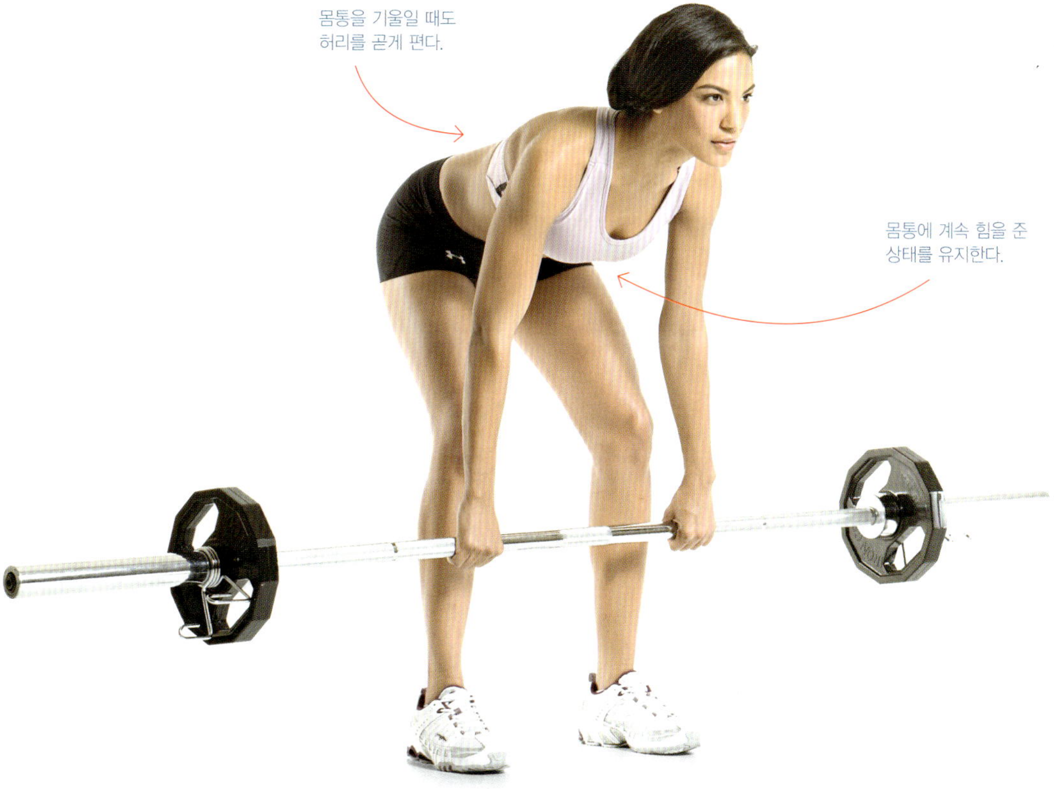

몸통을 기울일 때도 허리를 곧게 편다.

몸통에 계속 힘을 준 상태를 유지한다.

둔근과 슬와부근육군 | 스트레이트-레그 데드리프트
STRAIGHT-LEG DEADLIFTS

응용동작 #1
싱글-레그 바벨 스트레이트-레그 데드리프트
Single-Leg Barbell Straight-Leg Deadlift

- 한쪽 다리로 균형을 잡으면서 동작을 취한다.
- 한쪽 다리로 정해진 반복 횟수를 완료한 다음, 발을 바꾸어 동일한 요령으로 반복한다.

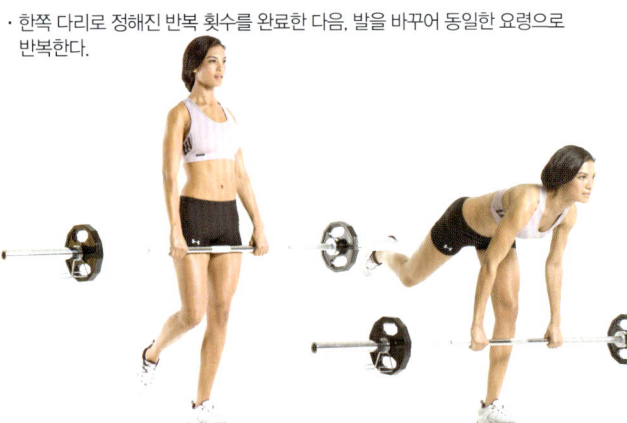

응용동작 #2
바벨 굿 모닝
Barbell Good Morning

- 바벨을 몸의 앞쪽으로 내리는 대신 등 상부에 바벨을 올린다. 그 다음 오버핸드 그립으로 바벨을 잡은 상태에서 동작을 취한다.

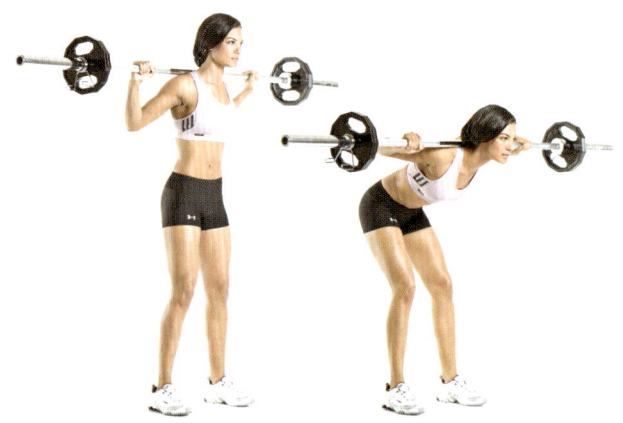

응용동작 #3
스플리트 바벨 굿 모닝
Split Barbell Good Morning

A
- 바벨을 등 상부에 올리고 오버핸드 그립으로 바벨을 잡는다.
- 발 앞에 약 15센티미터 높이의 발판을 놓고 왼쪽 뒤꿈치를 발판 위에 올린다.

B
- 허리를 곧게 유지하면서 골반 관절을 편안하게 기울일 수 있는 최대한 앞으로 기울인다.
- 최저지점에서 잠시 멈춘 다음, 몸통을 세우면서 시작 자세로 돌아간다.

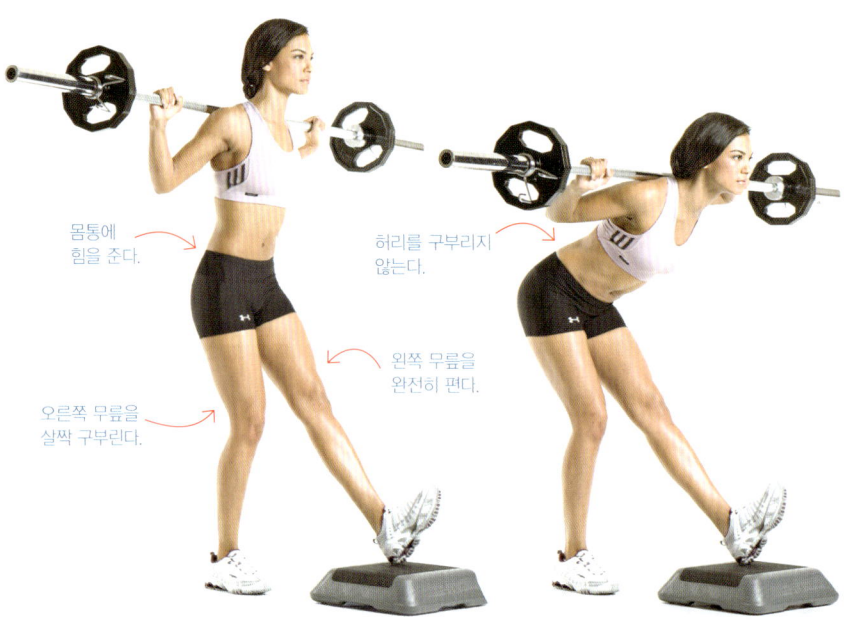

몸통에 힘을 준다.
허리를 구부리지 않는다.
오른쪽 무릎을 살짝 구부린다.
왼쪽 무릎을 완전히 편다.

Chapter 6

기본동작
덤벨 스트레이트-레그 데드리프트
Dumbbell Straight-Leg Deadlift

A

- 양손에 오버핸드 그립으로 덤벨을 들고 팔을 허벅지 앞으로 내린다.
- 발을 골반너비로 벌리고 무릎을 살짝 구부린다.

B

- 무릎 각도를 유지한 상태에서 골반을 구부려 몸통이 지면과 거의 수평을 이룰 때까지 상체를 기울인다.
- 최저지점에서 잠시 멈춘 다음, 몸통을 세우면서 시작 자세로 돌아간다.

몸통에 힘을 준다.

등을 계속 곧게 유지해야 한다.

덤벨을 몸에 최대한 가까이 유지하면서 위아래로 움직인다.

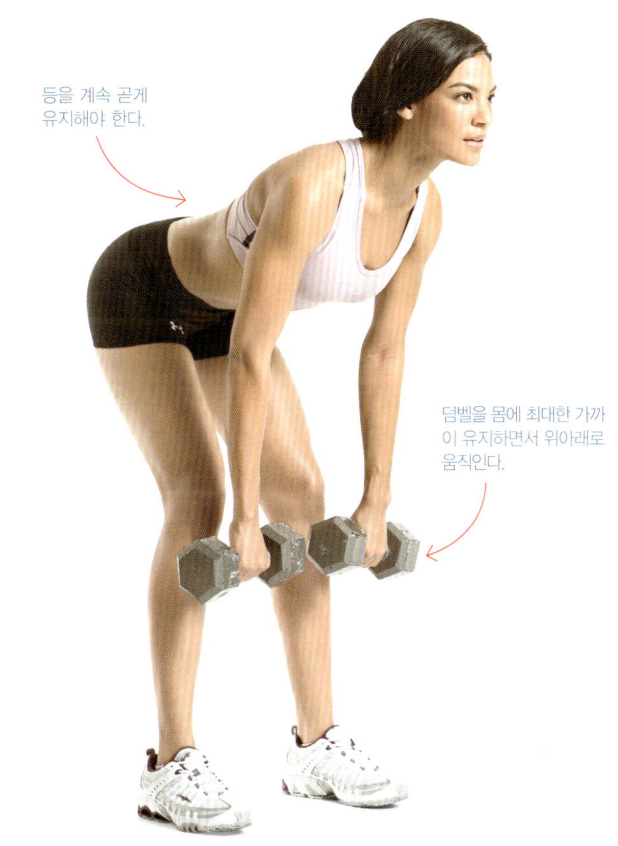

둔근과 슬와부근육군 | 스트레이트-레그 데드리프트
STRAIGHT-LEG DEADLIFTS

응용동작 #1
싱글-레그 덤벨 스트레이트-레그 데드리프트
Single-Leg Dumbbell Straight-Leg Deadlift

A
- 한쪽 다리로 균형을 잡으면서 덤벨 스트레이트-레그 데드리프트를 실시한다.

B
- 한쪽 다리로 정해진 반복 횟수를 완료한 다음, 발을 바꾸어 동일한 요령으로 반복한다.

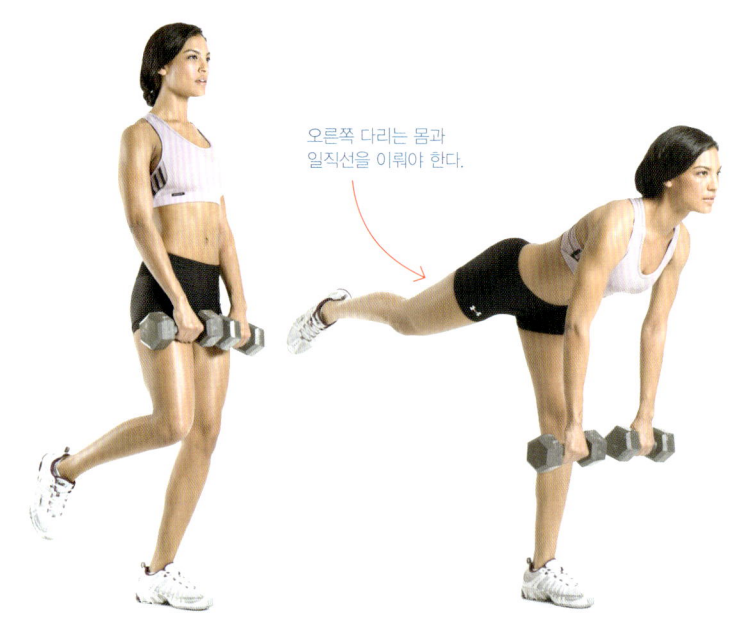

오른쪽 다리는 몸과 일직선을 이뤄야 한다.

응용동작 #2
로테이셔널 덤벨 스트레이트-레그 데드리프트
Rotational Dumbbell Straight-Leg Deadlift

A
- 오른손에 가벼운 덤벨을 들고 왼발로 균형을 잡고 서서 오른쪽 무릎을 살짝 구부린다.
- 무릎을 살짝 구부려서 오른발을 지면에서 들어 올린다.

B
- 왼쪽 무릎의 각도를 유지한 상태에서 골반을 구부려 몸통을 왼쪽 아래 방향으로 회전시킴과 동시에 덤벨이 왼발에 닿게 한다.
- 최저지점에서 잠시 멈춘 다음, 몸통을 세우면서 시작 자세로 돌아간다.
- 오른손에 덤벨을 들고 왼발로 서서 정해진 반복 횟수를 완료한 다음, 손과 발을 바꾸어 동일한 요령으로 반복한다.

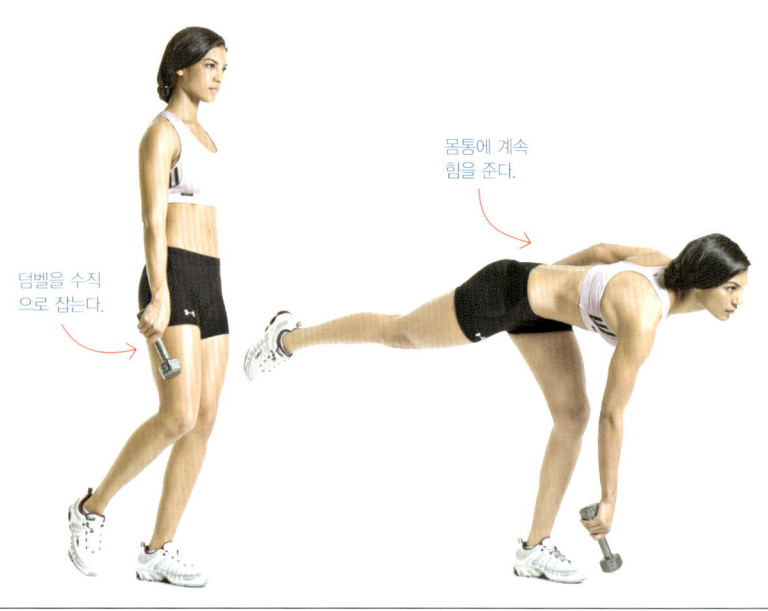

덤벨을 수직으로 잡는다.

몸통에 계속 힘을 준다.

Chapter 6

기본동작
케이블 풀 스루
Cable Pull Through

A
- 케이블 머신의 로우 풀리에 로프를 부착한다.
- 양손으로 각 로프 끝을 잡은 상태에서 중량 거치대를 등지고 선다.
- 상체와 지면이 45도 각도를 이룰 때까지 골반과 무릎을 구부려 몸통을 앞으로 기울인다.

B
- 골반을 앞으로 내밀고 상체를 세우면서 일어선다.

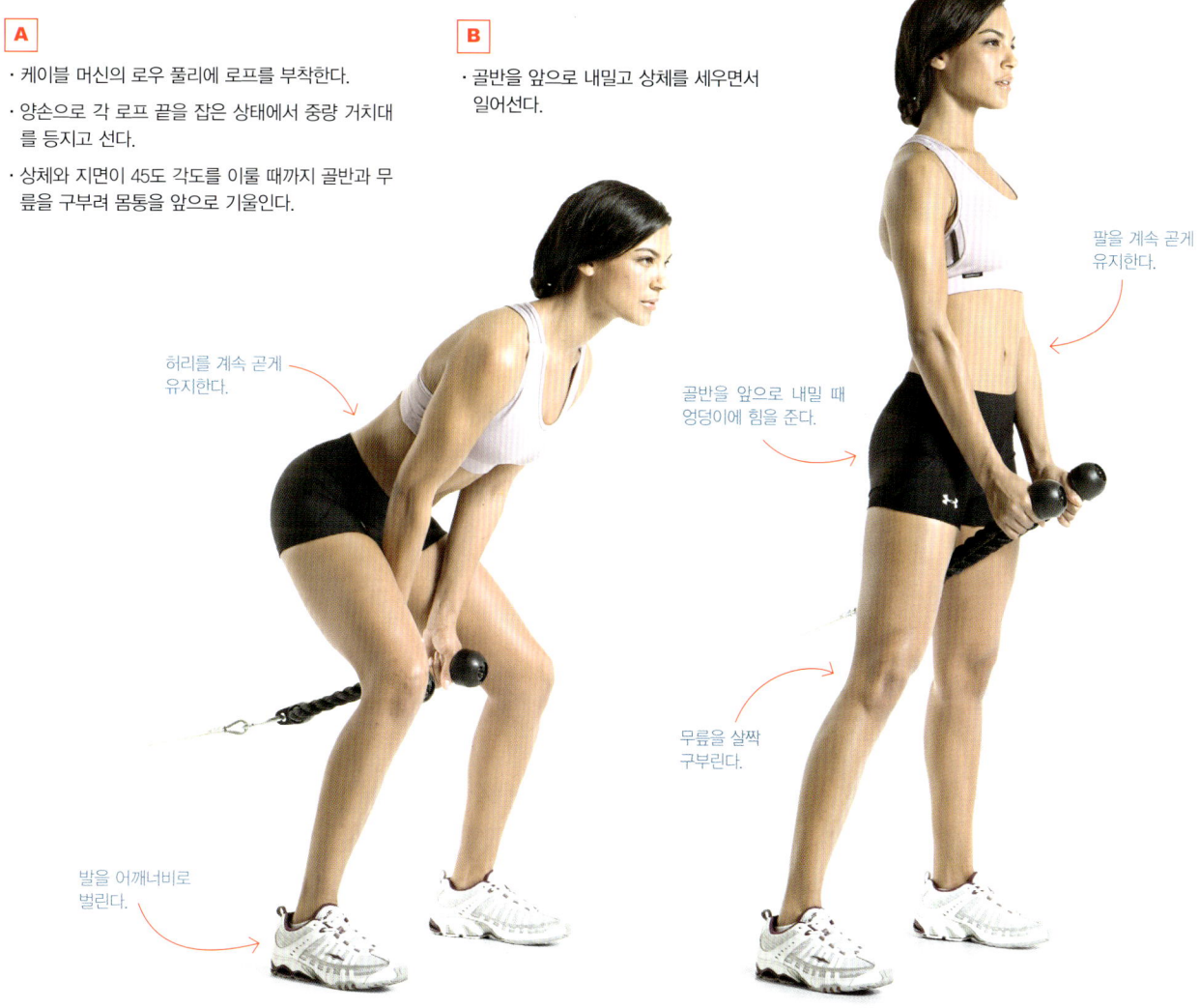

허리를 계속 곧게 유지한다.

팔을 계속 곧게 유지한다.

골반을 앞으로 내밀 때 엉덩이에 힘을 준다.

무릎을 살짝 구부린다.

발을 어깨너비로 벌린다.

149

둔근과 슬와부근육군 | 스텝업 STEPUPS

스텝업

스텝업의 목표 근육은 둔근과 슬와부근육군이다. 이 운동은 골반을 강하게 앞으로 내미는 동작이 필요하기 때문에 둔근과 슬와부근육군이 주로 활성화되지만, 중량을 이겨내면서 무릎을 펴는 동작을 취할 때는 대퇴사두근도 힘을 발휘한다.

기본동작
바벨 스텝업
Barbell Stepup

A
- 바벨을 등 상부에 올리고 벤치나 발판 앞에 선다. 그 다음 왼발을 그 위에 단단히 밀착시킨다.

B
- 왼쪽 다리가 완전히 펴질 때까지 왼쪽 뒤꿈치로부터 몸을 밀어 올리면서 발판 위에 올라선다.
- 그 다음 오른발이 지면에 닿도록 다시 몸을 내리면서 지면으로 내려간다. 이 동작을 반복한다.
- 왼쪽 다리로 정해진 반복 횟수를 완료한 다음, 다리를 바꾸어 동일한 요령으로 반복한다.

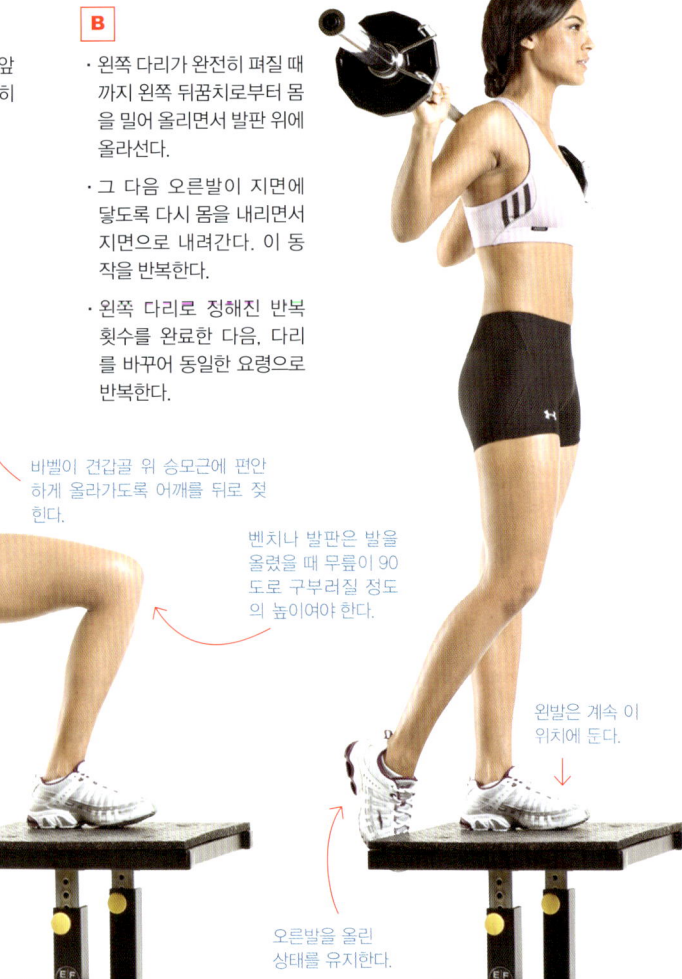

바벨이 견갑골 위 승모근에 편안하게 올라가도록 어깨를 뒤로 젖힌다.

벤치나 발판은 발을 올렸을 때 무릎이 90도로 구부러질 정도의 높이여야 한다.

왼발은 계속 이 위치에 둔다.

오른발을 올린 상태를 유지한다.

Chapter 6

기본동작
덤벨 스텝업
Dumbbell Stepup

A

- 양손에 덤벨을 들고 몸 옆으로 팔을 내린다. 그 상태에서 벤치나 발판 앞에 서서 왼발을 그 위에 단단히 밀착시킨다.
- 벤치나 발판은 발을 올렸을 때 무릎이 90도로 구부러질 정도의 높이여야 한다.

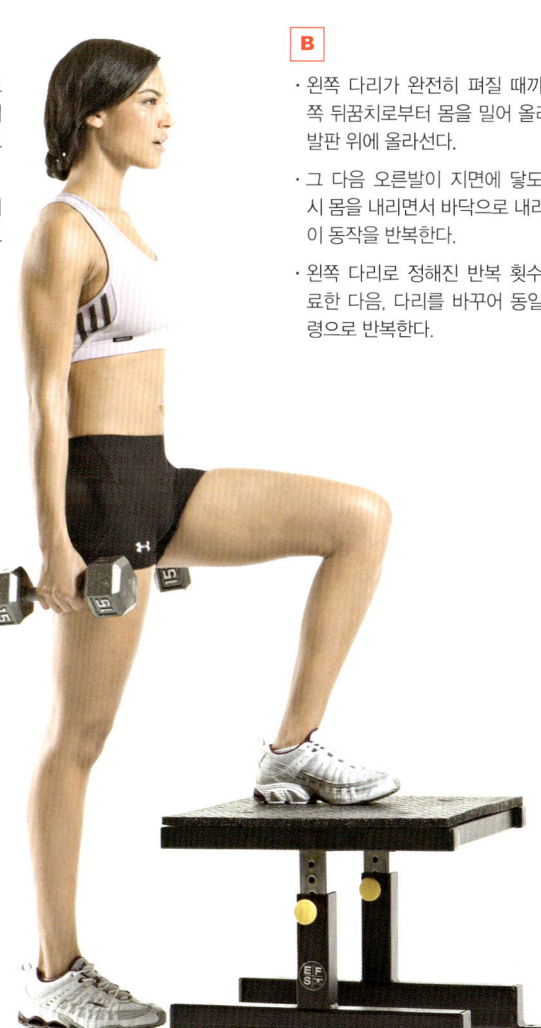

B

- 왼쪽 다리가 완전히 펴질 때까지 왼쪽 뒤꿈치로부터 몸을 밀어 올리면서 발판 위에 올라선다.
- 그 다음 오른발이 지면에 닿도록 다시 몸을 내리면서 바닥으로 내려간다. 이 동작을 반복한다.
- 왼쪽 다리로 정해진 반복 횟수를 완료한 다음, 다리를 바꾸어 동일한 요령으로 반복한다.

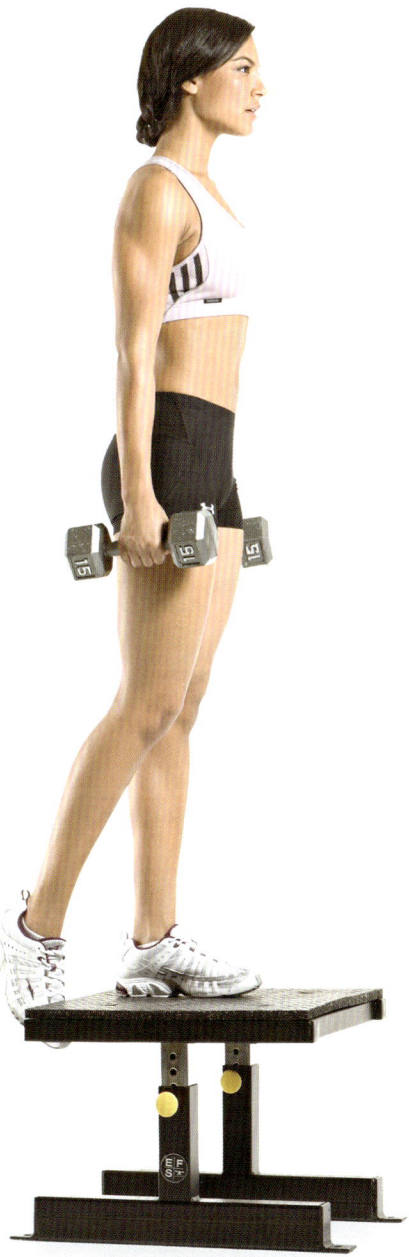

둔근과 슬와부근육군 | 스텝업 STEPUPS

응용동작 #1
래터럴 덤벨 스텝업
Lateral Dumbbell Stepup

A
- 양손에 덤벨을 들고 벤치나 발판의 왼쪽에 선다.
- 왼발을 그 위에 올린다.

B
- 왼쪽 다리가 완전히 펴질 때까지 왼쪽 뒤꿈치로부터 몸을 밀어 올리면서 발판 위에 올라선다.
- 몸을 내리면서 시작 자세로 돌아간다.
- 왼쪽 다리로 정해진 반복 횟수를 완료한 다음, 다리를 바꾸어 동일한 요령으로 반복한다.

오른발이 지면에 있을 때는 왼발과 평행을 이뤄야 한다.

응용동작 #2
크로스오버 덤벨 스텝업
Crossover Dumbbell Stepup

A
- 양손에 덤벨을 들고 벤치나 발판의 왼쪽에 선다.
- 오른발을 그 위에 올린다.

B
- 오른쪽 다리가 완전히 펴질 때까지 오른쪽 뒤꿈치로부터 몸을 밀어 올리면서 발판 위에 올라선다.
- 몸을 내리면서 시작 자세로 돌아간다.
- 오른쪽 다리로 정해진 반복 횟수를 완료한 다음, 다리를 바꾸어 동일한 요령으로 반복한다.

오른쪽 다리를 왼쪽 다리 앞으로 교차시켜 올린다.

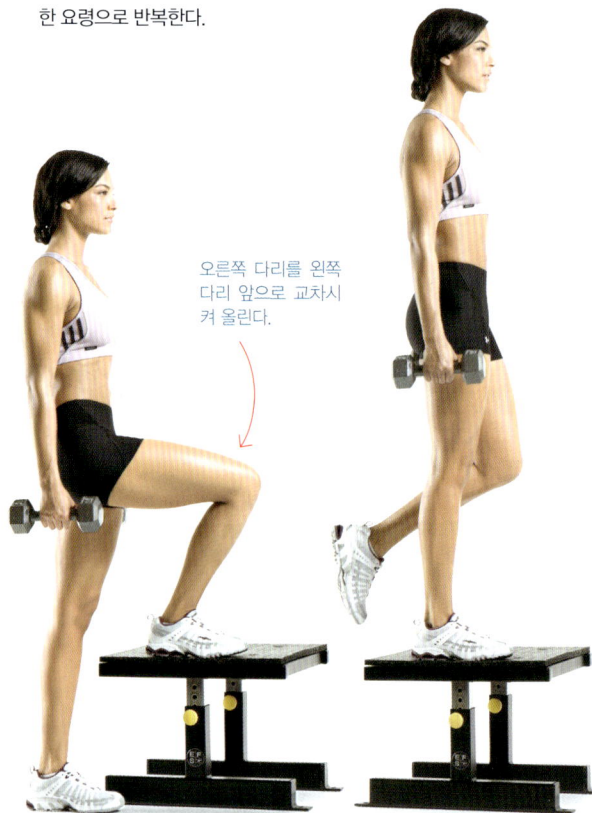

둔근과 슬와부근육군

우먼즈헬스 공개! 지금껏 경험하지 못한 고강도 슬와부근육군 운동

싱글-암 덤벨 스윙
Single-Arm Dumbbell Swing

이 운동은 슬와부근육군과 둔근을 폭발적으로 강화한다. 폭발적으로 강화한다는 것은 속근섬유를 집중적으로 강화한다는 의미이다. 속근섬유는 의자에서 일어나는 아주 단순한 동작을 비롯해 거의 모든 일상 동작에서 매우 중요한 역할을 하지만 나이가 들면서 가장 빠르게 위축되는 근섬유이기도 하다. 그런 의미에서 이 운동은 젊음을 유지해주는 운동이라고 할 수 있다. 또한 코어 근육, 대퇴사두근, 어깨 주변 근육을 동시에 강화하기 때문에 짧은 시간에도 운동의 효과를 극대화할 수 있다.

A
- 한 손에 오버핸드 그립으로 덤벨을 들고 팔을 몸 앞으로 곧게 뻗는다(양손에 덤벨을 들고 실시할 수도 있다.).
- 골반과 무릎을 구부리면서 몸통이 지면과 45도를 이룰 때까지 상체를 앞으로 기울인다.
- 그 상태에서 다리 사이에서 덤벨을 다리 사이로 스윙시킨다.

B
- 팔을 곧게 편 상태를 유지하면서 골반을 앞으로 내밀면서 동시에 무릎을 펴며 일어선다. 이와 동시에 덤벨을 가슴 높이까지 스윙시켜 들어 올린다.
- 덤벨을 다시 다리 사이로 스윙시키면서 쪼그려 앉는다.
- 덤벨은 앞뒤로 강하게 스윙시킨다.

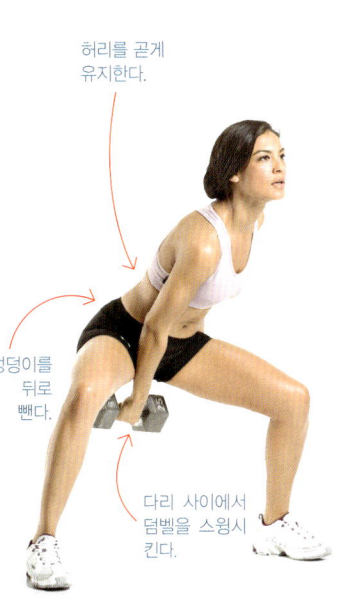

- 허리를 곧게 유지한다.
- 엉덩이를 뒤로 뺀다.
- 다리 사이에서 덤벨을 스윙시킨다.

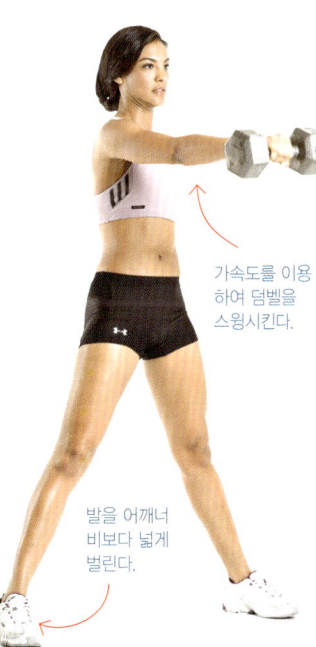

- 가속도를 이용하여 덤벨을 스윙시킨다.
- 발을 어깨너비보다 넓게 벌린다.

보너스 운동!
케틀벨 스윙
Kettlebell Swing

- 덤벨 대신 케틀벨을 들고 똑같은 동작을 취한다.

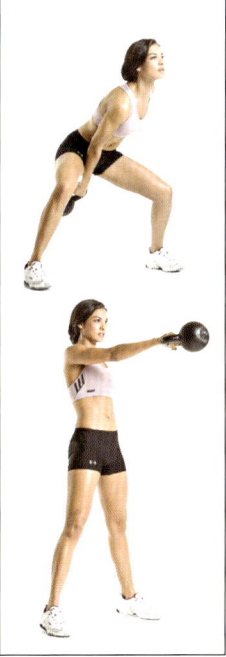

Chapter 7: 코어 운동

Core

 즘에는 하루가 멀다 하고 복근을 만들어 준다는 새로운 상품의 광고가 쏟아져 나온다. 이를 미루어 짐작컨대, 아마도 운동기구들 가운데 사람들이 가장 돈을 많이 들이는 기구는 복근용 운동기구일 것이다. 복근, 아니 좀 더 정확히 말해, 허리와 골반 주변의 근육들을 비롯한 코어 근육들은 인간의 모든 동작과 관련이 있다. 웨이트트레이닝을 하는 데에만 코어 근육이 필요한 것은 아니다. 코어 근육들이 없으면 똑바로 서거나 앉을 수도 없을 것이다.

 물론 여성이 날씬한 배를 원하는 이유는 따로 있다. 여자들이 라인이 잡힌 복근을 갖고 싶어 하는 진짜 이유는 사람들의 시각적 관심을 끌고 싶기 때문이다. 날씬한 배는 아마도 건강하고 탄탄한 몸의 상징일 것이다. 살짝 라인이 살아 있는 복근은 보기에도 좋지만 기능적인 면에서도 중요하다는 사실을 기억하자.

코어 운동의 보너스 효과

- **장수:** 약 8,000명 이상을 대상으로 13년에 걸쳐 진행했던 캐나다의 한 연구에 의하면, 연구 대상자들 가운데 복근을 비롯한 코어 근육들이 가장 약했던 사람들은 가장 강했던 사람들보다 사망률이 2배 이상 높았다.
- **근력 상승:** 코어 근육이 강하면 척추를 잘 지탱할 수 있고, 척추가 탄탄하면 몸 전체가 구조적으로 더욱 튼튼해진다. 그리고 몸 전체가 구조적으로 튼튼하면 어떤 운동이든지 더 무거운 중량을 쓸 수 있게 된다.
- **요통 예방:** 캘리포니아 주립대학 연구진에 의하면, 10주 동안 코어 근육 운동 프로그램을 진행한 사람들의 경우 요통을 겪을 가능성이 30% 감소한다.

몸통을 이루는 근육들

복근 Abdominals

복근 중에서도 식스팩으로 잘 알려져 있는 부분이 복직근[1]이다. 복직근은 근막[A]이라는 조밀한 결합조직으로 분리된 8개의 구획으로 이루어져 있다. 복직근은 허리를 잡아 펴는 역할을 하는 몸 반대편의 근육들과 상호작용하여 척추를 안정적으로 유지한다. 복직근의 또 다른 역할은 골반을 향해 몸통을 잡아당기는 것이다. 싯업이나 크런치 같은 동작을 통해 복근을 강화하는 것도 바로 그 때문이다. 하지만 복직근을 비롯한 코어 근육을 강화하는 데 가장 좋은 것은 플랭크나 사이드 플랭크 같이 척추를 안정시키는 운동이다.

몸통 측면에 위치한 복근으로는 외복사근[2]과 내복사근[3]이 있다. 외복사근과 내복사근은 몸통을 측면으로 구부리거나 좌우로 회전시키는 동작을 일으킨다. 하지만 가장 중요한 역할은 몸통이 아무렇게나 돌아가지 않도록 몸통을 잡아주는 것이다. 외복사근과 내복사근을 강화하는 운동으로는 닐링 로테이셔널 촙 같은 회전성 운동과 닐링 스테빌리티 촙 같은 반회전성 운동이 있다.

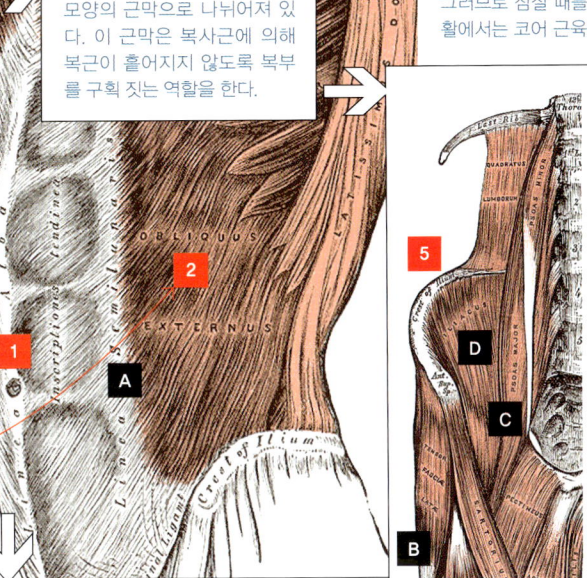

복근은 백선(白線)이라는 긴 띠 모양의 근막으로 나뉘어져 있다. 이 근막은 복사근에 의해 복근이 흩어지지 않도록 복부를 구획 짓는 역할을 한다.

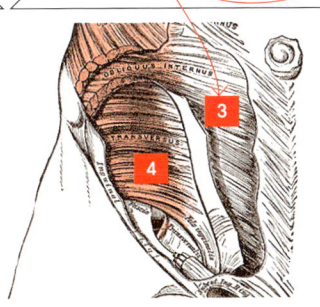

가장 깊은 곳에 있는 복근은 복횡근[4]이다. 복횡근은 복직근과 복사근 아래에 위치하며, 힘을 주어 배를 집어넣을 때처럼 복벽을 안쪽으로 잡아당기는 역할을 한다.

코어 근육의 의미

복근이라는 말과 코어 근육이라는 말은 혼용되고 있지만 정확히 같은 말은 아니다. 코어 근육이란 사실 척추를 고정시켜 몸통을 세우는 허리, 골반 주변에 있는 20개 이상의 근육들을 통칭하는 말이다. 또한 코어 근육들은 몸통을 앞, 뒤, 옆으로 구부리고 회전시키는 역할을 한다. 그러므로 잠잘 때를 제외한 나머지 모든 일상생활에서는 코어 근육이 매우 중요하다.

골반 주변 근육 Hips

골반 앞쪽에 위치한 고관절 굽힘근[5]이라는 근육군은 코어 근육의 근력에 지대한 영향을 미친다. 왜냐하면 이 근육들은 몸통의 토대라고 할 수 있는 척추와 골반 부위에서부터 시작하기 때문이다. 고관절 굽힘근에는 여러 가지가 있지만 그 가운데에서도 가장 중요한 것은 대퇴근막장근[B], 요근[C], 장골근[D]이다. 이름에서 짐작할 수 있듯이 이 근육들은 가슴을 향해 허벅지를 들어 올리는 동작을 취할 때처럼 고관절을 구부리는 역할을 한다. 이 근육들은 리버스 크런치나 행잉 레그 레이즈 같은 운동을 통해 강화할 수 있다.

허리 주변 근육 Lower Back

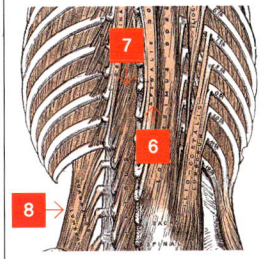

코어 근육의 근력에 영향을 미치는 허리 주변의 근육은 많지만 그 가운데에서도 가장 중요한 것은 척추기립근[6], 다열근[7], 요방형근[8]이다. 이 근육들은 척추를 안정적으로 유지하는 한편, 척추를 뒤와 옆으로 구부리는 역할을 한다. 이 근육들을 강화하는 데 가장 좋은 것은 플랭크, 사이드 플랭크, 프론 코브라 같이 머리를 구부리거나 당기는 동작들로 구성된 안정성 강화 운동들이다.

Chapter 6에서 다뤘던 대둔근의 경우, 위치상으로는 엉덩이 근육에 속하지만 코어 근육과도 관련이 있다. 대둔근은 결합조직을 통해 허리에 부착되어 있기 때문에 다른 코어 근육들과 함께 작용한다.

코어 근육 | 안정성 강화 운동 STABILITY EXERCISES

이번 장에서는 58가지 이상의 코어 근육 운동들을 살펴본다. 각 부위별 섹션의 앞부분에는 기본동작이 나와 있다. 응용동작을 연습하기 전에 먼저 이 기본동작을 마스터하자. 기본동작을 충실히 마치고 나면 어떤 응용동작이든 실수 없이 할 수 있을 것이다.

안정성 강화 운동

이 운동들은 척추를 안정시키는 능력을 강화한다. 허리를 건강하게 유지하고 모든 스포츠 능력을 극대화하려면 반드시 척추가 굳건해야 한다. 뿐만 아니라 이 운동들은 식스팩을 만드는 복직근을 비롯해 복근을 강화하는 효과도 매우 뛰어나다.

기본동작
플랭크
Plank

- 푸시업 기본자세에서 팔꿈치를 구부려 손 대신 전완에 체중을 싣는다.
- 이때 몸은 발목부터 어깨까지 일직선을 이뤄야 한다.
- 복부를 가격당할 때처럼 복근에 힘을 주어 코어 근육 전체를 수축시킨다.
- 심호흡을 하면서 이 자세를 30초 동안 유지한다.

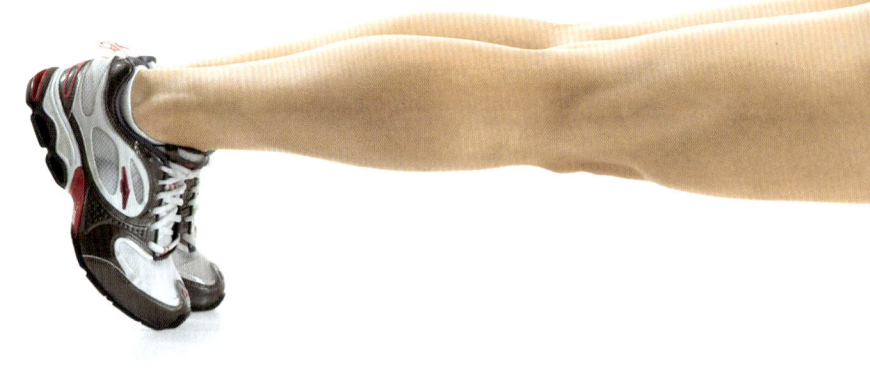

Chapter 7

> **플랭크 자세를 30초 동안 유지할 수 없다면,** 5~10초 동안 자세를 유지한 다음 5초를 쉬는 방식을 반복한다. 이때 휴식시간을 제외한 총 자세 유지 시간이 30초가 되도록 시간을 배정하며, 매번 동작을 반복할 때마다 자세 유지 시간을 늘리고 반복 횟수를 줄이도록 노력한다. 또, 기본 플랭크 대신 45도 플랭크나 닐링 플랭크, 코드루페드 같이 운동의 난이도를 조금씩 높여가는 방법을 쓸 수도 있다.

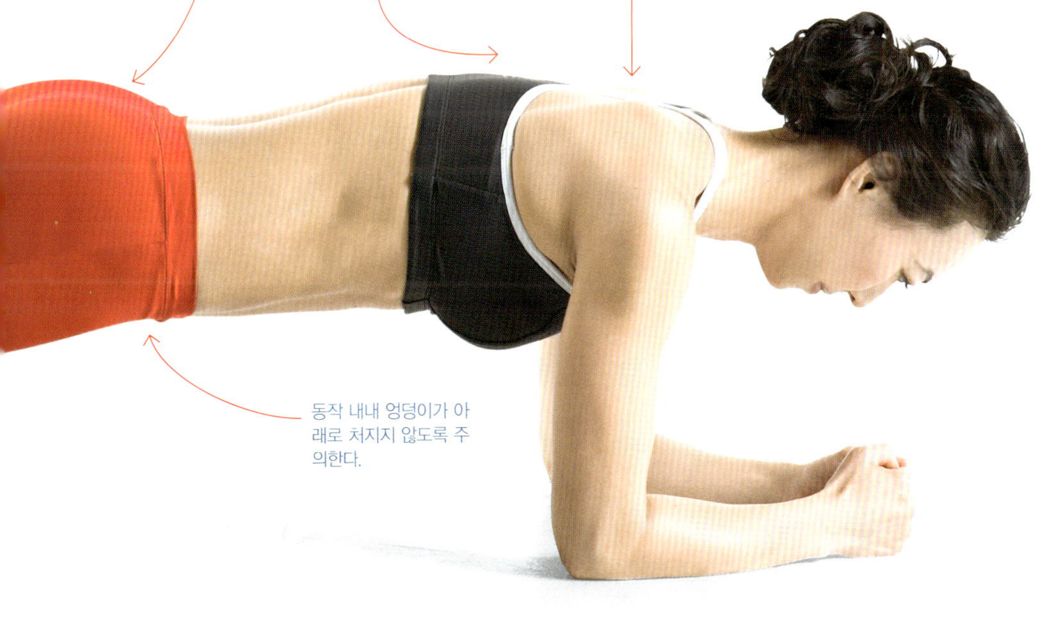

WARNING!
크런치에 대한 오해

버지니아대학 연구진은 지방을 약 500그램 연소시키려면 크런치를 25만 번이나 해야 한다는 사실을 발견했다. 그러려면 7년 동안 하루도 빠짐없이 크런치를 매일 100회씩 실시해야 한다. 이처럼 단순하게 부분적인 근육만 움직여서는 뱃살 아래 파묻혀 있는 복근을 꺼집어낼 수가 없다. 가장 좋은 방법은 하체와 등에 분포된 큰 근육들을 중심으로 몸 전체의 근육을 움직여 지방을 연소시키는 것이다. 더 많은 근육을 움직일수록 더 많은 칼로리가 소모된다는 당연한 원리를 기억하자.

- 엉덩이에 힘을 준다.
- 등 위에 빗자루를 얹어 놓듯이 머리, 등 상부, 엉덩이를 일직선으로 유지한다.
- 팔꿈치가 어깨 바로 아래에 오게 한다.
- 동작 내내 엉덩이가 아래로 처지지 않도록 주의한다.

코어 근육 | 안정성 강화 운동 STABILITY EXERCISES

응용동작 #1
45도 플랭크
45-Degree Plank

· 전완을 바닥 대신 벤치에 올린다.

팔꿈치를 벤치에 올리면 체중을 덜 지탱해도 되기 때문에 동작이 좀 더 쉬워진다.

팔과 몸통이 직각을 이루도록 팔꿈치를 위치시킨다.

응용동작 #2
닐링 플랭크
Kneeling Plank

· 다리를 펴는 대신 무릎을 구부린다. 무릎을 구부리면 체중을 덜 지탱해도 된다.

무릎부터 어깨까지 몸 전체가 일직선이 되게 한다.

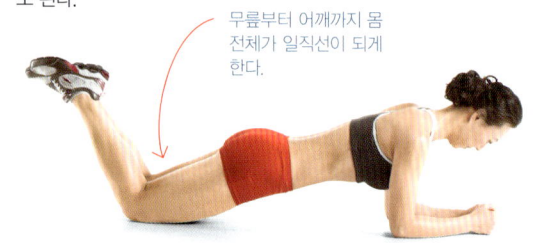

응용동작 #3
엘리베이티드-피트 플랭크
Elevated-Feet Plank

· 양쪽 발을 벤치에 올린다.

발을 높이 올리면 난이도가 높아진다.

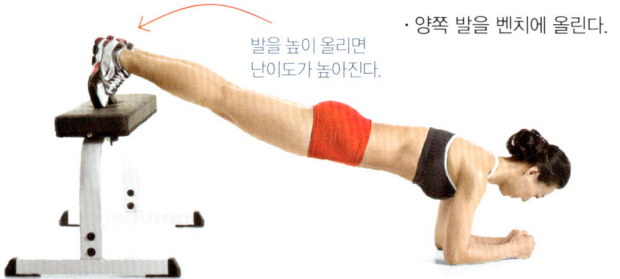

응용동작 #4
싱글-레그 엘리베이티드-피트 플랭크
Single-Leg Elevated-Feet Plank

· 한쪽 발을 벤치에 올리고 반대쪽 발은 벤치로부터 약 20센티미터 들어올린다. 세트마다 발을 바꾼다.

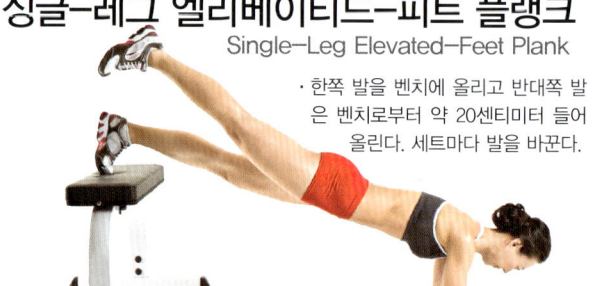

응용동작 #5
익스텐디드 플랭크 Extended Plank

· 전완 대신 손으로 체중을 지탱한다(기본 푸시업 자세). 강도를 높이려면 손을 앞으로 이동한다.

손을 앞으로 이동할수록 난이도가 높아진다.

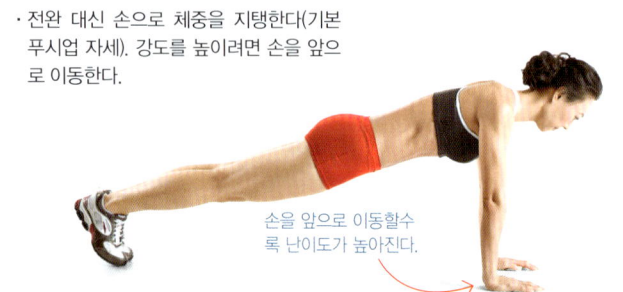

응용동작 #6
레그 리프트 와이드-스탠스 플랭크
Wide-Stance Plank with Leg Lift

· 발을 어깨너비보다 넓게 벌린 상태에서 한쪽 발을 지면으로부터 약 20센티미터 들어올린다. 세트마다 발을 바꾼다.

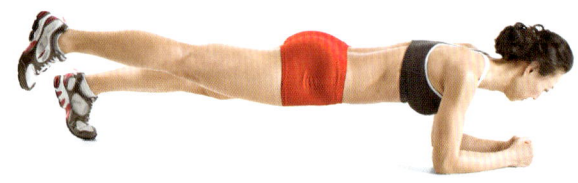

Chapter 7

응용동작 #7
다이아고널 암 리프트 와이드-스탠스 플랭크
Wide-Stance Plank with Diagonal Arm Lift

- 양쪽 발을 서로 붙이는 대신 발을 어깨너비보다 넓게 벌린다.
- 엄지손가락이 위를 향하도록 오른팔을 몸통으로부터 대각선으로 곧게 뻗는다.
- 이 자세를 5~10초 동안 유지하고 팔을 바꾼다. 여기까지가 1회 반복이다.

응용동작 #8
오포지트 암 앤드 레그 리프트 와이드-스탠스 플랭크
Wide-Stance Plank with Opposite Arm and Leg Lift

- 발을 어깨너비보다 넓게 벌린다.
- 왼발과 오른팔을 지면에서 들어 올린 상태로 5~10초 동안 자세를 유지한 다음, 팔과 다리를 바꾸어 동일한 요령으로 반복한다. 여기까지가 1회 반복이다.

> 팔과 다리를 들어 올릴 때는 골반과 몸통의 자세를 일정하게 유지하도록 집중한다.

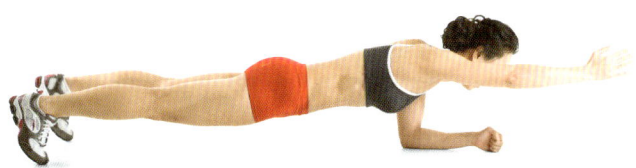
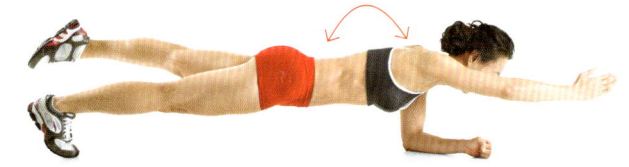

응용동작 #9
스위스볼 플랭크
Swiss-Ball Plank

- 양쪽 발을 스위스볼 위에 올리고 자세를 취한다.

> **복근 강화**
> 캐나다 연구진은 스위스볼을 이용하면 지면에서 자세를 취할 때보다 복근에 힘이 거의 2배나 더 들어간다는 사실을 발견했다.

응용동작 #10
피트 온 벤치 스위스볼 플랭크
Swiss-Ball Plank with Feet on Bench

- 전완을 스위스볼 위에 올리고 발을 벤치에 올린 상태에서 자세를 위한다.

> 벤치 위에 발을 올리면 지면에서 자세를 취할 때처럼 팔꿈치와 발의 높이가 동일해지기 때문에 스위스볼의 불안정성을 보다 잘 활용할 수 있다.

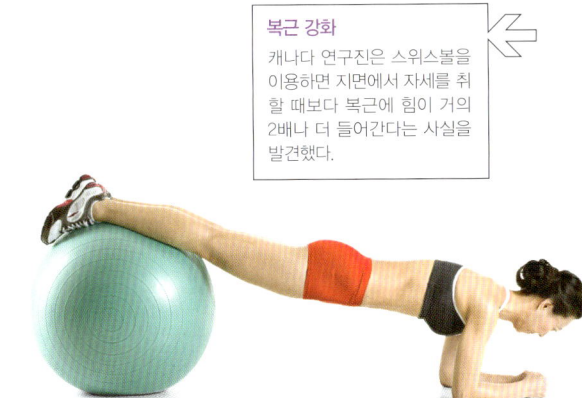
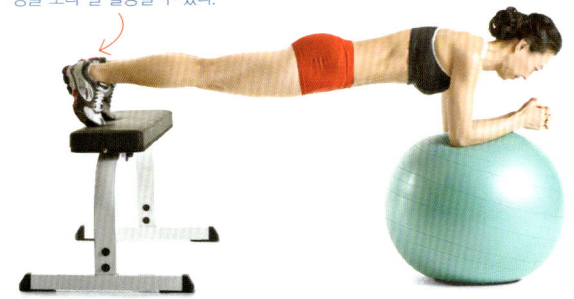

코어 근육 | 안정성 강화 운동 STABILITY EXERCISES

기본동작
콰드루페드
Quadruped

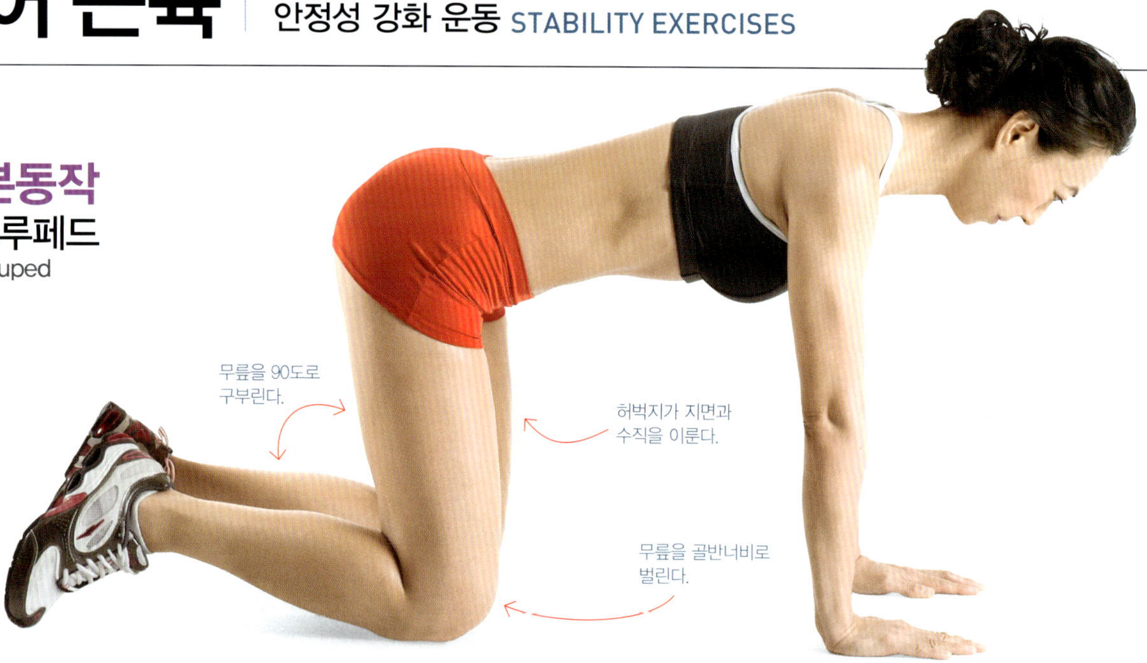

A
- 팔을 어깨너비로 벌린 상태에서 손바닥과 무릎을 바닥에 대고 엎드린다.
- 허리와 복부가 자연스러운 자세를 이루도록 몸통을 이완시킨다.

B
- 허리가 굽지 않도록 복부를 가격 당하듯이 복근에 힘을 준 상태로 심호흡을 하면서 5~10초 동안 자세를 유지한다. 여기까지가 1회 반복이다.

응용동작 #1
파이어 하이드런트 인-아웃 Fire Hydrant In-Out

A
- 허리가 굽지 않도록 자세를 유지한 상태에서 오른쪽 무릎을 최대한 가슴 가까이로 끌어당긴다(이때 무릎이 생각만큼 앞으로 많이 나아가지는 않을 것이다.).

B
- 그 상태에서 허벅지를 옆으로 벌려 올린다. 이때 골반은 움직이지 않는다.

C
- 오른쪽 다리가 몸통과 일직선을 이룰 때까지 오른쪽 다리를 뒤로 차올린다. 여기까지가 1회 반복이다.

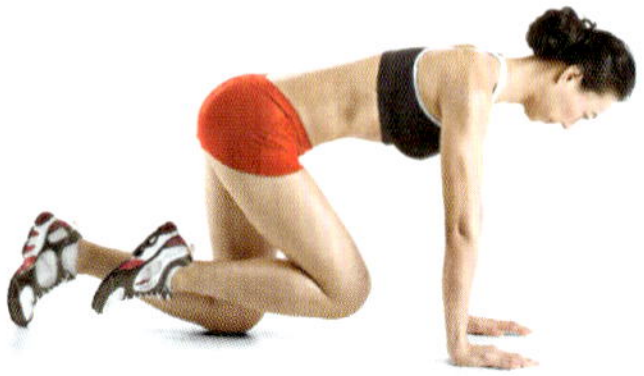

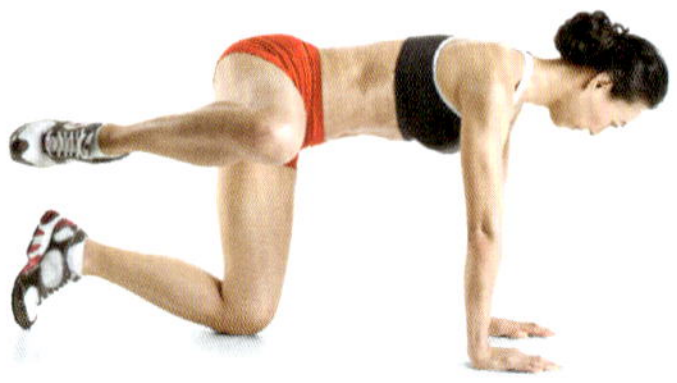

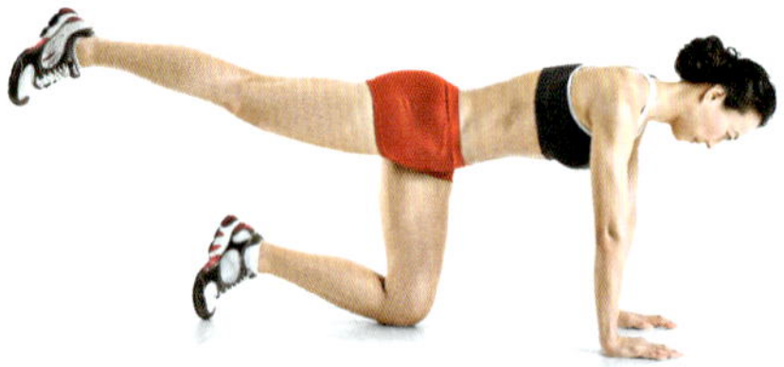

Chapter 7

응용동작 #2
레그 리프트 콰드루페드
Quadruped with Leg Lift

- 허리가 굽지 않도록 자세를 유지한 상태에서 왼쪽 다리를 뒤로 뻗어 올려 몸통과 일직선을 만든다. 이 자세를 5~10초 동안 유지한다.
- 시작 자세로 돌아가서 다리를 바꾸어 같은 요령으로 반복한다.

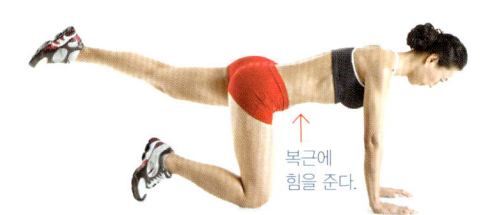

응용동작 #3
버드 도그
Bird Dog

- 근에 힘을 주고 오른팔과 왼쪽 다리를 몸통과 일직선이 되도록 들어 올린다. 이 자세를 5~10초 동안 유지한다.
- 시작 자세로 돌아가서 다리를 바꾸어 같은 요령으로 반복한다.

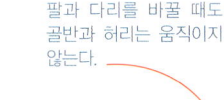

팔과 다리를 바꿀 때도 골반과 허리는 움직이지 않는다.

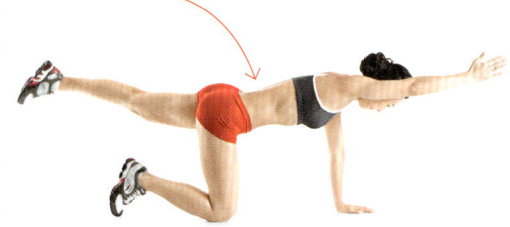

스위스볼 오포지트 암 앤드 레그 리프트
Swiss-Ball Opposite Arm and Leg Lift

- 배꼽을 스위스볼의 중심에 맞추고 스위스볼 위에 엎드린다.
- 양쪽 발의 볼 부분과 양손으로 지면을 짚는다.
- 복근에 힘을 주고 오른팔과 왼쪽 다리를 몸통과 일직선이 되도록 들어 올린다. 이 자세를 5~10초 동안 유지한다.
- 시작 자세로 돌아가서 다리를 바꾸어 같은 요령으로 반복한다.

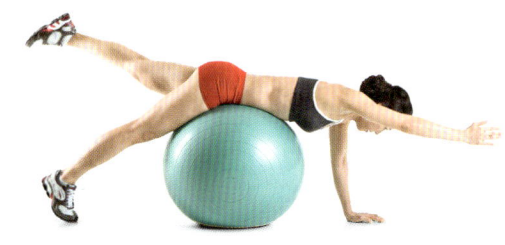

캣 캐멀
Cat Camel

- 양쪽 무릎과 손바닥으로 지면을 짚는다.
- 허리를 부드럽게 구부린 다음, 어깨 사이로 머리를 내리면서 천정을 향해 등 상부를 구부린다. 여기까지가 1회 반복이다.
- 갑작스럽게 움직이지 않도록 주의하면서 등을 올렸다 내리는 동작을 반복한다.

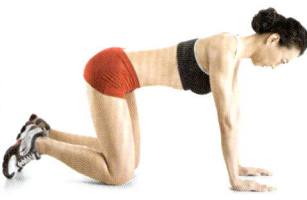
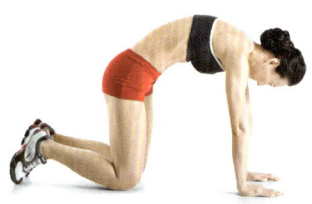

요통 방지

캣 캐멀은 동작이 우스워 보일 수도 있다. 하지만 좁은 범위 내에서 척추를 천천히 구부렸다 펴는 동작을 반복하면 코어 근육이 이완되기 때문에 다른 운동을 준비하는 효과를 극대화할 수 있다. 또한 이 동작은 척추 사이로 나와 있는 허리신경을 정리하는 효과도 있기 때문에 요통을 방지하는 데에도 도움이 된다. 척추 사이에 신경이 눌리면 좌골 신경통 같이 고통스러운 증상이 나타날 수 있다. 이미 척추 사이에 신경이 눌려 있는 경우에도 이 운동을 통해 증상을 완화할 수 있다. 캣 캐멀은 5~10회 정도 반복하는 것이 좋다.

코어 근육 | 안정성 강화 운동 STABILITY EXERCISES

기본동작
사이드 플랭크
Side Plank

A
- 무릎을 펴고 몸의 왼쪽 측면으로 바닥에 눕는다.
- 왼쪽 팔꿈치와 전완으로 상체를 지탱해 올린다.

B
- 복부를 가격 당한듯이 복근을 강하게 수축시키면서 코어 근육에 힘을 준다.
- 발목부터 어깨까지 몸 전체가 일직선을 이루도록 골반을 들어 올린다.
- 동작을 취하는 동안 심호흡을 한다.
- 이 자세를 30초 동안 유지한다. 여기까지가 1세트이다.
- 몸을 반대로 바꾸어 동일한 요령으로 반복한다.

> 이 자세를 30초 동안 유지할 수 없다면, 5~10초 동안 자세를 유지한 다음 5초를 쉬는 방식을 반복한다. 이 때 휴식시간을 제외한 총 자세 유지 시간이 30초가 되도록 시간을 배정하며, 매번 동작을 반복할 때마다 자세 유지 시간을 늘리고 반복 횟수를 줄이도록 노력한다.

- 오른손을 골반 위에 올린다.
- 머리와 몸이 일직선을 이뤄야 한다.
- 골반을 들어 올려 앞으로 내민 자세를 유지한다.
- 팔꿈치는 어깨 아래에 위치한다.

Chapter 7

응용동작 #1
변형 사이드 플랭크
Modified Side Plank

· 무릎을 90도로 구부린다.

무릎을 구부리면 들어 올려야 할 체중이 줄어든다.

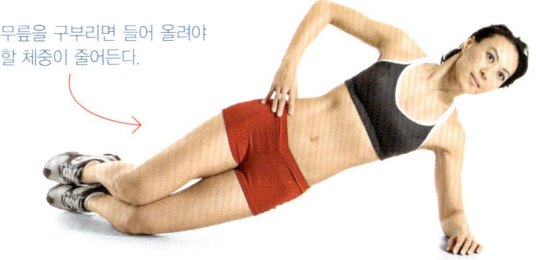

응용동작 #2
롤링 사이드 플랭크
Rolling Side Plank

· 오른쪽 옆으로 누워 사이드 플랭크 자세를 취한 상태에서 1~2초 동안 자세를 유지한다. 그 다음 몸을 돌려 플랭크 자세로 전환하여 1초 동안 양쪽 팔꿈치로 몸을 지탱한다. 그 다음 다시 몸을 돌려 왼쪽 팔꿈치로 사이드 플랭크 자세를 취하고 1~2초 동안 자세를 유지한다. 여기까지가 1회 반복이다. 자세를 바꿀 때마다 몸 전체를 하나의 덩어리처럼 부드럽게 굴린다.

응용동작 #3
피트 온 벤치 사이드 플랭크
Side Plank with Feet on Bench

· 양쪽 발을 벤치 위에 올린다.

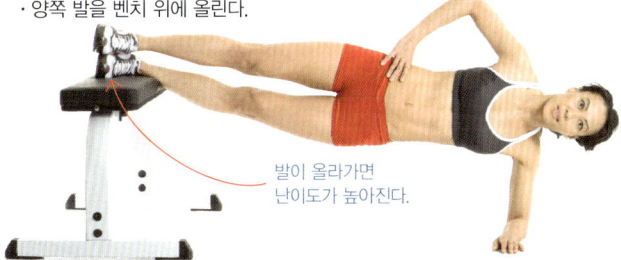

발이 올라가면 난이도가 높아진다.

응용동작 #4
피트 온 스위스볼 사이드 플랭크
Side Plank with Feet on Swiss Ball

· 전완을 스위스볼 위에 올린다.

스위스볼은 불안정하기 때문에 코어 근육에 힘이 훨씬 더 많이 들어간다.

응용동작 #5
싱글-레그 사이드 플랭크
Single-Leg Side Plank

· 위쪽 다리를 최대한 높이 들어 올린 상태에서 자세를 유지한다.

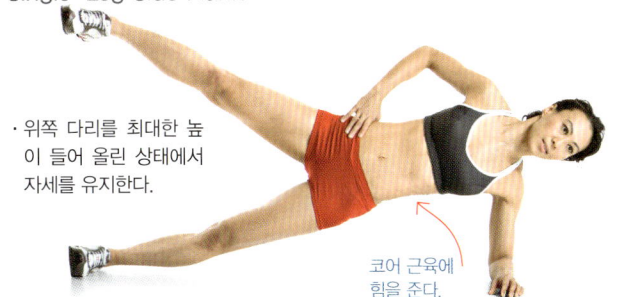

코어 근육에 힘을 준다.

응용동작 #6
니 터크 사이드 플랭크
Side Plank with Knee Tuck

· 가슴을 향해 아래쪽 다리를 구부려 올린 상태에서 자세를 유지한다.

골반을 아래로 내리거나 허리를 구부리지 않는다.

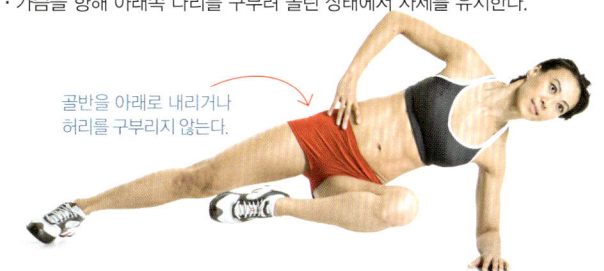

163

코어 근육 | 안정성 강화 운동 STABILITY EXERCISES

기본동작
마운틴 클라이머
Mountain Climber

A
- 팔을 완전히 펴고 푸시업 자세를 취한다.

B
- 오른발을 들고 무릎을 천천히 가슴을 향해 최대한 끌어 올린다.
- 오른발을 지면에 댄다.
- 시작 자세로 돌아간다.
- 왼발도 같은 요령으로 반복한다. 30초 동안 번갈아 실시한다.

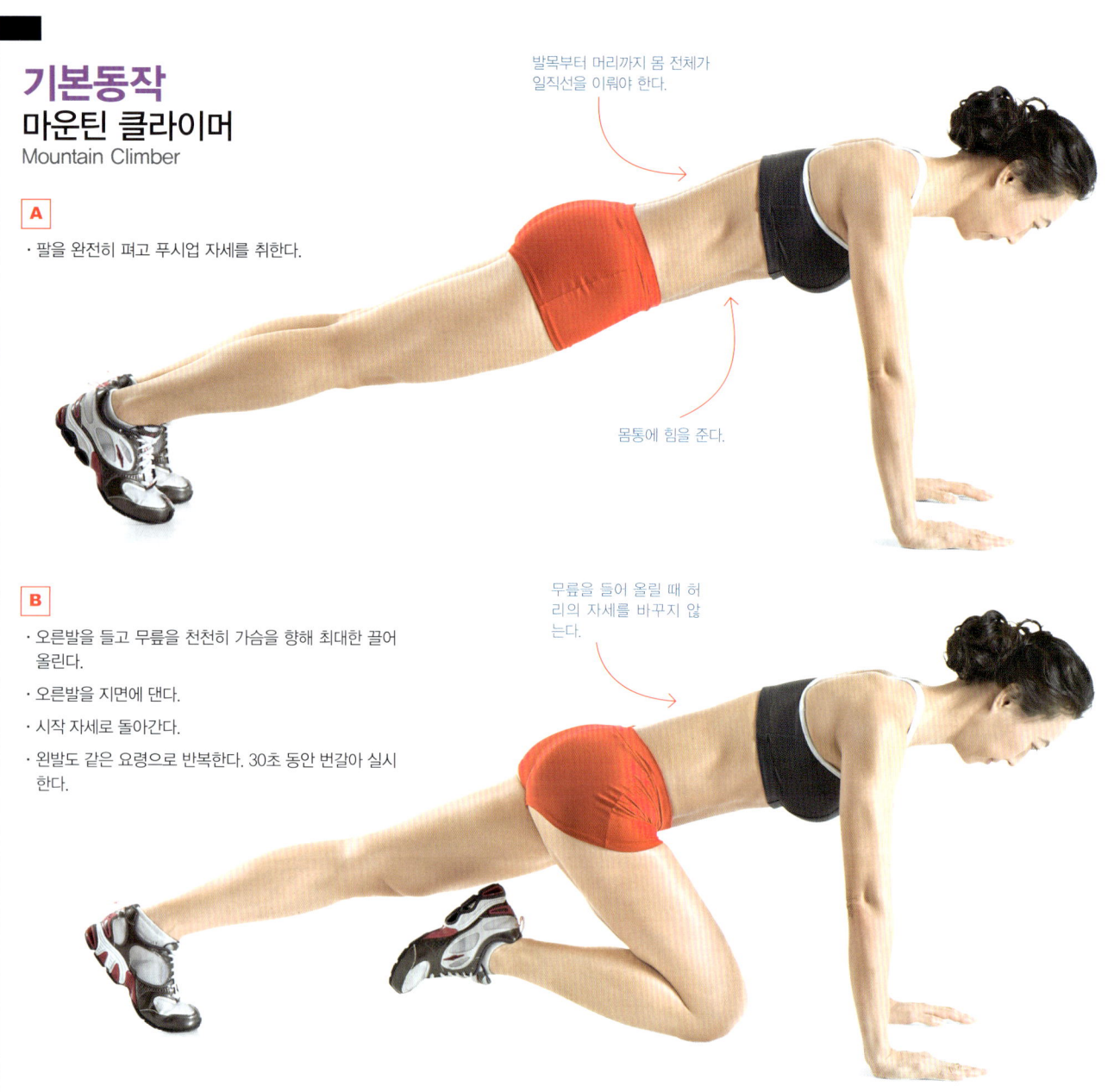

발목부터 머리까지 몸 전체가 일직선을 이뤄야 한다.

몸통에 힘을 준다.

무릎을 들어 올릴 때 허리의 자세를 바꾸지 않는다.

Chapter 7

응용동작 #1
핸드 온 벤치 마운틴 클라이머
Mountain Climber with Hands on Bench

· 손을 벤치에 올리고 양쪽 무릎을 번갈아 들어 올린다.

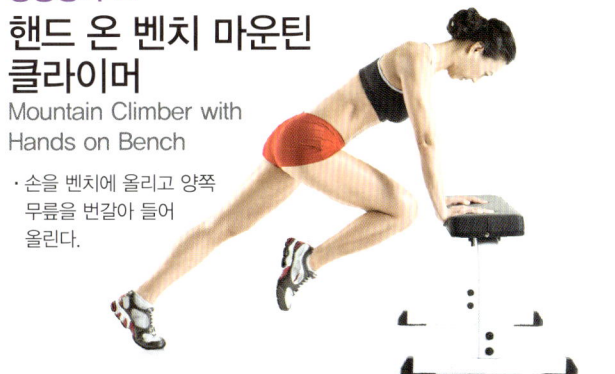

응용동작 #2
핸드 온 메디신볼 마운틴 클라이머
Mountain Climber with Hands on Medicine Ball

· 손을 메디신볼 위에 올리고 양쪽 무릎을 번갈아 들어 올린다.

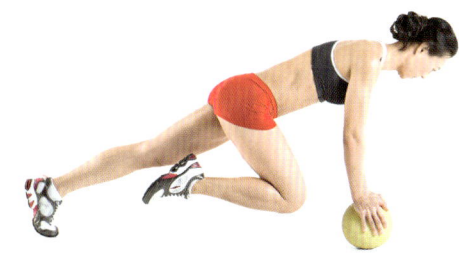

응용동작 #3
핸드 온 스위스볼 마운틴 클라이머
Mountain Climber with Hands on Swiss Ball

· 손을 스위스볼 위에 올리고 양쪽 무릎을 번갈아 들어 올린다.

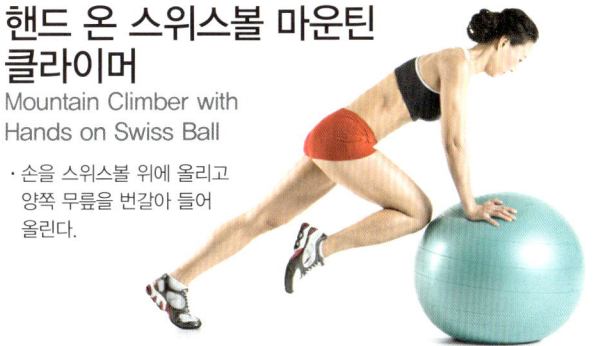

응용동작 #4
피트 온 발슬라이드 마운틴 클라이머
Mountain Climber with Feet on Valslides

· 양쪽 발을 발 슬라이드 위에 올리고 가슴을 향해 무릎을 한 쪽씩 번갈아가며 밀어 올린다.

벤치, 스위스볼, 메디신볼 위에 손을 올리고 실시할 수도 있다.

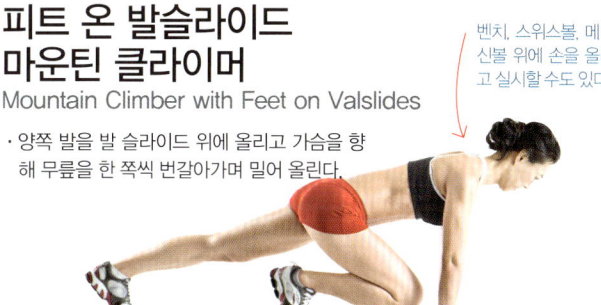

응용동작 #5
크로스-바디 마운틴 클라이머
Cross-Body Mountain Climber

· 왼쪽 팔꿈치를 향해 오른쪽 무릎을 들어 올렸다 내린 다음, 오른쪽 팔꿈치를 향해 왼쪽 무릎을 들어 올린다.

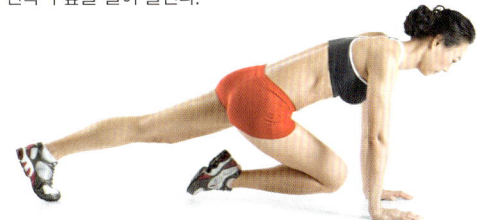

응용동작 #6
피트 온 스위스볼 크로스-바디 마운틴 클라이머
Cross-Body Mountain Climber with Feet on Swiss Ball

· 스위스볼 위에 양쪽 발을 올리고 왼쪽 팔꿈치를 향해 오른쪽 무릎을 들어 올렸다 내린 다음, 오른쪽 팔꿈치를 향해 왼쪽 무릎을 들어 올린다.

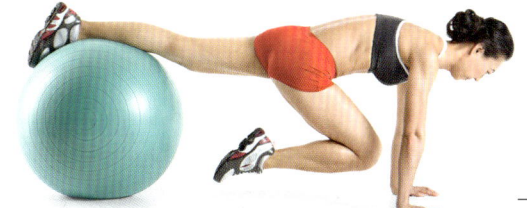

코어 근육 | 안정성 강화 운동 STABILITY EXERCISES

기본동작
스위스볼 잭나이프
Swiss-Ball Jackknife

A
- 팔을 완전히 펴고 푸시업 자세를 취한다.
- 스위스볼 위에 정강이를 올린다.
- 발목부터 머리까지 몸 전체가 일직선을 이뤄야 한다.

B
- 허리의 자세를 유지한 상태에서 발을 당기면서 가슴을 향해 스위스볼을 굴린다.
- 최종지점에서 잠시 멈춘 다음, 골반을 내리고 공을 뒤로 굴리면서 시작 자세로 돌아간다.

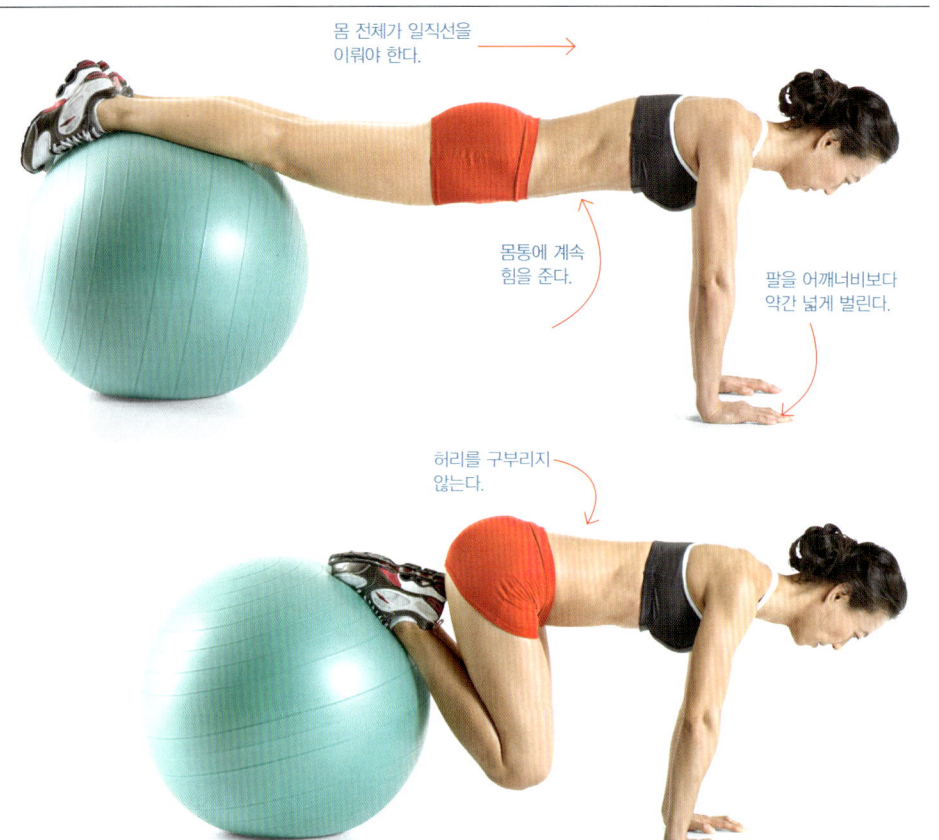

몸 전체가 일직선을 이뤄야 한다.

몸통에 계속 힘을 준다.

팔을 어깨너비보다 약간 넓게 벌린다.

허리를 구부리지 않는다.

응용동작 #1
싱글-레그 스위스볼 잭나이프 Single-Leg Swiss-Ball Jackknife

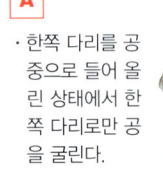

- 한쪽 다리를 공중으로 들어 올린 상태에서 한쪽 다리로만 공을 굴린다.

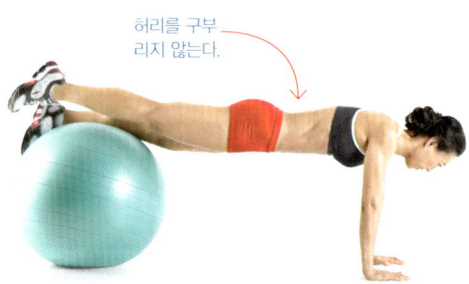

허리를 구부리지 않는다.

B
- 한쪽 다리를 들고 정해진 반복 횟수를 완료한 다음, 발을 바꾸어 동일한 요령으로 반복한다.

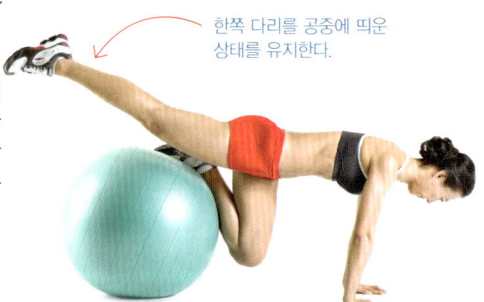

한쪽 다리를 공중에 띄운 상태를 유지한다.

Chapter 7

기본동작
맥길 컬업
McGill Curlup

맥길 컬업은 허리를 자연스러운 자세로 유지하면서 복부 전체의 근육을 강하게 자극하는 운동이다. 허리의 커브를 자연스럽게 유지하면 근지구력을 증가시키면서도 척추에 가해지는 스트레스를 최소화할 수 있다. 맥길 컬업은 이런 점에서 볼 때 요통을 예방하는 값진 운동이라고 할 수 있다.

A
- 지면에 누워서 오른쪽 다리를 곧게 펴고 왼쪽 무릎은 구부린 다음, 왼쪽 발바닥을 지면에 밀착시킨다.
- 양쪽 손바닥을 펴서 허리 아래 지면에 올린다(허리를 지면에 밀착시키지 않는다.).

B
- 허리를 구부리지 않도록 주의하면서 머리와 어깨를 천천히 들어올린다. 그 다음 심호흡을 하면서 최고지점에서 7~8초 동안 동작을 멈춘다. 여기까지가 1회 반복이다.
- 정해진 반복 횟수를 완료한 다음, 다리를 바꾸어 같은 요령으로 반복한다.

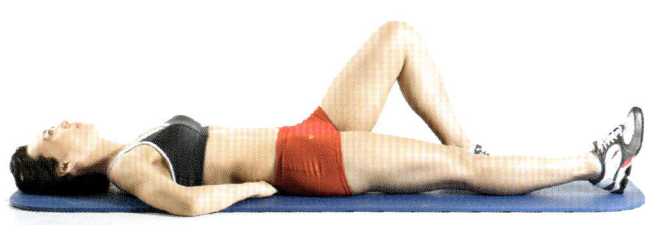

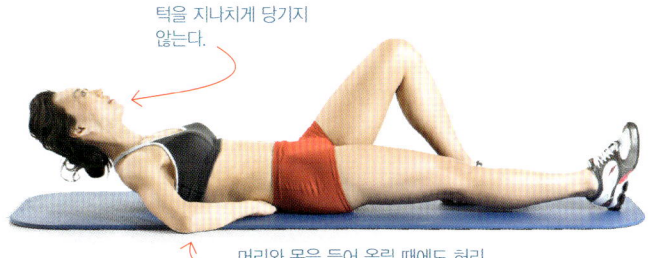

턱을 지나치게 당기지 않는다.

머리와 몸을 들어 올릴 때에도 허리를 지면에 밀착시키지 않는다.

응용동작 #1
레이즈드 엘보 컬업 Curlup with Raised Elbows

- 지면에서 팔꿈치를 들어 올린 상태로 동작을 취한다.

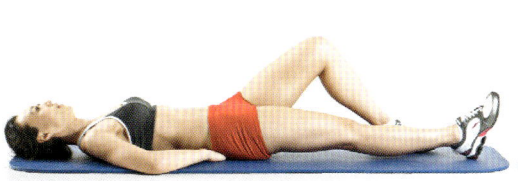

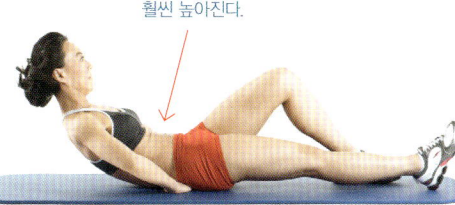

팔꿈치를 들면 난이도가 훨씬 높아진다.

WARNING!
안정성 강화 운동의 중요성

몸통을 당겨 올리면서 윗몸일으키기를 하면 척추가 구부러진다. 그래서인지 과학자들은 오랫동안 복근의 주된 기능이 척추를 구부리는 것이라고 생각했다.

하지만 사실 복근의 주된 기능은 그 반대로 척추가 구부러지지 않도록 안정시키는 것이다. 몸통이 기울지 않고 중력을 이겨내면서 곧은 자세를 유지할 수 있는 것은 바로 복근이 있기 때문이다. 이 책의 안정성 강화 운동들은 복근을 비롯한 코어 근육을 강화하는 효과가 매우 뛰어난 최고의 운동들이다.

코어 근육 | 안정성 강화 운동 STABILITY EXERCISES

스위스볼 롤아웃
Swiss-Ball Rollout

A
- 스위스볼 앞에 무릎을 꿇고 앉아 전완과 주먹을 스위스볼 위에 올린다.

몸통에 힘을 준다.
팔꿈치를 약 90도로 구부린다.
허리를 곧게 편다.

B
- 허리를 곧게 유지한 상태로 팔과 몸을 최대한 펴면서 스위스볼을 천천히 앞으로 굴린다.
- 복근에 힘을 주면서 무릎을 향해 스위스볼을 다시 굴려온다.

엉덩이가 처지지 않게 한다.
몸통에 계속 힘을 준다.

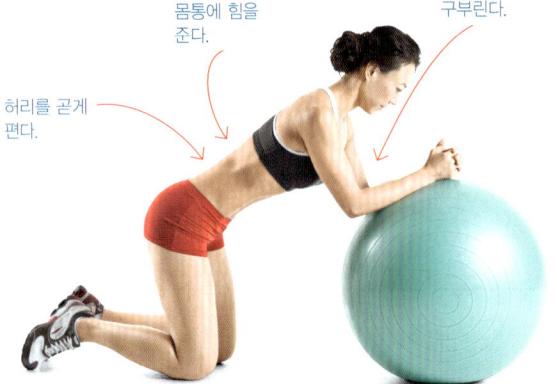
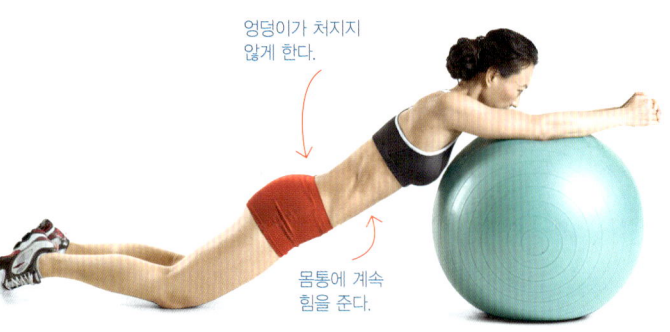

프론 코브라
Prone Cobra

A
- 다리를 곧게 펴고 손바닥이 아래로 향하도록 팔을 옆으로 편 상태로 엎드린다.

B
- 엉덩이와 허리 근육에 힘을 주면서 머리, 가슴, 팔, 다리를 들어 올린다.
- 이와 동시에 엄지손가락이 천정을 향하도록 팔을 회전시킨다. 이때 지면에는 골반만 닿아 있어야 한다. 이 자세를 60초 동안 유지한다.

 프론 코브라 자세를 60초 동안 유지할 수 없다면, 5~10초 동안 자세를 유지한 다음 5초를 쉬는 방식을 반복한다. 이때 휴식시간을 제외한 총 자세 유지 시간이 60초가 되도록 시간을 배정하며, 매번 동작을 반복할 때마다 자세 유지 시간을 늘리고 반복 횟수를 줄이도록 노력한다. 만약, 반대로 이 운동이 너무 쉽다면 양손에 가벼운 덤벨을 들고 실시한다.

다리를 들어 올린 자세를 유지한다.
엉덩이에 힘을 준다.
가슴을 들어 올린 자세를 유지한다.

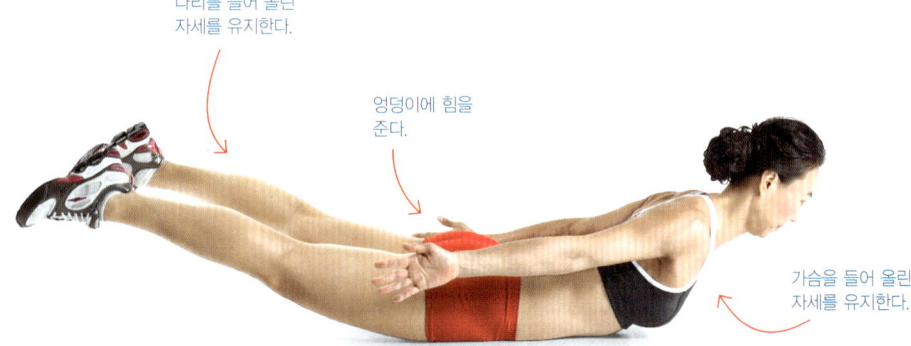

Chapter 7

T-스태빌리제이션
T-Stabilization

A
- 푸시업 자세를 취한다.
- 머리부터 발목까지 몸 전체가 일직선을 이뤄야 한다.

B
- 팔과 몸을 곧게 유지한 상태에서 몸 전체가 오른쪽 측면으로 돌아갈 때까지 왼팔로 체중을 이동시켜 지탱하면서 몸을 오른쪽으로 회전시킨다.
- 측면 자세를 3초 동안 유지한 다음, 다시 시작 자세로 돌아간다.
- 왼쪽도 같은 요령으로 반복한다. 여기까지가 1회 반복이다.
- 전체 과정을 반복한다.

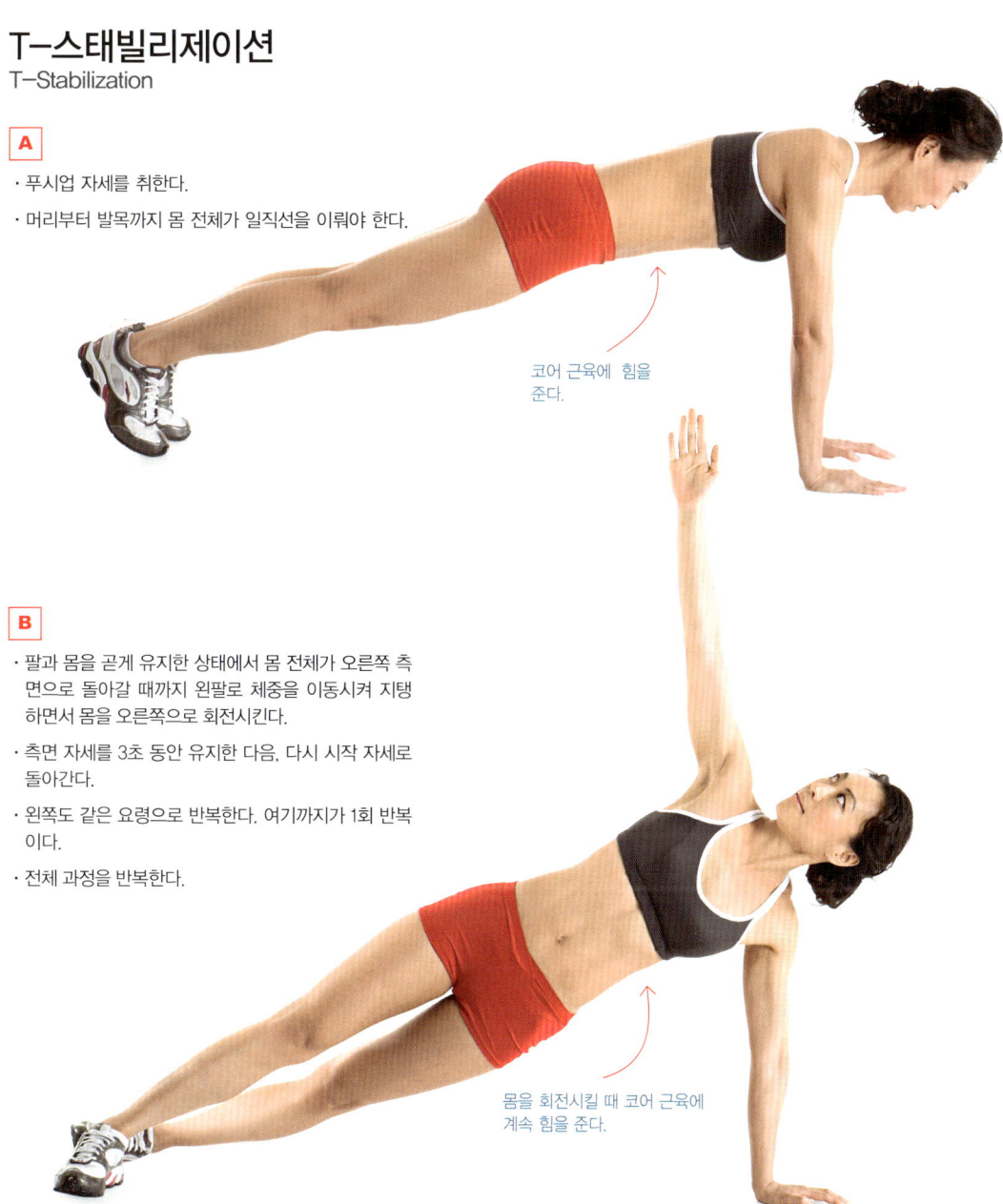

코어 근육에 힘을 준다.

몸을 회전시킬 때 코어 근육에 계속 힘을 준다.

허리의 근지구력 측정

핀란드의 연구진은 허리의 근지구력이 약한 사람은 허리의 근지구력이 평범하거나 좋은 사람보다 허리에 문제가 생길 가능성이 3.4배나 높다는 사실을 발견했다. 사이드 플랭크는 허리의 근지구력을 알아볼 수 있는 가장 좋은 방법 가운데 하나이다. 골반을 아래로 떨어뜨리거나 뒤로 내밀지 않고 최대한 오랫동안 사이드 플랭크 자세를 유지해보자. 60초를 견딜 수 없다면 코어 근육을 집중적으로 강화해야 한다.

코어 근육 | 몸통 굽힘 운동 TRUNK FLEXION EXERCISES

몸통 굽힘 운동

몸통 굽힘 운동의 목표 근육은 식스팩으로도 불리는 복직근이며, 부수적으로 외복사근과 내복사근을 함께 강화할 수 있다.

기본동작
싯업
Situp

A
· 무릎을 구부리고 발바닥을 지면에 밀착시킨 상태로 바닥에 눕는다.

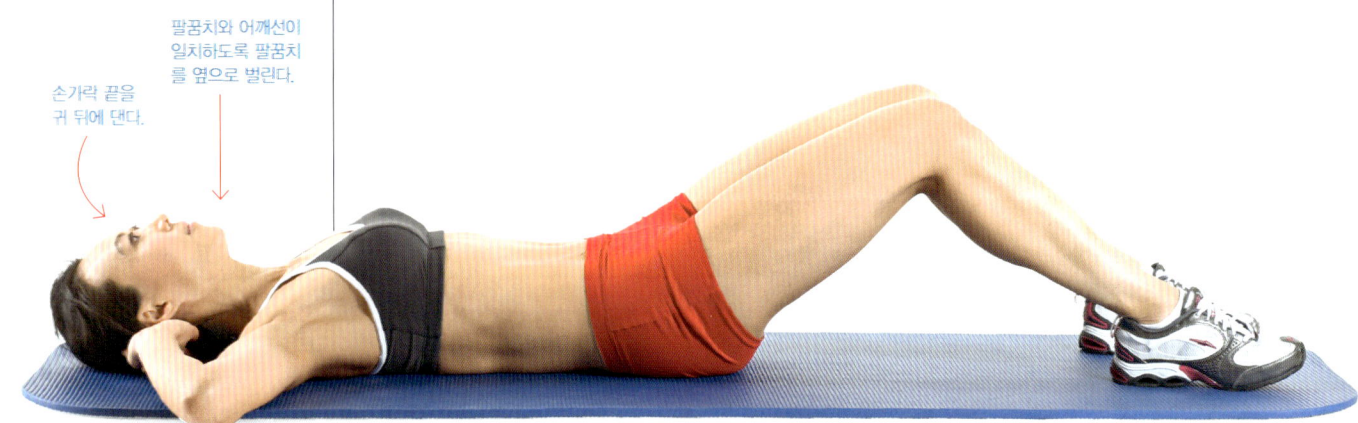

손가락 끝을 귀 뒤에 댄다.

팔꿈치와 어깨선이 일치하도록 팔꿈치를 옆으로 벌린다.

Chapter 7

23

하버드대학의 연구에 의하면, 일주일에 웨이트트레이닝을 단 30분만 해도 심장질환의 위험이 23%나 감소한다.

WARNING!
요통 주의

몸통 굽힘 운동은 복근을 만드는 데 아주 효과적이지만 허리를 반복적으로 구부려야 한다는 단점이 있다. 허리를 반복적으로 구부리면 통증이나 부상 같은 문제가 생길 수도 있고, 기존에 가지고 있던 문제점이 악화될 위험성도 있다. 그러므로 이미 요통이 있는 경우라면 몸통 굽힘 운동을 피해야 한다. 또한 안정성 강화 운동이 몸통 운동의 토대라는 사실도 기억해야 한다. 안정성 강화 운동은 척추를 건강하게 만들어준다.

B
- 몸통을 세워 올리며 앉은 자세를 취한다.
- 자연스럽고 부드러운 동작을 취해야 하며, 움직임이 갑작스럽거나 부자연스러운 경우에는 좀 더 쉬운 응용동작을 먼저 익혀야 한다.
- 몸통을 천천히 내리면서 시작 자세로 돌아간다.

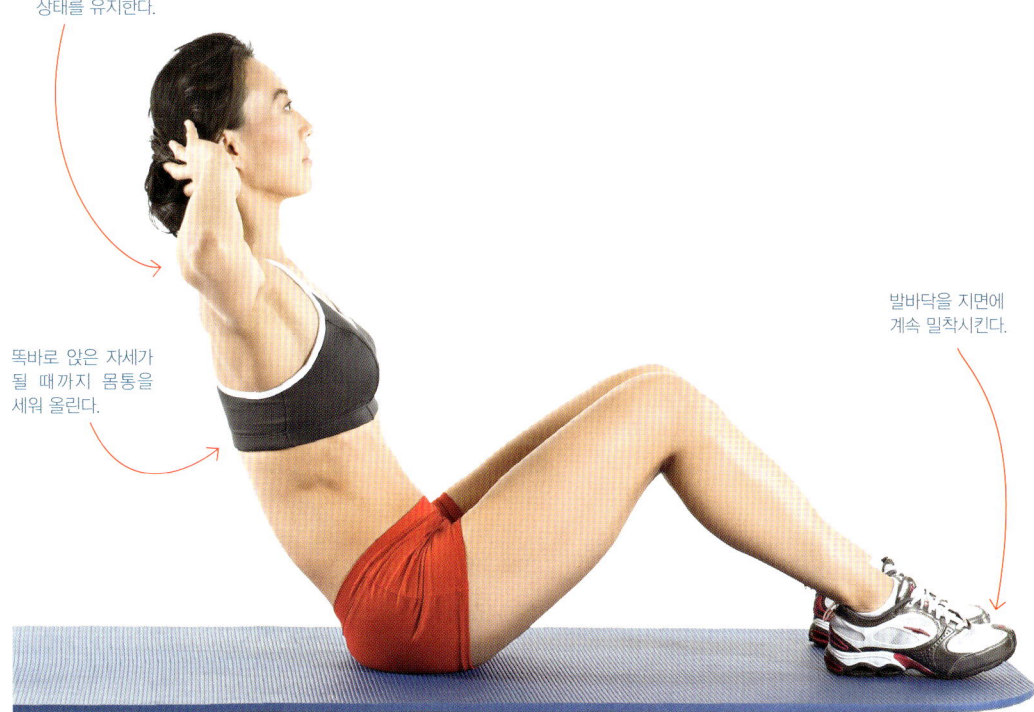

팔꿈치를 뒤로 젖힌 상태를 유지한다.

똑바로 앉은 자세가 될 때까지 몸통을 세워 올린다.

발바닥을 지면에 계속 밀착시킨다.

코어 근육 | 몸통 굽힘 운동 TRUNK FLEXION EXERCISES

응용동작 #1
네거티브 싯업
Negative Situp

- 기본 싯업의 앉은 자세처럼 무릎을 구부린 상태에서 발바닥을 지면에 밀착시킨 다음, 천천히 몸을 뒤로 기울인다.

네거티브 싯업을 실시할 때는 처음부터 끝까지 동일한 속도로 몸통을 움직여야 한다. 만약 속도를 조절할 수 없다면 자세가 무너지기 시작하는 지점을 파악하여 매번 반복할 때마다 그 직전 지점에서 5초 동안 멈추는 연습을 한다.

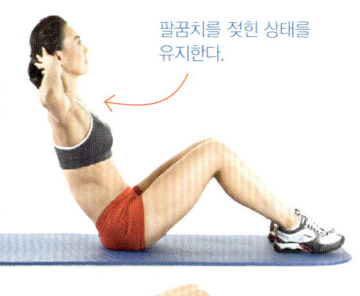
팔꿈치를 젖힌 상태를 유지한다.

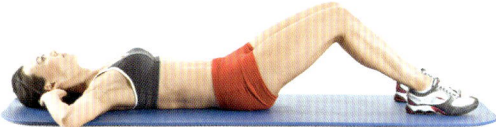

응용동작 #2
변형 싯업
Modified Situp

- 팔을 몸 옆으로 곧게 뻗어 내린 상태에서 동작을 시작하여 팔이 계속 지면과 평행을 이루게 한다.

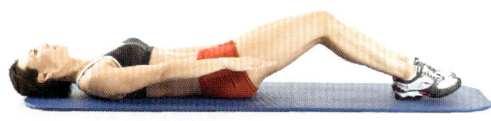

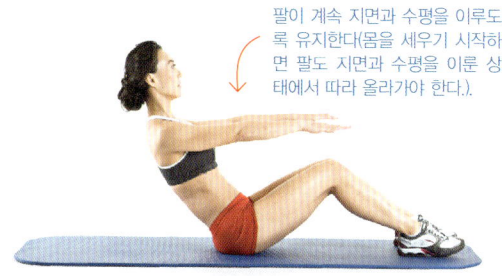
팔이 계속 지면과 수평을 이루도록 유지한다(몸을 세우기 시작하면 팔도 지면과 수평을 이룬 상태에서 따라 올라가야 한다.).

응용동작 #3
크로스드–암 싯업
Crossed-Arms Situp

 A
- 팔을 가슴 앞으로 교차시켜 모은 상태에서 동작을 취한다.

 B
- 복근을 수축시키면서 몸통을 들어 올린다.

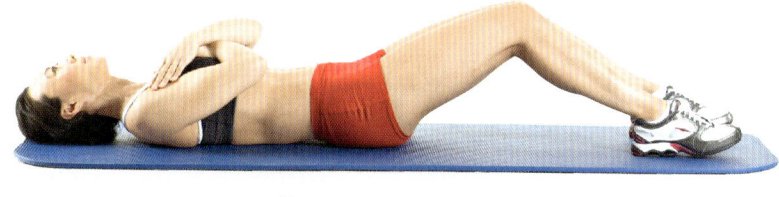

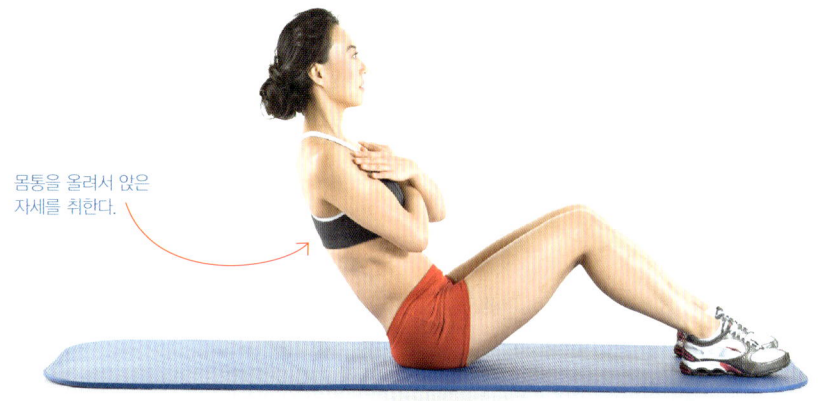
몸통을 올려서 앉은 자세를 취한다.

Chapter 7

응용동작 #4
웨이티드 싯업
Weighted Situp

· 팔을 교차시켜 가슴 앞에 중량원판을 잡는다.

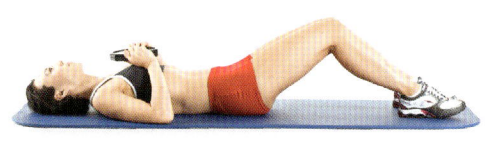

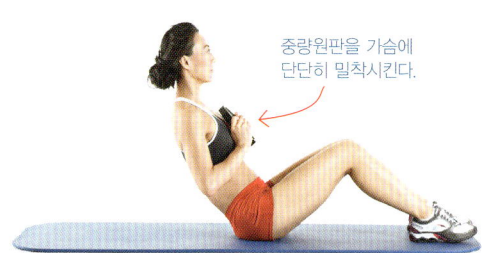

중량원판을 가슴에 단단히 밀착시킨다.

응용동작 #5
얼터네이팅 싯업
Alternating Situp

· 몸통을 들어 올리면서 왼쪽 팔꿈치가 왼쪽 무릎에 닿도록 몸통을 오른쪽으로 회전시킨다. 다시 몸을 내리고 그 다음번 반복 시에는 오른쪽 팔꿈치가 오른쪽 무릎에 닿도록 몸통을 왼쪽으로 회전시켜 올린다.

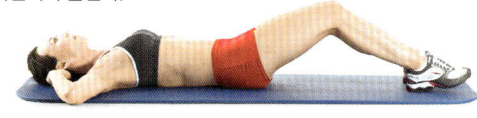

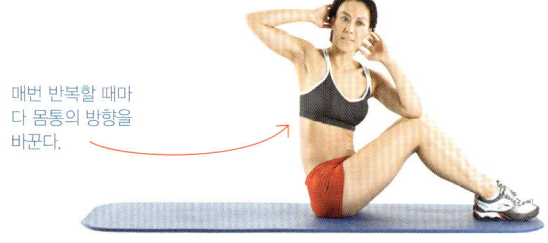

매번 반복할 때마다 몸통의 방향을 바꾼다.

응용동작 #6
디클라인 싯업
Decline Situp

A
· 디클라인 벤치에 발을 고정시키고 눕는다.

B
· 몸통을 들어 올리면서 앉은 자세를 취한다.

몸통을 들어 올릴 때 고개를 앞으로 숙이지 않도록 주의한다. 정확한 자세를 취할 수 없다면 디클라인 싯업이 너무 어려운 것이다.

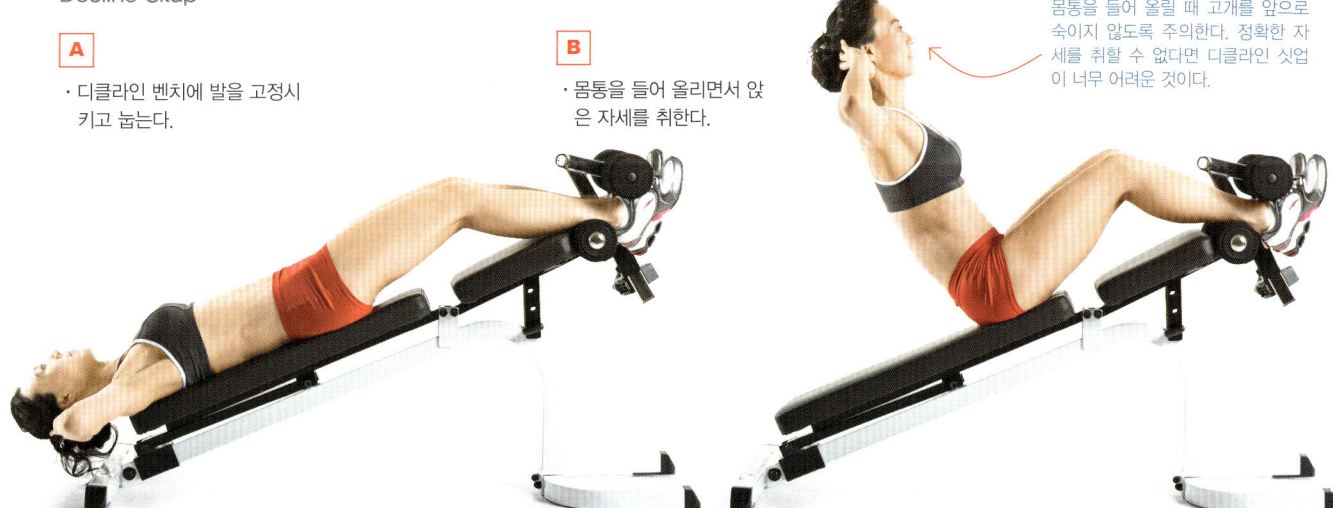

코어 근육 | 몸통 굽힘 운동 TRUNK FLEXION EXERCISES

기본동작
V-업
V-Up

A
- 바닥에 누워 팔과 다리를 곧게 편다.
- 팔을 머리 위로 곧게 펴 올린다.

팔과 몸이 일직선을 이뤄야 한다.

B
- 발끝을 향해 손끝을 뻗어 올리듯이 몸통과 다리를 한 동작으로 동시에 들어 올린다.
- 몸통과 다리를 내리면서 시작 자세로 돌아간다.

몸통과 다리가 V자 모양을 이뤄야 한다.

머리를 앞으로 숙이지 말고 몸통과 머리를 일직선으로 유지한다.

다리를 곧게 펴야 한다.

Chapter 7

응용동작 #1
메디신볼 V-업
Medicine-Ball V-Up

A
- 메디신볼을 잡은 상태로 동작을 취한다.

B
- 발을 향해 공을 뻗어 올리면서 몸통과 다리를 한 동작으로 동시에 들어 올린다.

팔을 곧게 펴야 한다.

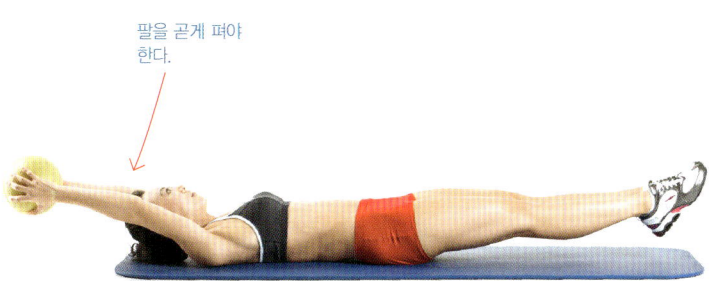
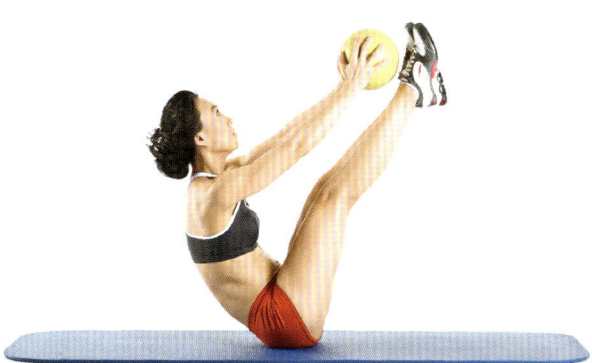

응용동작 #2
변형 V-업
Modified V-Up

A
- 바닥에 누워 팔과 다리를 아래로 곧게 뻗는다.

B
- 가슴을 향해 무릎을 끌어당김과 동시에 몸통을 재빨리 들어 올려 앉은 자세를 취한다.
- 몸통과 다리를 내리면서 시작 자세로 돌아간다.

손바닥이 아래로 향한 상태에서 팔을 바닥에서 약간 띄워 올린다.

팔과 지면은 계속 수평을 유지해야 한다.

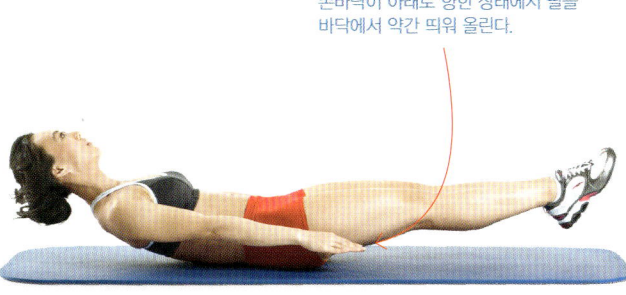
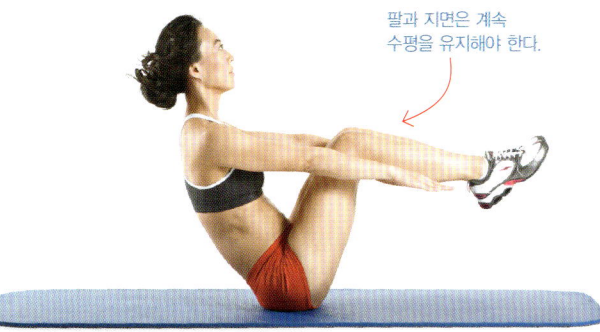

코어 근육 | 몸통 굽힘 운동 TRUNK FLEXION EXERCISES

기본동작
스위스볼 크런치
Swiss-Ball Crunch

A
- 골반, 허리, 어깨를 스위스볼 위에 대고 눕는다.
- 손끝을 귀 뒤에 대고 팔꿈치가 어깨선과 일직선을 이루도록 팔꿈치를 옆으로 벌린다.

B
- 골반을 향해 가슴을 잡아당기듯이 머리와 어깨를 들어 올린다.
- 최고지점에서 잠시 멈춘 다음, 천천히 시작 자세로 돌아간다.
- 동작을 취할 때 엉덩이가 아래로 처지지 않도록 주의한다.

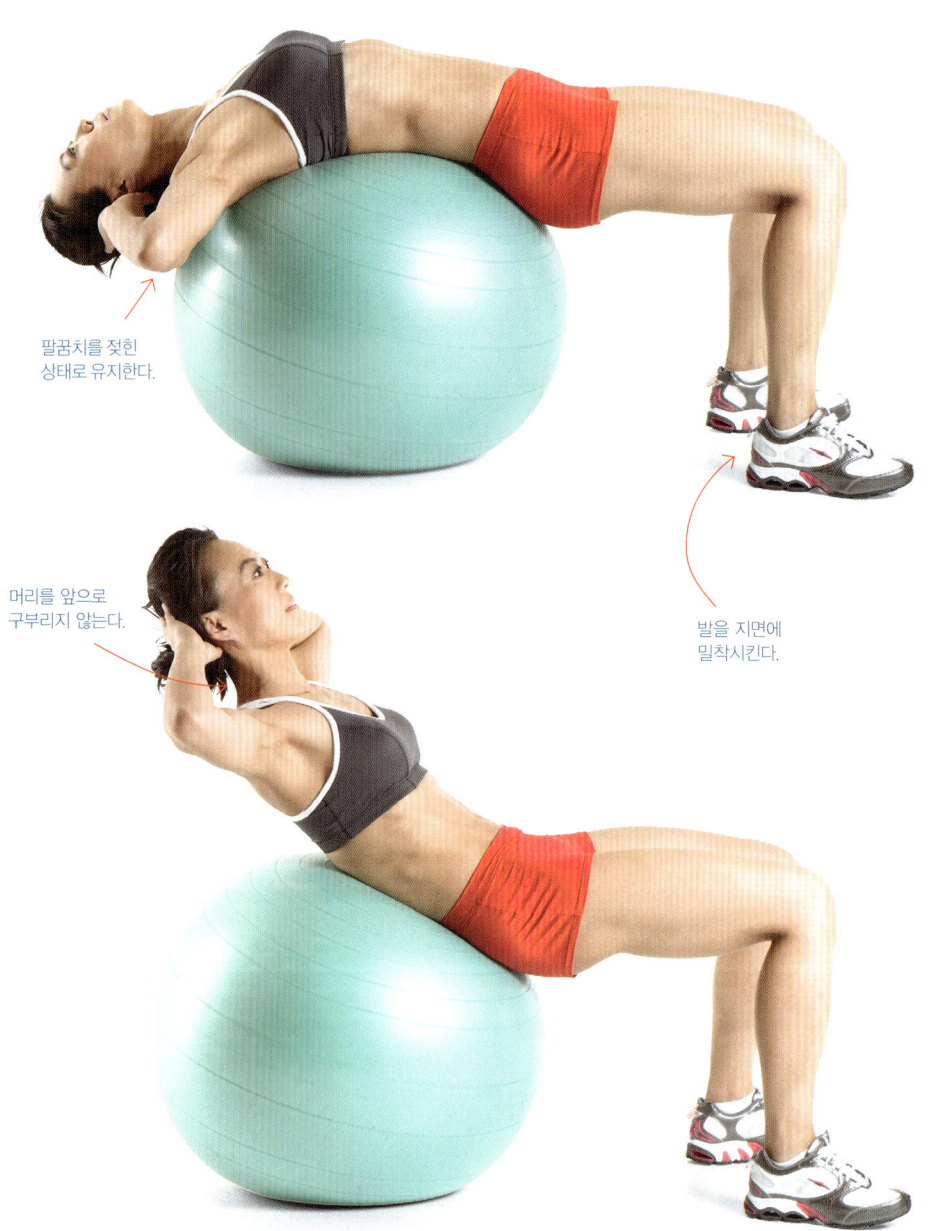

팔꿈치를 젖힌 상태로 유지한다.

발을 지면에 밀착시킨다.

머리를 앞으로 구부리지 않는다.

Chapter 7

골반 굽힘 운동

골반 굽힘 운동의 목표 근육은 고관절 굽힘근과 외복사근이며, 부수적으로 복직근을 비롯한 여러 가지 코어 근육들을 강화할 수 있다.

기본동작
리버스 크런치
Reverse Crunch

A
- 바닥에 누워 몸 옆으로 양팔을 곧게 뻗고, 손바닥이 지면을 향하게 한다.
- 골반과 무릎을 90도로 구부린다.

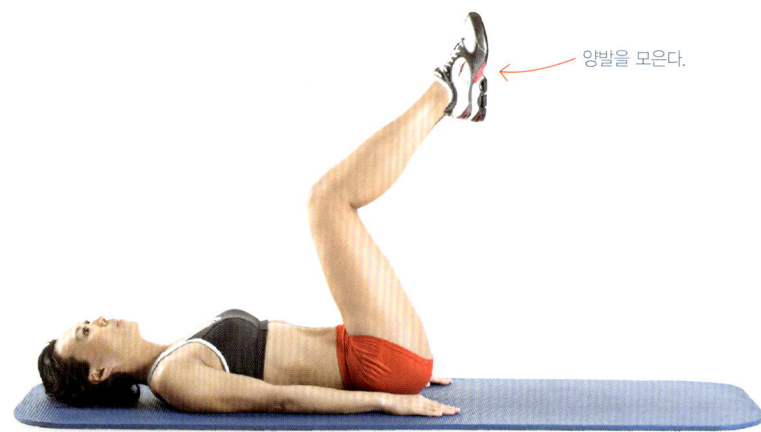

양발을 모은다.

B
- 지면으로부터 골반을 들어 올리면서 복근에 힘을 준다.
- 골반을 물이 담긴 양동이라고 상상하고 양동이의 물을 비우는 듯한 동작을 취한다.

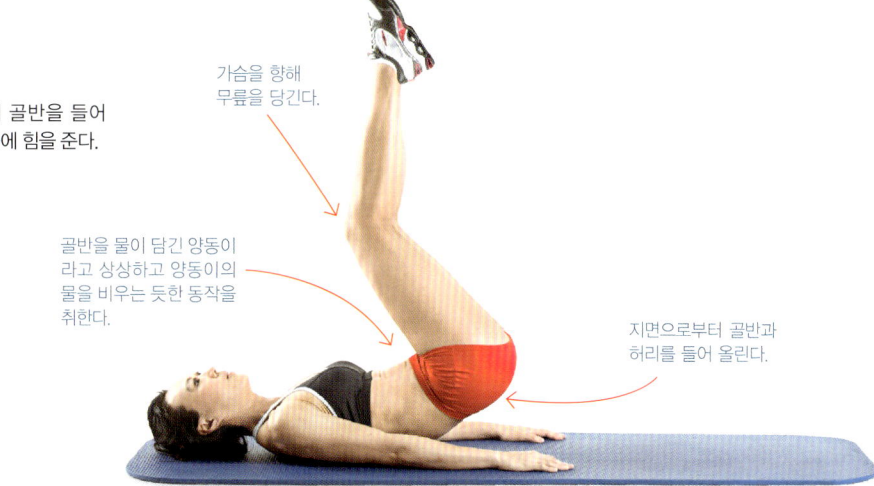

가슴을 향해 무릎을 당긴다.

지면으로부터 골반과 허리를 들어 올린다.

C
- 잠시 멈춘 다음, 뒤꿈치가 바닥에 거의 닿을 때까지 다리를 천천히 내린다.

처음부터 끝까지 무릎을 90도로 구부린 상태를 유지한다.

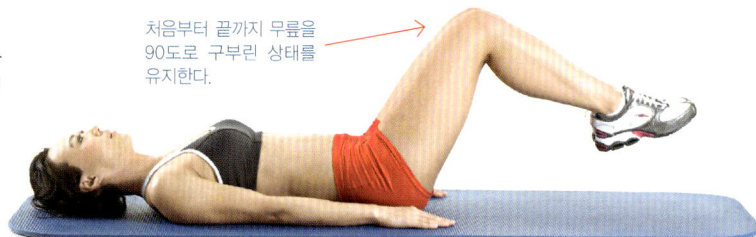

코어 근육 | 골반 굽힘 운동 HIP FLEXION EXERCISES

기본동작
레그-로어링 드릴
Leg-Lowering Drill

A
- 바닥에 누워서 허벅지가 지면과 수직을 이룰 때까지 들어 올린다.
- 무릎을 살짝 구부린다.

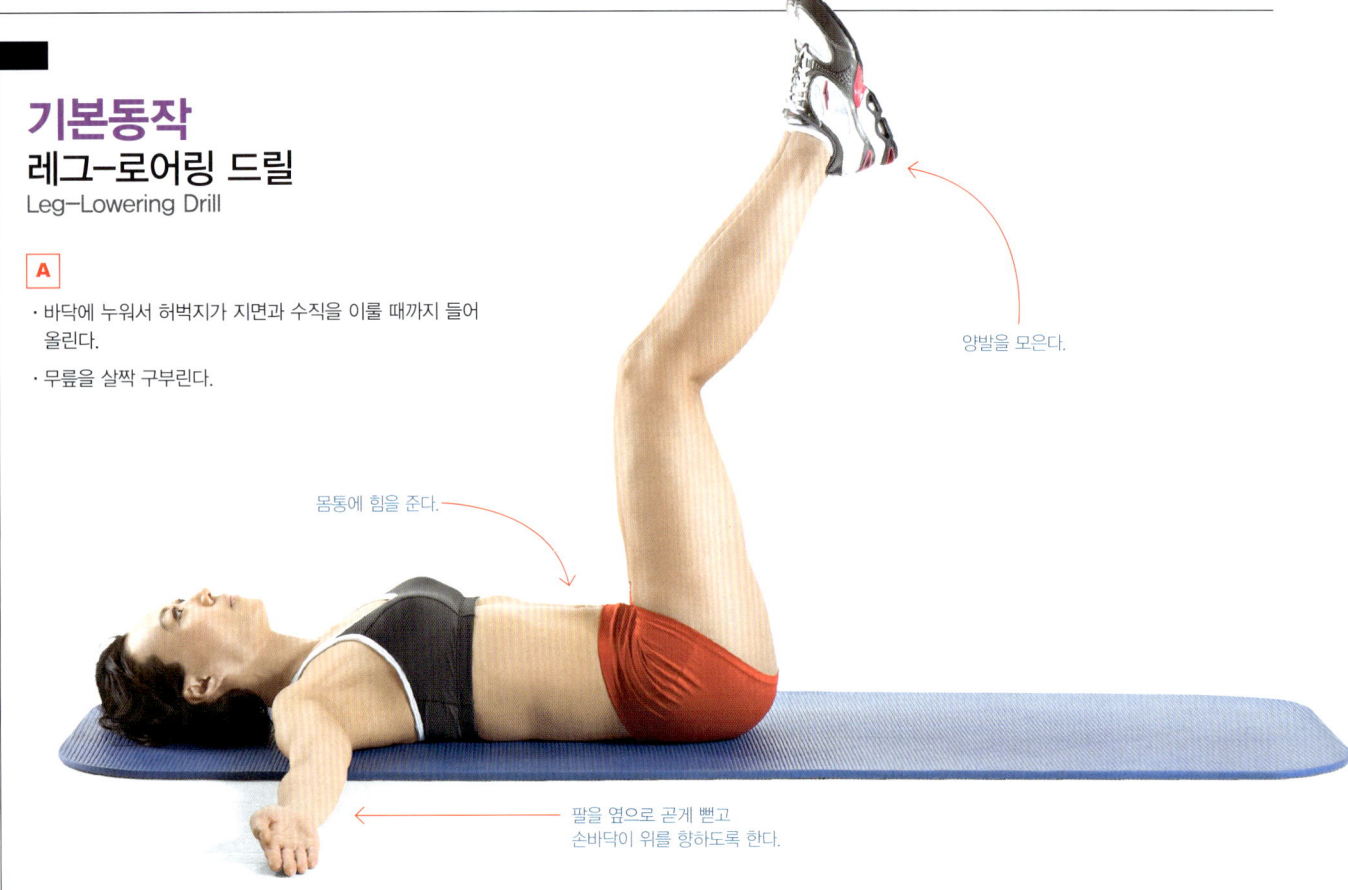

몸통에 힘을 준다.

양발을 모은다.

팔을 옆으로 곧게 뻗고 손바닥이 위를 향하도록 한다.

레그-로어링 드릴이 너무 쉬운 경우
이런 경우에는 다리를 좀 더 편다. 그리고 다리를 완전히 편 상태로 동작을 취해도 허리와 지면 사이에 공간이 생기지 않을 때까지 다리를 점점 더 곧게 펴면서 난이도를 높인다. 이 운동은 인클라인 리버스 크런치처럼 인클라인 벤치에서도 실시할 수 있다.

레그-로어링 드릴이 너무 어려운 경우
이런 경우에는 우선 허리와 지면 사이에 공간이 커지기 시작하는 지점을 포착한다. 그리고 매번 동작을 반복할 때마다 그 직전 지점에서 약 2초 동안 동작을 멈춘 다음, 다시 시작 자세로 돌아간다. 또는 싱글-레그 로어링 드릴을 실시할 수도 있다.

Chapter 7

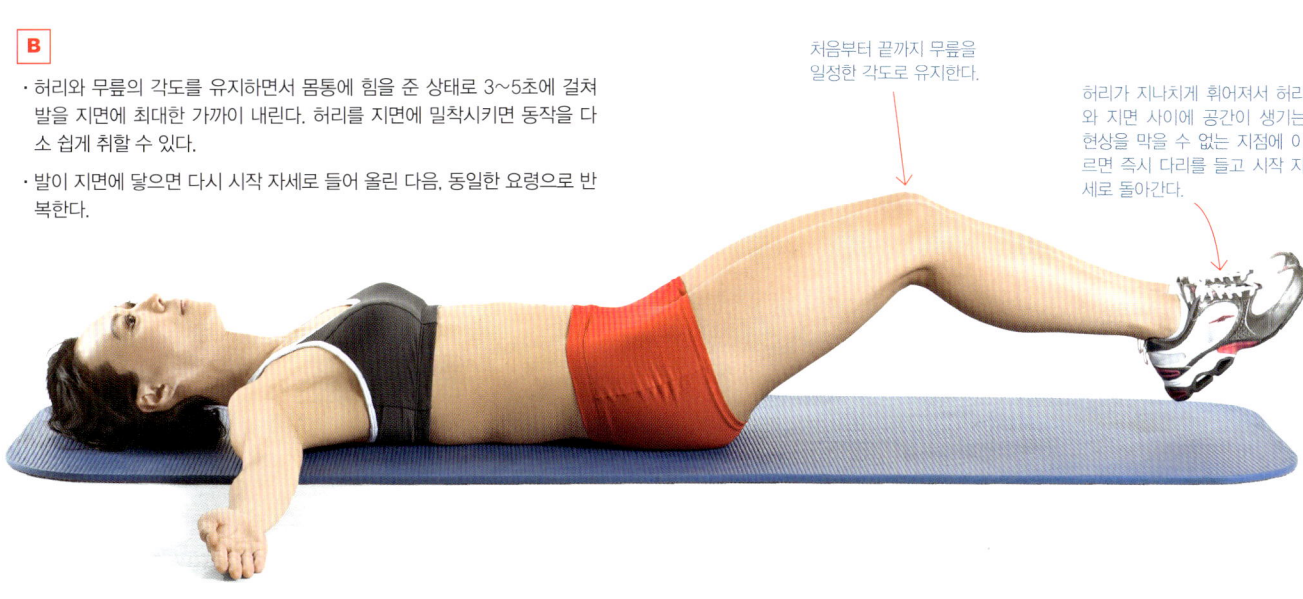

B
- 허리와 무릎의 각도를 유지하면서 몸통에 힘을 준 상태로 3~5초에 걸쳐 발을 지면에 최대한 가까이 내린다. 허리를 지면에 밀착시키면 동작을 다소 쉽게 취할 수 있다.
- 발이 지면에 닿으면 다시 시작 자세로 들어 올린 다음, 동일한 요령으로 반복한다.

처음부터 끝까지 무릎을 일정한 각도로 유지한다.

허리가 지나치게 휘어져서 허리와 지면 사이에 공간이 생기는 현상을 막을 수 없는 지점에 이르면 즉시 다리를 들고 시작 자세로 돌아간다.

응용동작 #1
싱글-레그-로어링 드릴
Single-Leg-Lowering Drill

- 양손으로 한쪽 다리를 잡고 몸통을 향해 잡아당긴 자세로 동작을 취한다. 정해진 반복 횟수를 완료한 다음, 다리를 바꾸어 다시 반복한다.

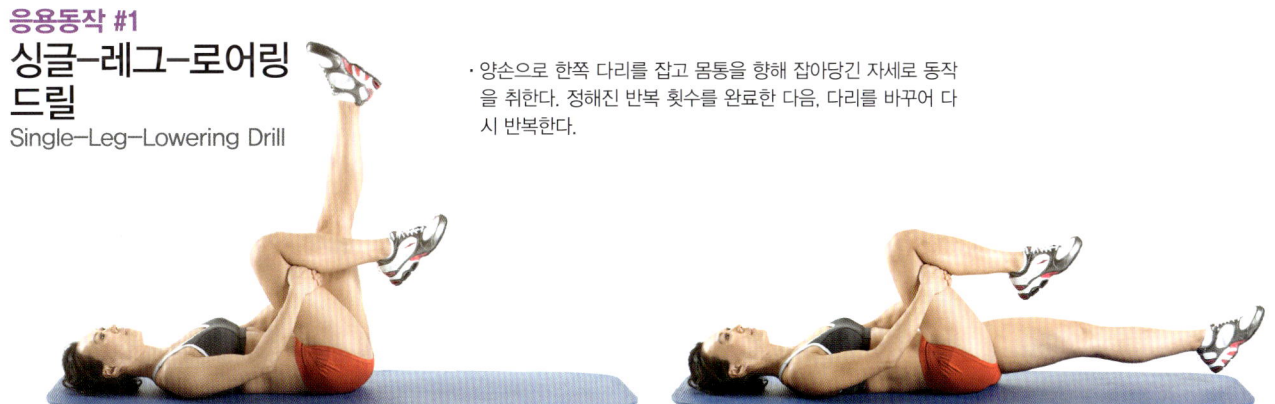

179

코어 근육 | 골반 굽힘 운동 HIP FLEXION EXERCISES

스위스볼 파이크
Swiss-Ball Pike

A
- 팔을 완전히 펴고 푸시업 자세를 취한다.
- 이때 팔을 어깨너비보다 약간 넓게 벌리고 어깨선과 팔의 선이 일직선을 이루도록 한다.
- 정강이를 스위스볼 위에 올린다.
- 머리부터 발목까지 몸 전체가 일직선을 이뤄야 한다.

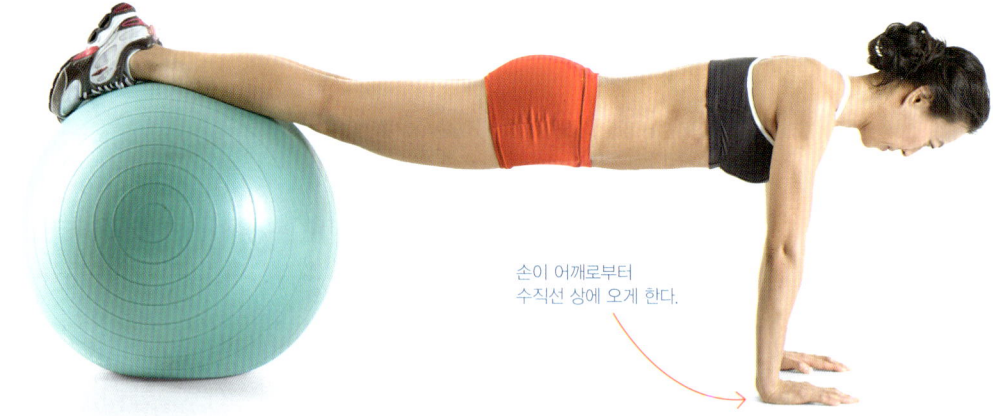

손이 어깨로부터 수직선 상에 오게 한다.

B
- 무릎을 구부리지 않도록 주의하고, 골반을 최대한 높이 들어 올리면서 몸을 향해 스위스볼을 굴린다.
- 최종지점에서 잠시 멈춘 다음, 골반을 내리고 스위스볼을 다시 뒤로 굴리면서 시작 자세로 돌아간다.

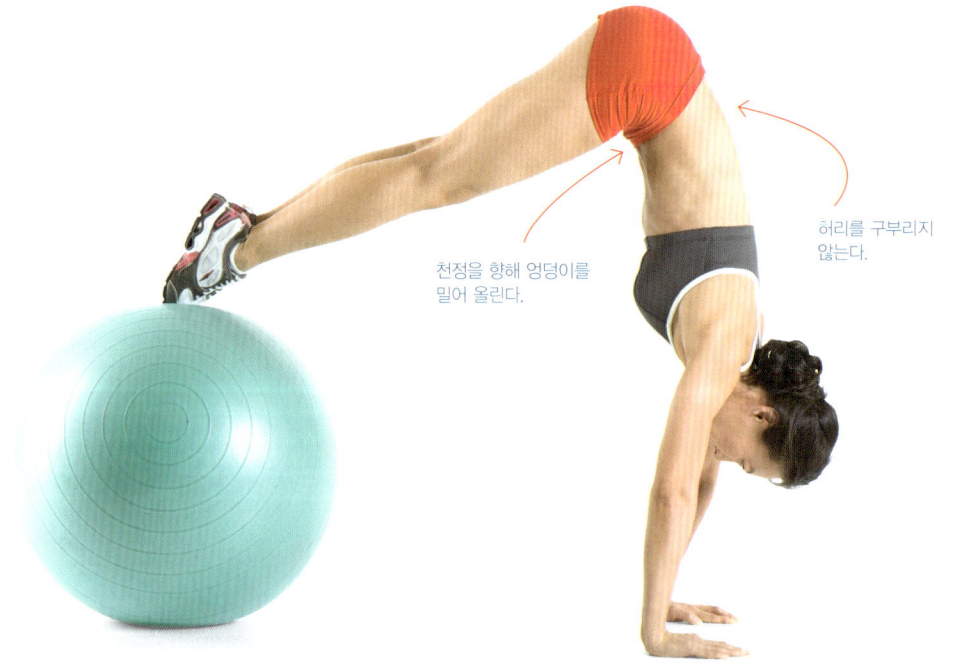

천정을 향해 엉덩이를 밀어 올린다.

허리를 구부리지 않는다.

Chapter 7

기본동작
행잉 레그 레이즈
Hanging Leg Raise

A
- 팔을 어깨너비보다 약간 넓게 벌리고 오버핸드 그립으로 친업 바를 잡는다. 그 상태에서 발을 모아 무릎을 약간 구부리고 친업 바에 매달린다(팔꿈치 지지 장치가 있는 친업 바라면 기호에 따라 사용해도 좋다.).

B
- 무릎을 구부림과 동시에 골반을 들어 올리면서 허리를 구부리고 가슴을 향해 허벅지를 들어 올린다.
- 허벅지가 가슴에 닿으면 동작을 멈춘 다음, 다리를 천천히 내리면서 시작 자세로 돌아간다.

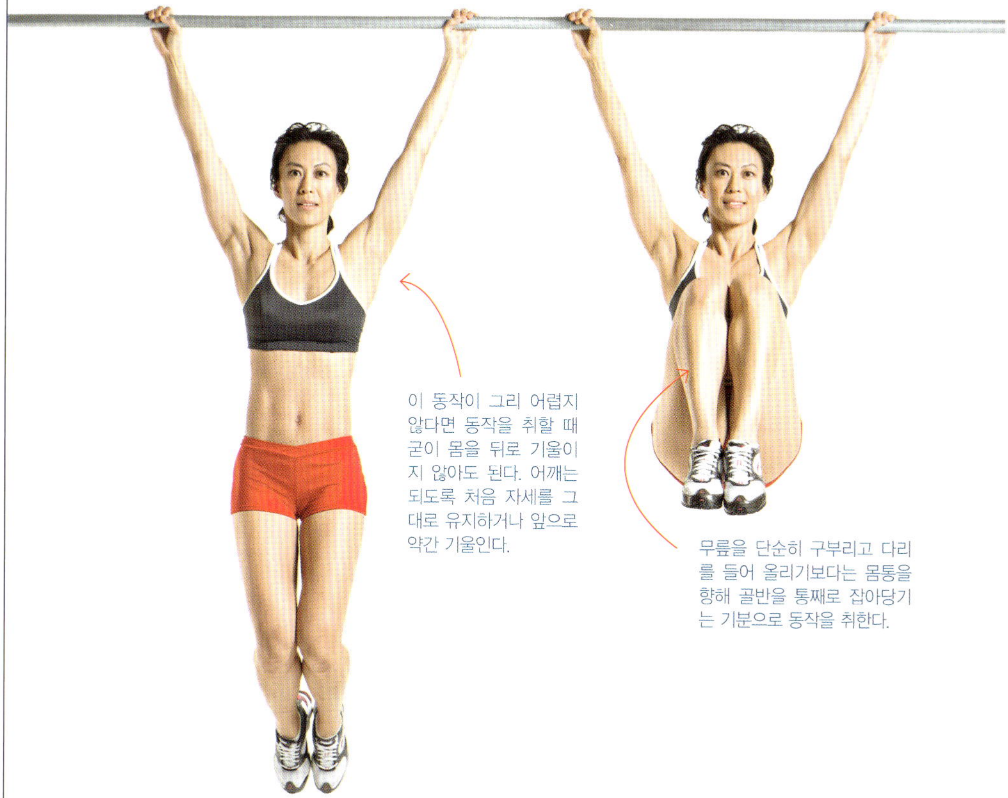

이 동작이 그리 어렵지 않다면 동작을 취할 때 굳이 몸을 뒤로 기울이지 않아도 된다. 어깨는 되도록 처음 자세를 그대로 유지하거나 앞으로 약간 기울인다.

무릎을 단순히 구부리고 다리를 들어 올리기보다는 몸통을 향해 골반을 통째로 잡아당기는 기분으로 동작을 취한다.

응용동작
행잉 싱글-레그 레이즈
Hanging Single-Leg Raise

- 몸통과 한쪽 다리를 곧게 유지하면서 몸통을 향해 반대쪽 다리를 최대한 끌어올린다. 그리고 최고지점에서 잠시 멈춘 다음, 천천히 시작 자세로 돌아가서 반대쪽 다리도 같은 요령으로 반복한다.

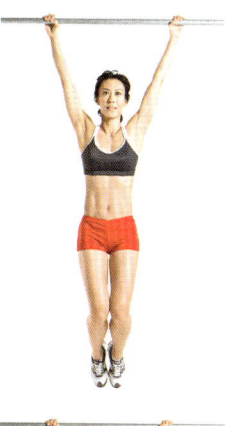

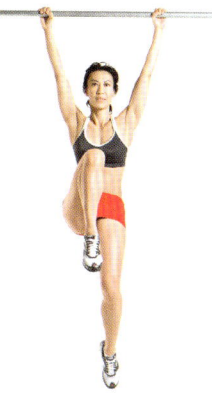

코어 근육 | 옆구리 굽힘 운동 SIDE FLEXION EXERCISES

옆구리 굽힘 운동

옆구리 굽힘 운동의 목표 근육은 몸통 측면에 위치한 외복사근과 내복사근이며, 몸통을 측면으로 구부리는 동작에 관여하는 허리의 요방형근도 함께 강화한다.

사이드 크런치
Side Crunch

A
- 바닥에 누워 무릎을 모아 90도로 구부린다.
- 상체를 움직이지 않도록 주의하면서 오른쪽 다리의 측면이 지면에 닿도록 양쪽 무릎을 오른쪽 측면으로 내린다.
- 손가락을 귀 뒤에 댄다.

B
- 골반을 향해 어깨를 들어 올린다.
- 최고지점에서 1초 동안 멈춘 다음, 2초에 걸쳐 상체를 내리면서 시작 자세로 돌아간다.

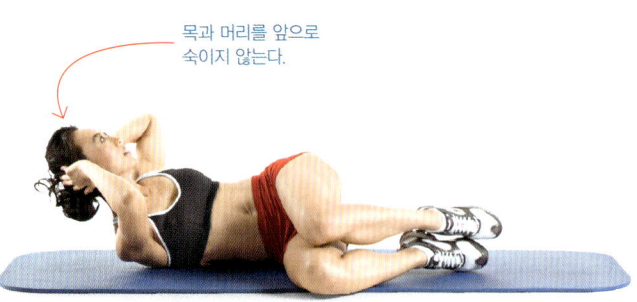

목과 머리를 앞으로 숙이지 않는다.

오버헤드 덤벨 사이드 벤드
Overhead Dumbbell Side Bend

A
- 양손에 덤벨을 들고 머리 위로 팔을 곧게 펴면서 덤벨을 들어 올린다.

B
- 상체를 앞이나 뒤로 숙이거나 회전시키지 않도록 주의하면서 몸통을 천천히 왼쪽 측면으로 숙인다.
- 최저지점에서 잠시 멈춘 다음, 몸통을 다시 세우고 오른쪽 측면으로 몸통을 숙인다. 이 동작을 번갈아 반복한다.

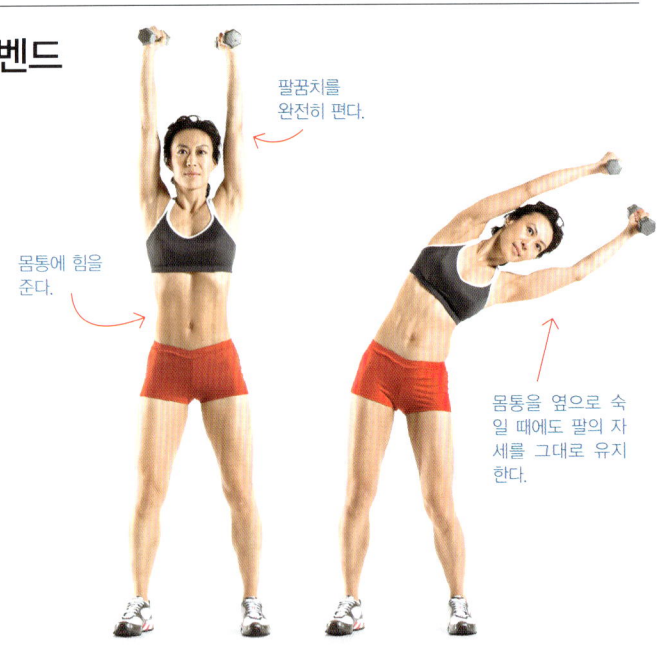

팔꿈치를 완전히 편다.

몸통에 힘을 준다.

몸통을 옆으로 숙일 때에도 팔의 자세를 그대로 유지한다.

Chapter 7

우먼즈헬스 공개! 지금껏 경험하지 못한 고강도 코어 운동
코어 스태빌리제이션
Core Stabilization

이 운동은 몸통을 회전시키면서 중량을 움직이는 대신 몸통 주위로 중량을 움직이는 운동이다. 몸통 주위에서 중량의 위치를 지속적으로 변화시키면 몸통의 안정성을 유지하기 위해서 코어 근육들이 지속적으로 수축하게 된다. 이 운동은 복근을 강화할 뿐만 아니라 스포츠의 동작을 취할 때와 매우 흡사한 방식으로 코어 근육들이 수축하기 때문에 실생활 동작을 취할 수 있는 능력을 좀 더 향상시킬 수 있다.

A
- 지면에 앉아 무릎을 구부린다.
- 양손으로 중량원판을 잡고 가슴 앞으로 팔을 곧게 뻗는다.
- 몸통에 힘을 주고 몸통과 지면이 45도 각도를 이루도록 몸통을 뒤로 기울인다.

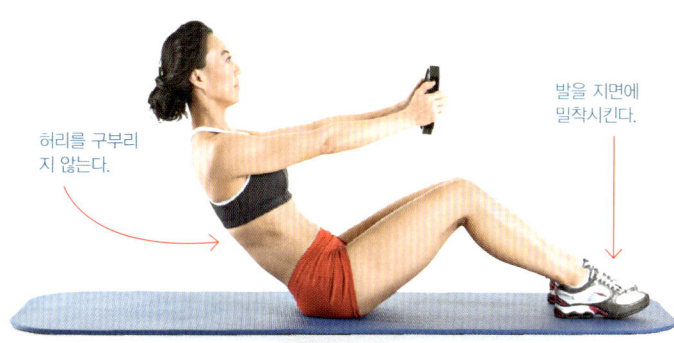

B
- 몸통의 움직임을 최소화하면서 팔을 오른쪽으로 최대한 회전시킨 다음, 최종지점에서 3초 동안 동작을 멈춘다.

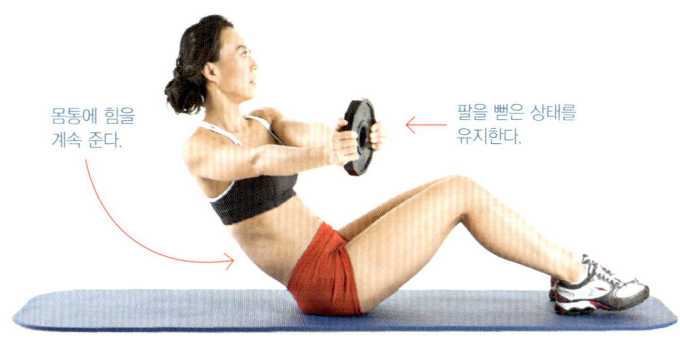

C
- 팔을 왼쪽으로 천천히 최대한 회전시킨다.
- 최종지점에서 3초 동안 동작을 멈춘 다음. 방향을 바꾸어 같은 요령으로 반복한다. 이 동작을 30초 동안 반복하는 것이 좋다.

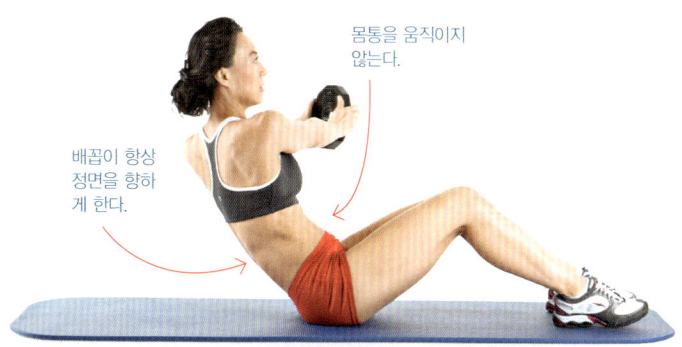

Chapter 8: 전신 운동

Total Body

전신운동은 운동을 달가워하지 않는 사람들에게 좋은 운동이라고 할 수 있다. 왜 그럴까? 전신운동은 여러 개의 큰 근육군을 동시에 강화하기 때문에 실시할 운동의 가짓수가 적고, 상대적으로 짧은 시간 안에 많은 칼로리를 소모하면서 대사량을 증가시킬 수 있기 때문이다. 또한 온몸을 움직이기 때문에 심혈관계통도 매우 활성화된다. 전신운동은 이런 특성이 있기 때문에 운동을 즐기는 사람들에게도 물론 좋다.

이번 장에서는 9가지 전신운동에 대해 알아본다. 이 가운데에는 아주 참신해 보이는 운동도 있겠지만 앞에서 살펴본 운동들을 조합한 낯익은 운동도 있다. 그러나 참신하든, 낯이 익든 한 가지 공통점이 있다. 여기에서 소개하는 운동들은 지방을 가장 신속하게 연소시키고 온 몸의 근육을 빠르게 성장시키는 운동들이라는 점이다.

전신 운동의 보너스 효과

- **스포츠 능력 향상:** 전신 운동은 균형감각과 협응력을 향상시키기 때문에 테니스에서부터 비치발리볼에 이르기까지 모든 스포츠에 필요한 능력을 극대화시킬 수 있다.
- **심장 강화:** 몇 가지 운동을 조합시킨 운동들은 유산소 운동 못지않게 심장을 튼튼하게 만들어준다.
- **근력 강화:** 전신 운동을 실시하려면 온 몸의 근육을 동시에 써야 한다. 이는 머리부터 발끝까지 모든 근육을 강화하기 때문에 약점이 없는 몸을 만드는 데 도움이 된다.

전신운동 | 복합운동 COMBINATION EXERCISES

복합운동

복합 운동은 지금까지 살펴봤던 운동들을 조합한 형태의 운동으로 상체와 하체, 코어 근육을 동시에 강화하고 지방을 빠르게 연소시키는 효과가 있다.

바벨 프론트 스쿼트와 푸시 프레스
Barbell Front Squat to Push Press Press

A
· 팔을 어깨너비로 벌리고 오버핸드 그립으로 바벨을 잡는다.
· 상완을 들어 올려 지면과 수평으로 만든다.
· 발을 어깨너비로 벌린다.

B
· 상완과 지면을 수평으로 유지한 상태에서 엉덩이를 뒤로 빼고 무릎을 구부리면서 최대한 낮게 앉는다.

C
· 몸을 일으켜 세워 시작 자세로 돌아감과 동시에 머리 위로 바벨을 들어 올린다.

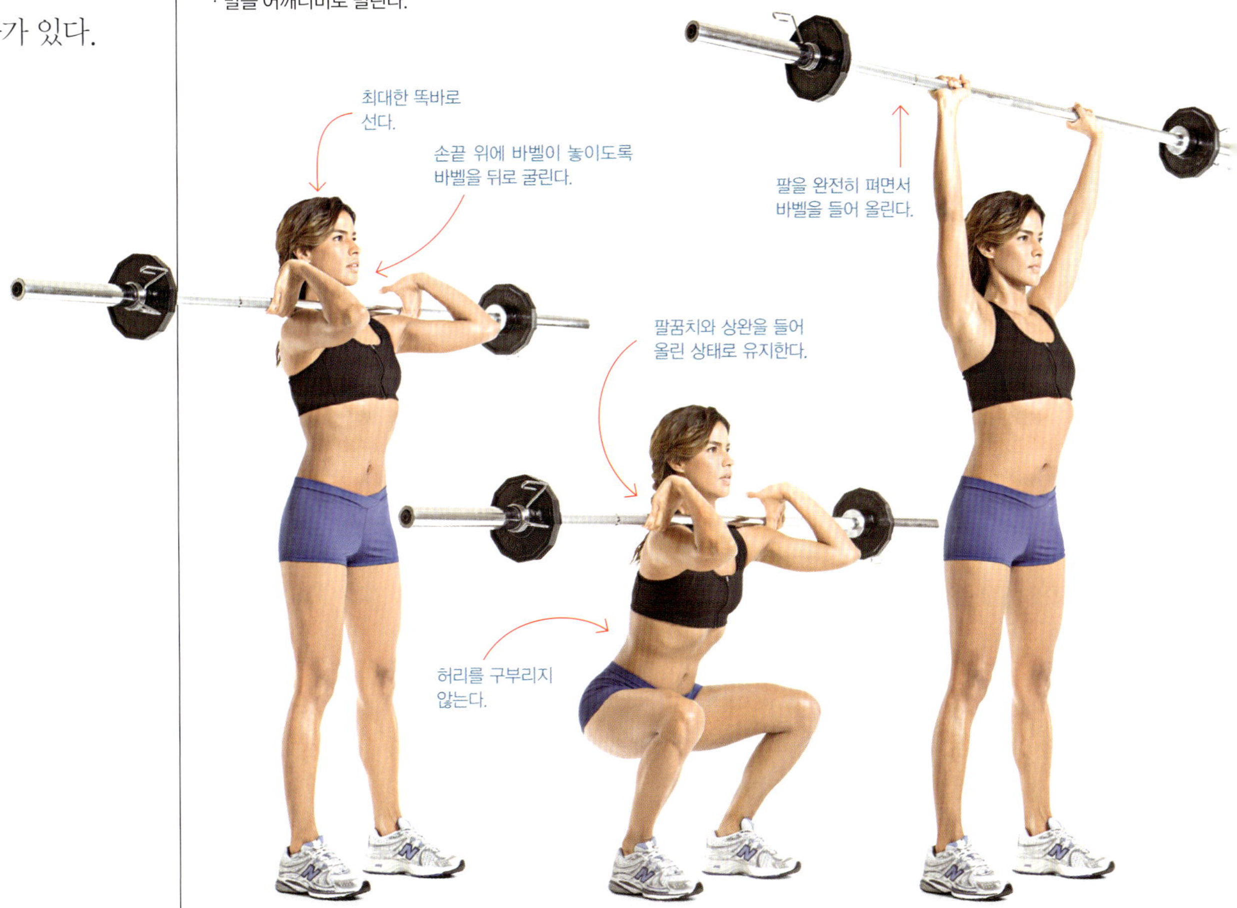

최대한 똑바로 선다.

손끝 위에 바벨이 놓이도록 바벨을 뒤로 굴린다.

팔을 완전히 펴면서 바벨을 들어 올린다.

팔꿈치와 상완을 들어 올린 상태로 유지한다.

허리를 구부리지 않는다.

전신운동 | 복합운동 COMBINATION EXERCISES

바벨 스트레이트-레그 데드리프트와 로우
Barbell Straight-Leg Deadlift to Row

A
- 바벨을 오버핸드 그립으로 잡고 바벨이 허벅지 앞에 오도록 팔을 아래로 곧게 뻗는다.
- 발을 어깨너비로 벌리고 무릎을 살짝 구부린다.

B
- 허리를 곧게 유지하고 골반 관절을 구부리면서 몸통이 지면과 거의 수평을 이룰 때까지 기울인다.

C
- 바벨을 상복부까지 잡아당긴다.
- 최고지점에서 잠시 멈춘 다음, 반대 동작을 통해 시작 자세로 돌아간다.

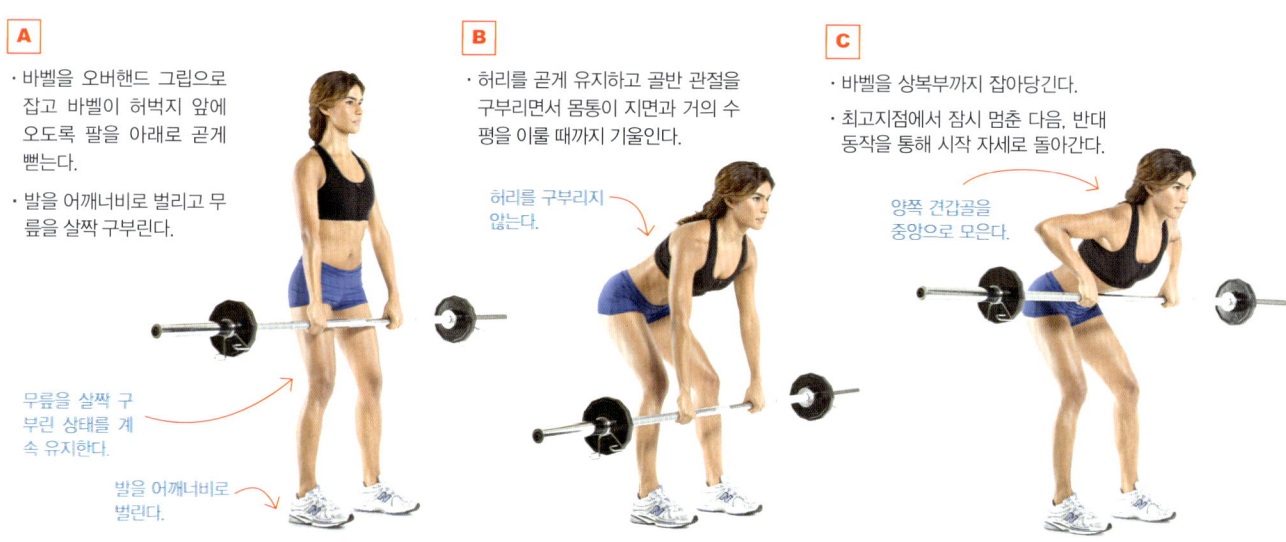

무릎을 살짝 구부린 상태를 계속 유지한다.
발을 어깨너비로 벌린다.
허리를 구부리지 않는다.
양쪽 견갑골을 중앙으로 모은다.

덤벨 스트레이트-레그 데드리프트와 로우   Dumbbell Straight-Leg Deadlift to Row

A
- 양손에 덤벨을 들고 덤벨이 허벅지 앞에 오도록 양팔을 아래로 뻗는다.

B
- 골반 관절을 구부리면서 몸통을 앞으로 기울여 벤트-오버 자세를 취한다.

C
- 덤벨을 몸통 측면으로 잡아당긴다.

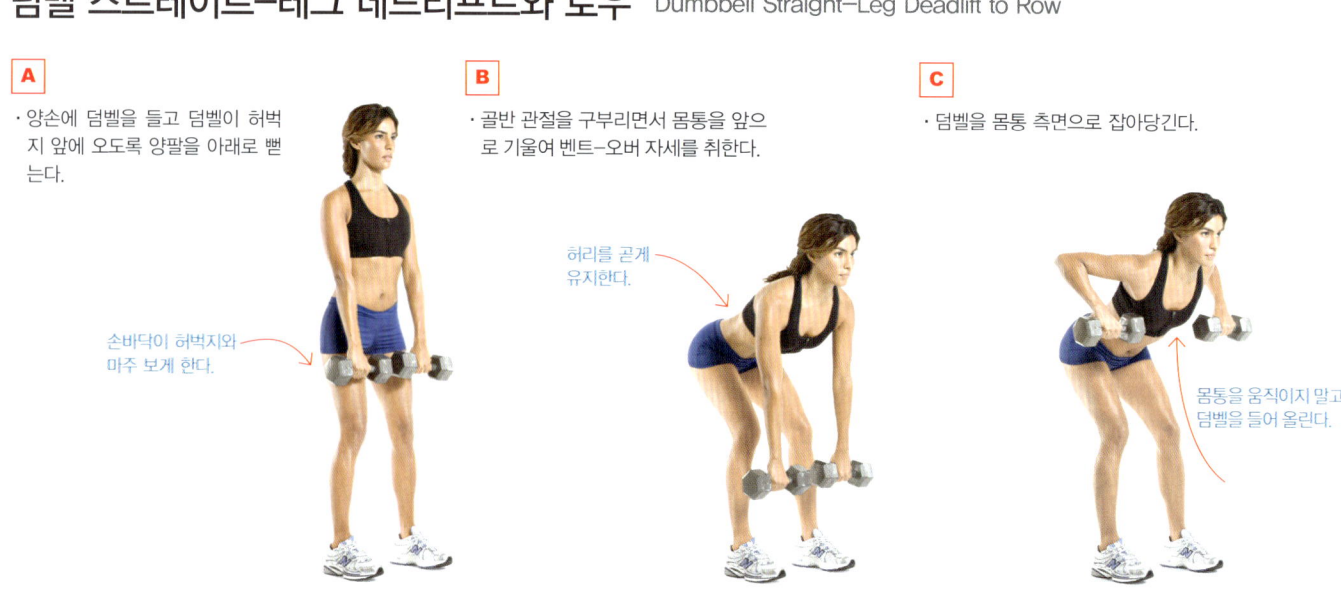

손바닥이 허벅지와 마주 보게 한다.
허리를 곧게 유지한다.
몸통을 움직이지 말고 덤벨을 들어 올린다.

Chapter 8

트러스터
Thrusters

A
- 양손에 덤벨을 들고 손바닥이 마주 보도록 어깨 옆으로 들어 올린다.
- 발을 어깨너비로 벌리고 똑바로 선다.

트레이너의 조언
엉덩이를 뒤로 빼면서 동작을 시작한 다음, 무릎을 최대한 구부리면서 낮게 앉는다(스쿼트 자세보다 더 낮게 쪼그려 앉을수록 좋다.).

B
- 허벅지 윗면이 지면과 거의 수평을 이룰 때까지 몸을 내린다.

몸통을 계속 곧게 유지한다.

C
- 덤벨을 어깨 위로 곧게 들어 올리면서 일어선다.
- 덤벨을 내리면서 시작 자세로 돌아간다.

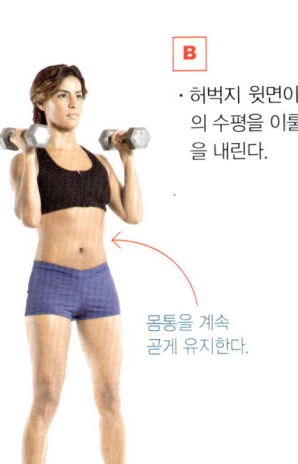
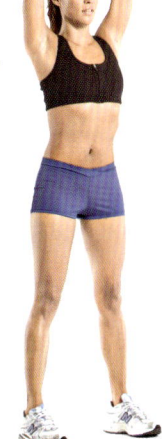
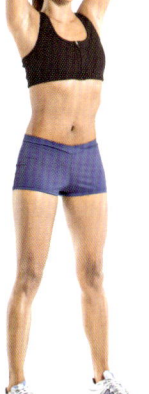

WARNING!
전신 운동이 근육을 더욱 돋보이게 한다

사람들이 크게 착각하는 것이 있다. 근육이 겉으로 드러나 보이느냐 마느냐를 결정하는 것은 결국 근육 자체가 아니라 근육을 둘러싸고 있는 지방의 양이다. 사실, 여러 근육을 동시에 사용하는 전신 운동은 바이셉스 컬이나 트라이셉스 익스텐션 같은 부위별 운동보다 칼로리 소모량이 많기 때문에 팔의 근육을 선명하게 드러내는 데에도 훨씬 더 효과적이다. 어떤 운동을 하든, 지방을 부위별로 선택하여 뺄 수는 없다는 사실을 기억하자.

덤벨 해머 컬 투 런지 투 프레스 Dumbbell Hammer Curl to Lunge to Press

A
- 양손에 덤벨을 들고 손바닥이 마주 보도록 몸 옆으로 팔을 곧게 내린다.
- 발을 골반너비로 벌리고 똑바로 선다.

몸통을 계속 곧게 유지한다.

B
- 오른발을 앞으로 내딛으면서 오른쪽 무릎이 거의 90도로 구부러질 때까지 몸을 내린다.

뒤쪽 무릎이 거의 지면에 닿을 정도로 몸을 내린다.

C
- 덤벨을 어깨 위로 곧게 들어 올린다.

팔을 곧게 편다.

D
- 다리를 펴면서 시작 자세로 돌아간 다음, 덤벨을 내리고 전체 동작을 반복한다.

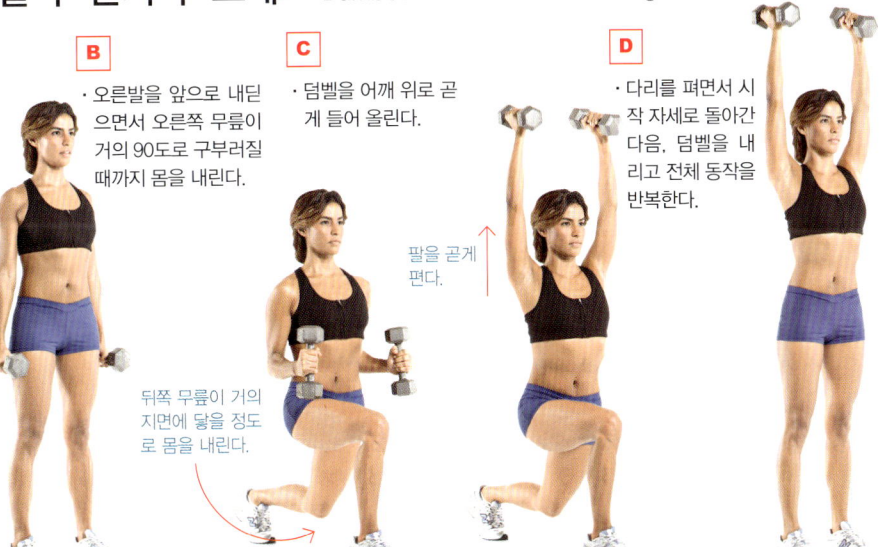

전신운동 | 복합운동 COMBINATION EXERCISES

싱글-암 스텝업과 프레스
Single-Arm Stepup and Press

A
- 오른손에 덤벨을 들고 손바닥이 어깨를 마주 보도록 어깨 바로 위로 들어 올린다.
- 왼발을 무릎 높이의 상자나 발판에 올린다.

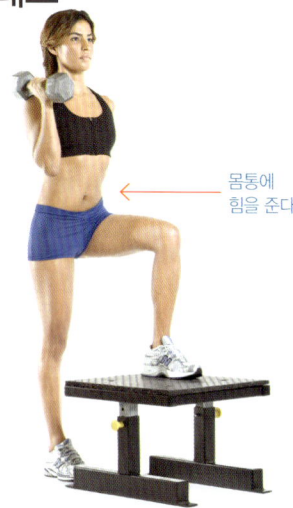

몸통에 힘을 준다.

B
- 왼쪽 뒤꿈치에 힘을 주면서 발판 위에 올라섬과 동시에 오른팔을 어깨 위로 곧게 뻗으면서 덤벨을 들어 올린다.
- 오른발을 지면에 다시 내리면서 시작 자세로 돌아간다.
- 정해진 반복 횟수를 완료한 다음, 자세를 반대로 바꾸어 같은 요령으로 반복한다.

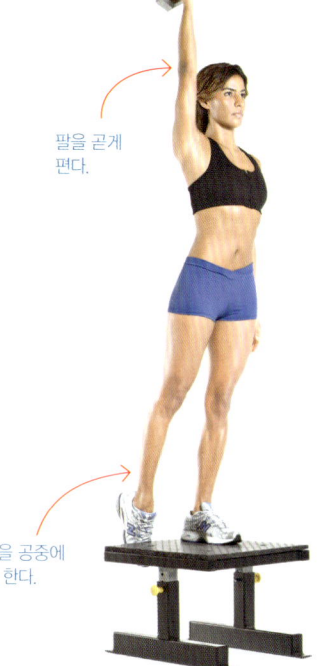

팔을 곧게 편다.

오른발을 공중에 띄워야 한다.

싱글-암 리버스 런지와 프레스
Single-Arm Reverse Lunge and Press

A
- 오른손에 덤벨을 들고 손바닥이 어깨를 마주 보도록 어깨 바로 위로 들어 올린다.

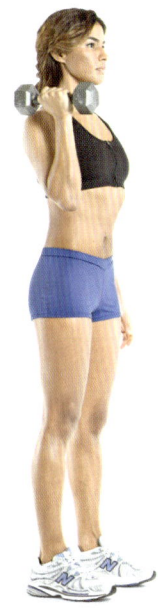

앨라배마 대학의 연구에 의하면, 부위별 근육 운동을 1주일에 1회 실시했던 사람들에 비해 전신 운동을 일주일에 3회 실시했던 사람들은 지방을 2배 더 감량할 수 있었다.

B
- 오른발을 뒤로 내딛으면서 몸을 낮춰 리버스 런지 자세를 취함과 동시에 오른팔을 어깨 위로 곧게 뻗으면서 덤벨을 들어 올린다.
- 다리를 폄과 동시에 덤벨을 내리면서 시작 자세로 돌아간다. 여기까지가 1회 반복이다.
- 정해진 반복 횟수를 완료한 다음, 자세를 바꾸어 같은 요령으로 반복한다.

팔을 곧게 편다.

사이드 런지와 프레스
Side Lunge and Press

A
- 양손에 덤벨을 들고 발을 골반너비로 벌리고 선다.
- 팔을 완전히 펴면서 덤벨을 머리 위로 들어 올린다.

B
- 오른발을 측면으로 뻗으면서 사이드 런지 자세를 취함과 동시에 어깨를 향해 오른쪽 덤벨을 내린다.
- 반대 동작을 통해 일어서면서 시작 자세로 돌아간다.

터키시 겟업
Turkish Getup

A
- 다리를 곧게 펴고 눕는다.
- 왼손에 덤벨을 들고 팔을 앞으로 곧게 뻗는다.

B C D
- 팔을 곧게 펴서 덤벨을 들어 올린 상태를 유지하면서 일어선다.

E
- 일어선 다음에는 반대 동작을 통해 시작 자세로 돌아간다.
- 정해진 반복 횟수를 완료한 다음, 자세를 반대로 바꾸어 같은 요령으로 반복한다.

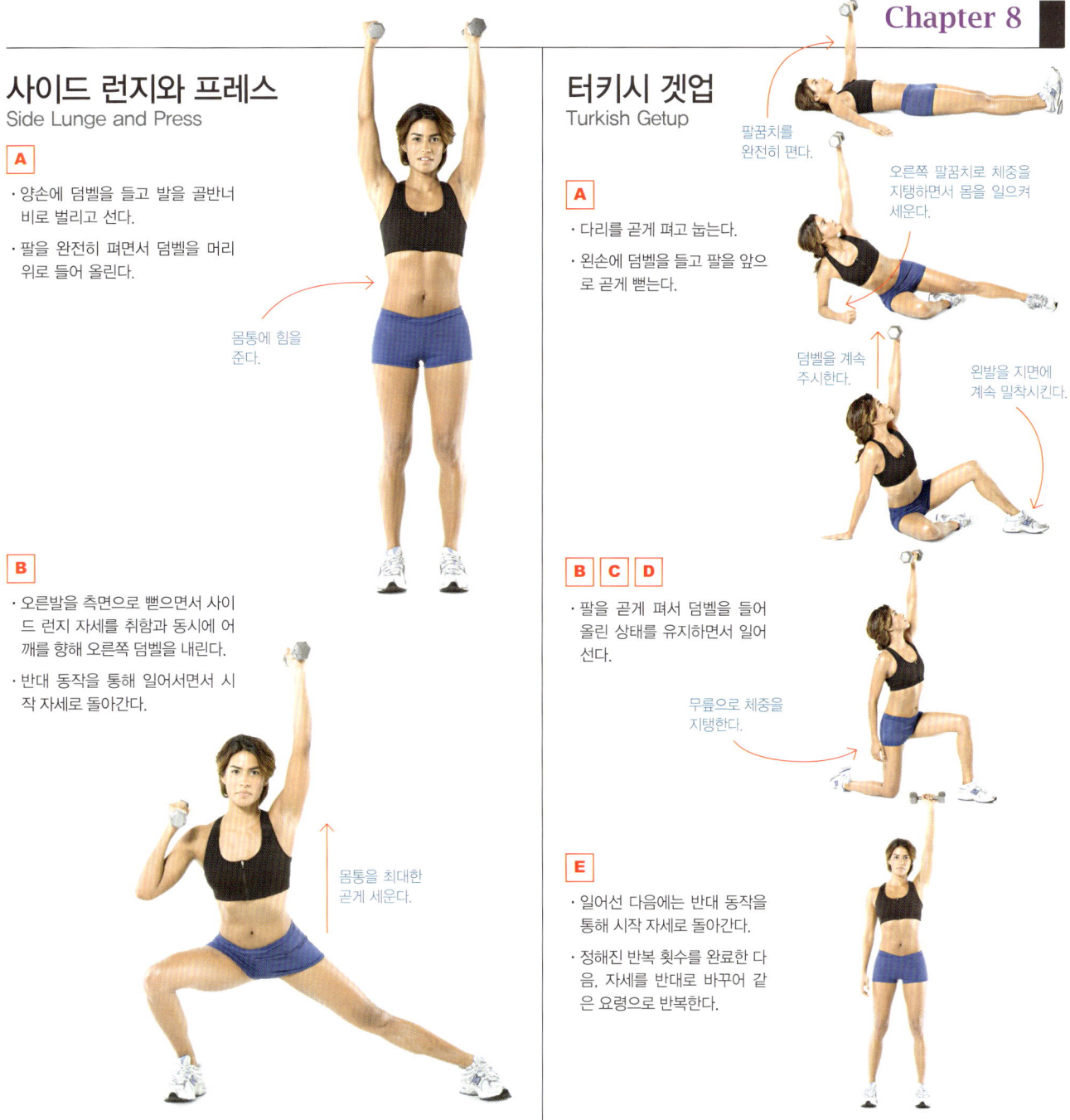

Chapter 8

Chapter 9: 워밍업

Warmup Exercises

이번 장의 내용을 그냥 건너뛰고 싶은 사람도 있을 것이다. 우리 현대인들은 따로 시간을 내서 워밍업에 매달릴 만큼 한가하지 않기 때문이다.

하지만 건강 전문가들은 본격적인 운동에 앞서 몸을 움직이는 워밍업이 근육의 스위치를 켜는 역할을 한다는 것을 오랜 연구 끝에 발견했다. 또한 과학자들은 미용체조와 유사한 역동적인 스트레칭이 정신과 근육의 소통을 증진해 운동능력을 극대화한다고 말한다. 더 많은 근육이 활성화될수록 지방도 더 빨리 분해되는 것이다.

종합하자면 워밍업은 근육을 활성화할 뿐만 아니라 유연성, 가동성, 자세를 향상시킨다. 이런 요소들은 모두 부상을 방지하고 몸을 젊게 유지하는 데 필요하며, 5분에서 10분만 투자하면 누구나 이 모든 효과를 자신의 것으로 만들 수 있다. 이번 장에서 본격적인 운동을 시작하게 전에 실시할 수 있는 워밍업 운동을 집중적으로 다루는 것도 바로 그 때문이다.

또한 이 책에서는 일반적인 워밍업 동작을 넘어서 '폼 롤러 운동'이라는 특별한 운동을 소개한다. 폼 롤러 운동은 기본적으로 근육의 고유한 기능을 강화한다. 더욱이 이 운동은 헬스클럽에서든, 가정에서든, 언제 어디서나 손쉽게 할 수 있다. 기름칠이 잘 된 기계처럼 몸을 부드럽게 유지하려면 근육도 워밍업을 통한 정기적인 정비가 필요하다.

워밍업 | WARMUP EXERCISES

이번 장에서는 본격적인 운동에 앞서 근육을 준비시키고 유연성과 가동성을 높이는 38가지 워밍업 운동에 대해 알아본다.

점핑 잭
Jumping Jacks

- 발을 모으고 서서 몸 옆으로 손을 내린다.
- 머리 위로 팔을 들어 올림과 동시에 가볍게 뛰어 오르면서 다리를 양 옆으로 벌린다.
- 곧바로 시작 자세로 돌아가서 동작을 반복한다.

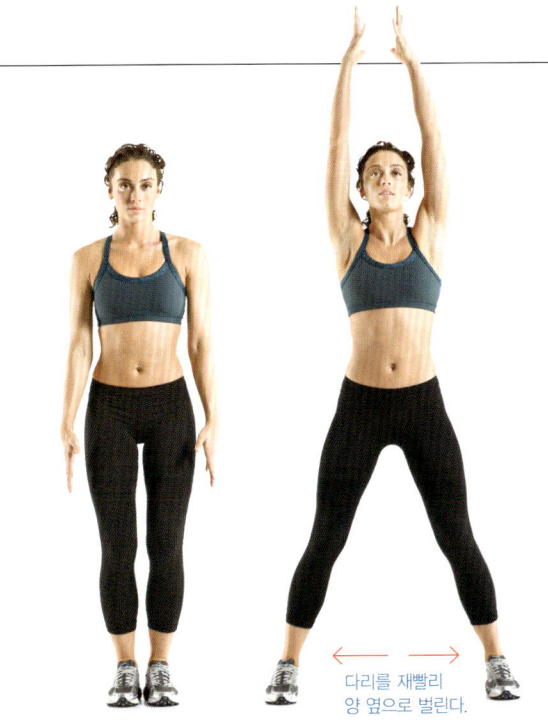

다리를 재빨리 양 옆으로 벌린다.

스플리트 잭
Split Jacks

- 오른발이 왼발보다 앞에 오도록 다리를 앞뒤로 벌린다.
- 오른쪽 다리를 뒤로 뻗고 왼쪽 다리를 앞으로 뻗음과 동시에 오른팔을 어깨 위로 흔들고 왼팔을 뒤로 흔든다.
- 팔다리를 계속 교차시키면서 흔든다.
- 30초 동안 동작을 최대한 많이 반복한다.

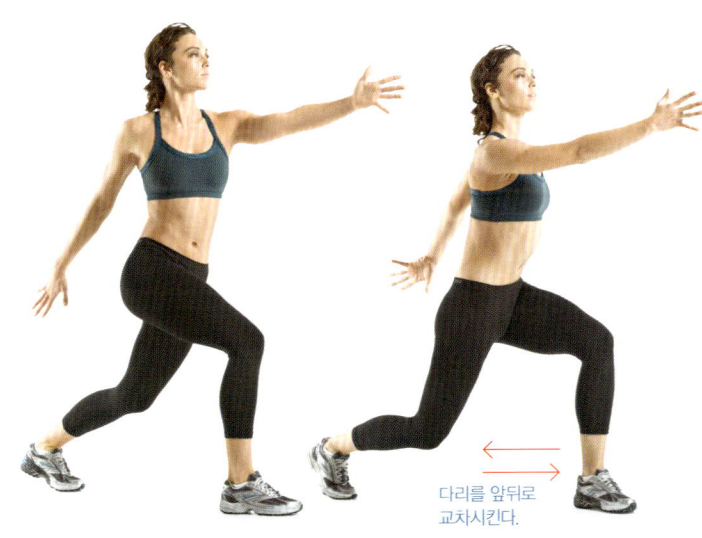

다리를 앞뒤로 교차시킨다.

워밍업 WARMUP EXERCISES

스쿼트 트러스트 Squat Thrusts

- 발을 어깨너비로 벌리고 서서 팔을 몸 옆으로 내린다.
- 엉덩이를 뒤로 빼면서 무릎을 구부리며 최대한 낮게 쪼그려 앉는다.
- 다리를 뒤로 뻗으면서 푸시업 자세를 취한다.
- 그 다음 다리를 빨리 원위치시키면서 쪼그린 자세로 돌아간다.
- 몸을 재빨리 세워 일어서서 전체 동작을 반복한다.

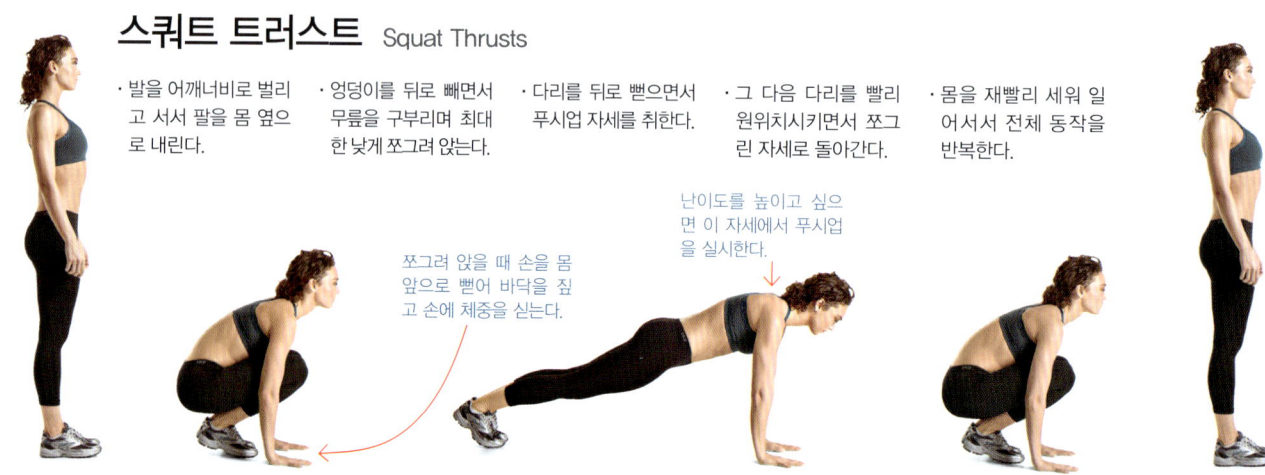

쪼그려 앉을 때 손을 몸 앞으로 뻗어 바닥을 짚고 손에 체중을 싣는다.

난이도를 높이고 싶으면 이 자세에서 푸시업을 실시한다.

월 슬라이드 Wall Slide

- 허리, 등 상부, 엉덩이를 벽에 대고 기댄다.
- 상완을 어깨 높이로 올리고 팔꿈치를 90도로 구부려 하이-파이브 자세를 취하면서 손과 팔을 벽에 밀착시킨다.
- 팔꿈치, 손목, 손을 벽에 밀착시킨 상태를 유지하면서 옆구리를 향해 팔꿈치를 최대한 내린다. 이때 양쪽 견갑골을 중앙으로 모은다.
- 손을 벽에 계속 댄 상태로 벽을 타고 팔을 최대한 높이 올린다.
- 팔을 내리고 전체 동작을 반복한다.

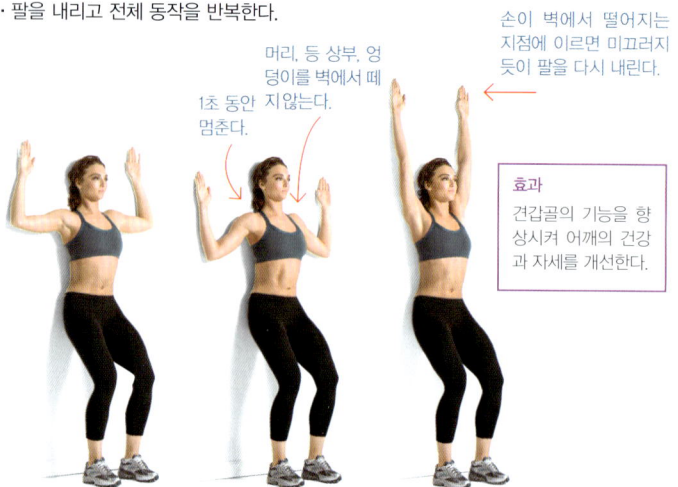

머리, 등 상부, 엉덩이를 벽에서 떼지 않는다. 1초 동안 멈춘다.

손이 벽에서 떨어지는 지점에 이르면 미끄러지듯이 팔을 다시 내린다.

효과 견갑골의 기능을 향상시켜 어깨의 건강과 자세를 개선한다.

핸드 크로스오버 Hand Crossover

- 양팔이 지면과 45도를 이루도록 팔을 각각 위아래로 벌린다.
- 이때 왼팔은 손바닥이 앞쪽을 향하고 엄지손가락이 천정을 향하도록 위로 들어 올린다.
- 이때 오른팔은 손바닥이 뒤쪽을 향하고 엄지손가락이 지면을 향하도록 아래쪽으로 내린다.
- 이 상태에서 양손의 손바닥 방향을 유지하면서 몸을 중심으로 양팔을 교차시킨다.
- 팔이 몸을 교차할 때 팔을 휘두르는 속도의 강약을 리듬감 있게 조절하고 전체적인 속도를 점진적으로 증가시키면서 팔을 계속 교차시킨다. 정해진 반복 횟수를 완료하면 시작 자세를 반대로 바꾸어 다시 동작을 반복한다.

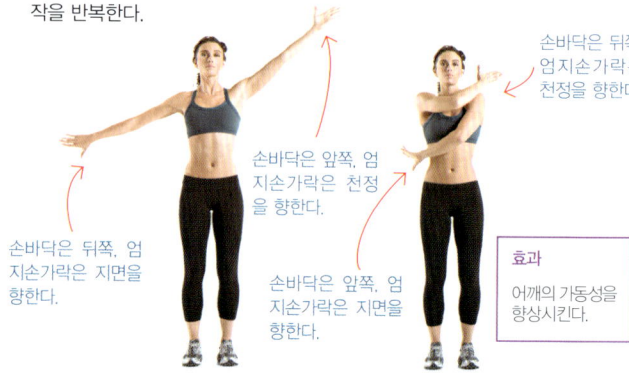

손바닥은 뒤쪽, 엄지손가락은 천정을 향한다.

손바닥은 앞쪽, 엄지손가락은 천정을 향한다.

손바닥은 뒤쪽, 엄지손가락은 지면을 향한다.

손바닥은 앞쪽, 엄지손가락은 지면을 향한다.

효과 어깨의 가동성을 향상시킨다.

Chapter 9

넥 로테이션
Neck Rotations

- 발을 어깨너비로 벌리고 똑바로 선다.
- 목을 오른쪽으로 10번 돌린다(또는 정해진 횟수만큼).
- 방향을 바꾸어 목을 왼쪽으로 10번 돌린다.

효과
목의 가동성을 향상시킨다.

사이드-라잉 쏘라식 로테이션
Side-Lying Thoracic Rotation

- 몸의 왼쪽 측면으로 바닥에 누워 골반과 무릎을 90도로 구부린다.
- 양팔을 어깨 높이로 올리고 앞으로 뻗어 손바닥을 모은다.
- 왼팔과 양쪽 다리의 자세를 그대로 유지하면서 오른팔과 몸통을 오른쪽으로 돌려 오른손과 등 상부를 지면에 밀착시킨다.
- 2초 동안 동작을 멈춘 다음, 시작 자세로 돌아간다.
- 정해진 반복 횟수를 완료한 다음, 자세를 반대로 바꾸어 같은 요령으로 반복한다.

효과
등 상부와 중심부의 근육을 이완시킨다.

팔과 어깨가 지면에 닿아야 한다.

쏘라식 로테이션
Thoracic Rotation

- 양 무릎과 양손을 지면에 댄다.
- 오른손을 목 뒤에 댄다.
- 몸통에 힘을 준다.
- 팔꿈치가 왼쪽 지면을 향하도록 등 상부를 아래쪽으로 회전시킨다.
- 머리와 등 상부를 오른쪽으로 회전시키면서 천정을 향해 오른쪽 팔꿈치를 들어 올린다.
- 정해진 반복 횟수를 완료한 다음, 자세를 바꾸어 같은 요령으로 반복한다.

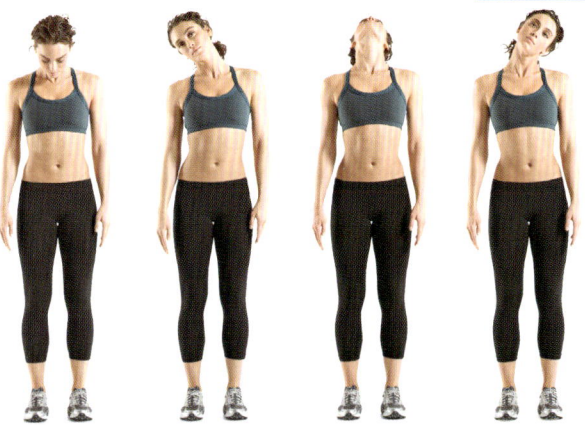

복부를 가격 당하듯이 복근에 힘을 주어 허리를 고정시킨 상태에서 등 상부만 회전시킨다.

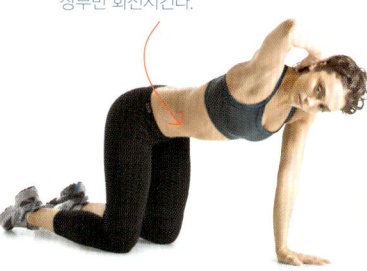

효과
등 상부의 가동성을 높이고 자세를 개선한다.

리치, 롤 앤드 리프트
Reach, Roll and Lift

- 무릎을 꿇고 팔꿈치를 지면에 붙여서 등을 동그랗게 구부린다.
- 팔꿈치를 90도로 구부린다.
- 손바닥을 지면에 밀착시킨다.
- 오른팔이 완전히 펴질 때까지 오른손을 미끄러뜨리듯이 앞으로 내민다.
- 오른쪽 손바닥이 천정을 향하도록 전완을 회전시킨다.
- 오른팔을 최대한 높이 들어 올린다.
- 정해진 반복 횟수를 완료한 다음, 팔을 바꾸어 같은 요령으로 반복한다.

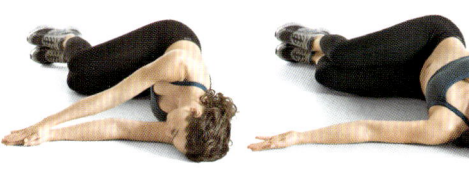
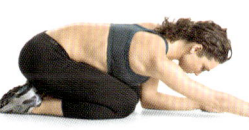
손바닥이 위를 향한다.
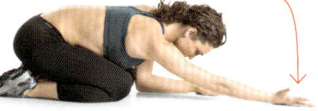
팔을 들어 올린다.
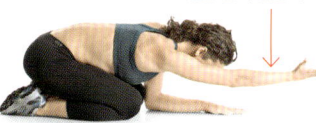

효과
어깨와 등 상부의 가동성을 향상시킨다.

워밍업 | WARMUP EXERCISES

벤트-오버 리치 투 스카이
Bent-Over Reach to Sky

- 허리를 곧게 편 상태에서 몸통이 지면과 거의 수평을 이룰 때까지 골반 관절과 무릎을 구부려 몸을 앞으로 기울인다.
- 양손이 마주 보도록 팔을 어깨 아래로 곧게 늘어 뜨린다.
- 몸통에 힘을 준다.
- 오른팔과 몸통을 오른쪽으로 최대한 높이 회전시켜 올린다.
- 최고지점에서 잠시 멈춘 다음, 시작 자세로 돌아가서 왼팔도 같은 요령으로 반복한다. 여기까지가 1회 반복이다(손이 발에 닿게 하면 효과가 더 좋다.).

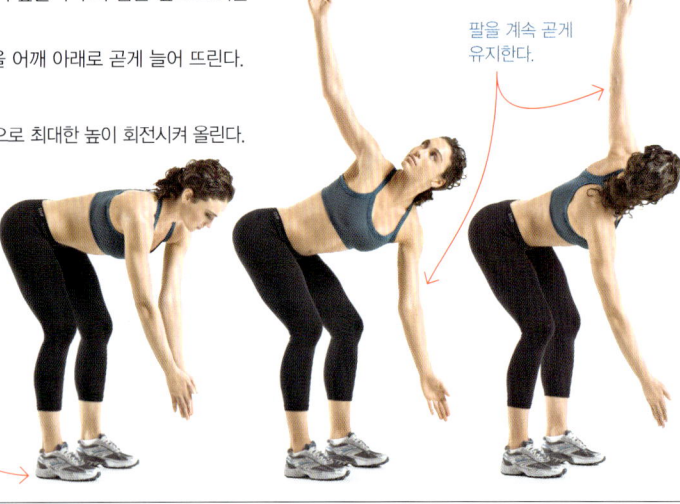

효과
등 상부의 가동성을 향상시킨다.

팔을 계속 곧게 유지한다.

발을 어깨너비로 벌린다.

오버-언더 숄더 스트레칭
Over-Under Shoulder Stretch

- 오른손을 머리 뒤로 넘김과 동시에 왼손을 겨드랑이 뒤로 넘긴 다음, 등 뒤에서 손을 맞잡는다. 이 자세를 10~15초 동안 유지한다.
- 손을 풀고 양손의 자세를 반대로 바꾸어 같은 요령으로 반복한다.

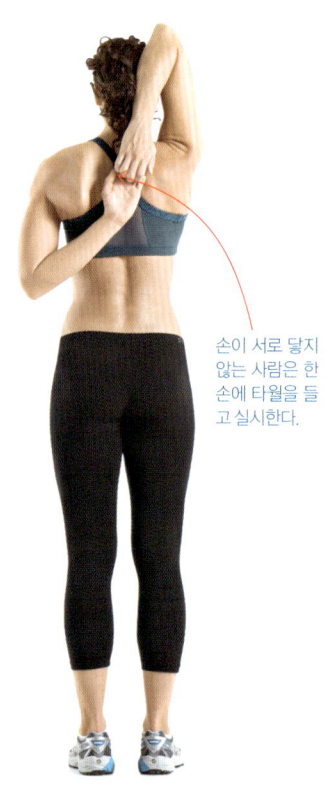

손이 서로 닿지 않는 사람은 한 손에 타월을 들고 실시한다.

효과
어깨 주변의 근육을 이완시키고 어깨의 가동성을 향상시킨다.

숄더 서클
Shoulder Circles

- 발을 어깨너비로 벌리고 똑바로 선다.
- 몸의 다른 부분은 움직이지 말고 어깨만 뒤로 10번 회전시킨다.

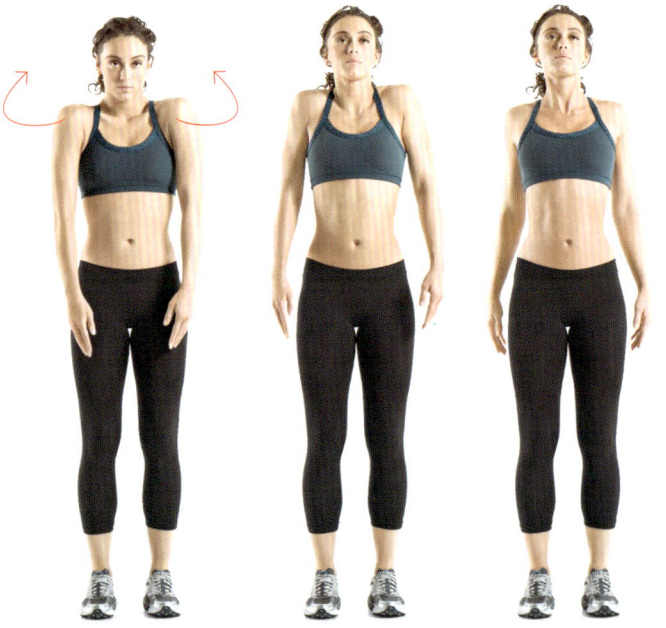

효과
어깨의 가동성을 향상시킨다.

Chapter 9

암 서클
Arm Circles

- 양팔이 지면과 수평을 이루도록 양팔을 옆으로 펴 올리고 똑바로 선다.
- 어깨를 축으로 양팔을 점점 크게 돌리는 동작을 앞으로 10회, 뒤로 10회 반복한다.

효과
어깨의 가동성을 향상시킨다.

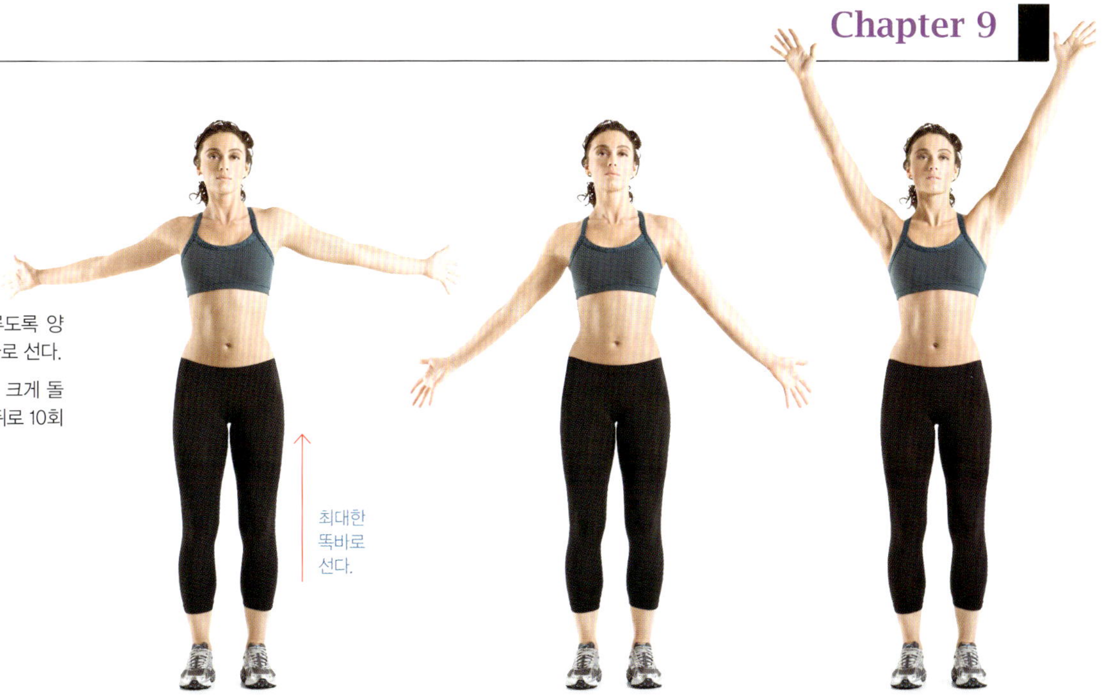

최대한 똑바로 선다.

로우 사이드-투-사이드 런지
Low Side-to-Side Lunge

- 발을 어깨너비의 약 2배로 벌리고 서서 양쪽 발이 정면을 향하게 한다.
- 양손을 가슴 앞에 움켜쥔다.
- 엉덩이를 뒤로 빼면서 무릎을 구부리며 오른쪽 다리에 체중을 싣는다.
- 이때 오른쪽 종아리가 지면과 거의 수직을 이뤄야 한다.
- 왼발은 지면에 계속 밀착시킨다.
- 몸을 일으켜 세우지 말고 높이를 유지하면서 왼쪽으로 체중을 이동시킨다. 이 동작을 번갈아 반복한다.

왼쪽 다리를 곧게 편다.
왼발을 지면에 밀착시킨다.
엉덩이를 뒤로 뺀다.

효과
골반의 가동성을 향상시키고 엉덩이와 사타구니의 근육을 이완시킨다.

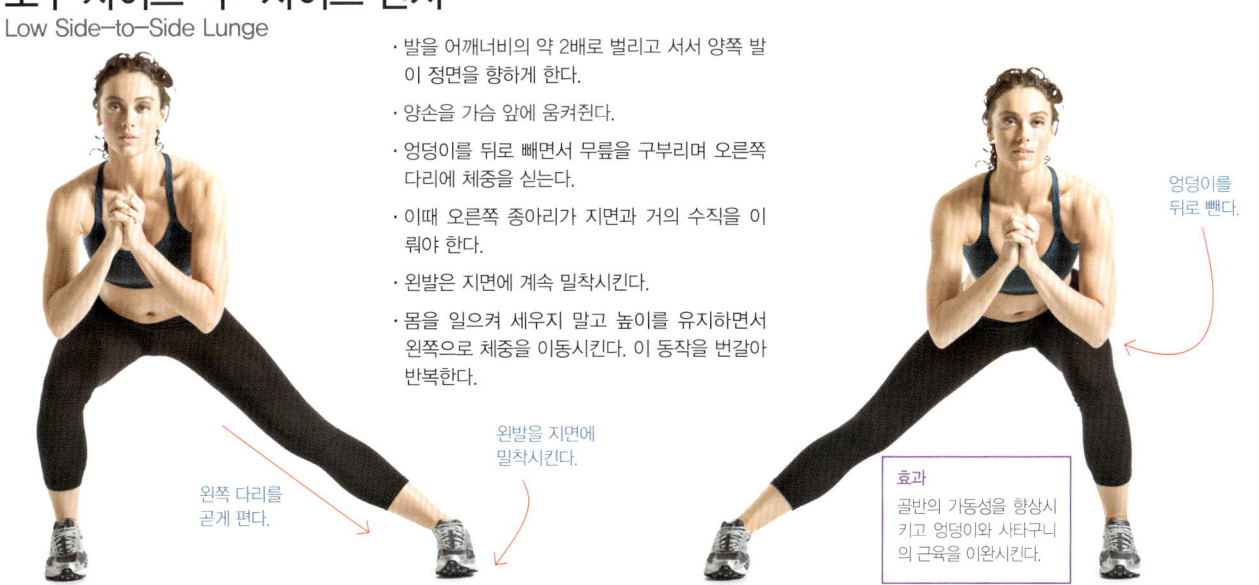

워밍업 | WARMUP EXERCISES

사이드 벤드 런지
Lunge with Side Bend

- 팔을 양 옆으로 내리고 똑바로 선다.
- 오른쪽 다리를 앞으로 뻗고 오른쪽 무릎이 최소한 90도로 구부러질 때까지 몸을 낮춘다.
- 런지 동작을 취하면서 왼팔을 머리 위로 뻗어 올림과 동시에 몸통을 오른쪽 측면으로 구부린다.
- 지면을 향해 오른손을 내린다.
- 시작 자세로 돌아간다.
- 정해진 반복 횟수를 완료한 다음, 자세를 반대로 바꾸어 같은 요령으로 반복한다.

로테이션 오버헤드 런지
Overhead Lunge with Rotation

- 팔을 어깨너비의 약 2배로 벌려 막대를 잡고 머리 위로 들어 올린다.
- 팔을 곧게 유지한다.
- 오른쪽 다리를 앞으로 뻗고 오른쪽 무릎이 최소한 90도로 구부러질 때까지 몸을 낮춘다.
- 런지 동작을 취하면서 상체를 오른쪽으로 회전시킨다.
- 반대 동작을 통해 시작 자세로 돌아간다.
- 정해진 반복 횟수를 완료한 다음, 자세를 반대로 바꾸어 같은 요령으로 반복한다.

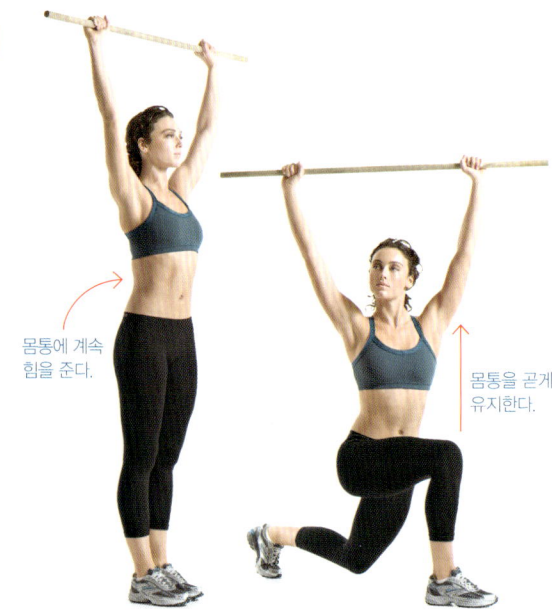

몸통에 계속 힘을 준다.

몸통을 곧게 유지한다.

효과
허벅지, 골반, 복사근을 이완시킨다.

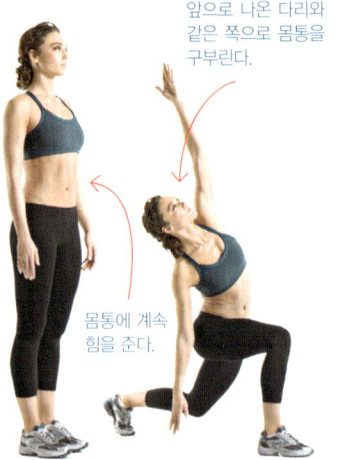

앞으로 나온 다리와 같은 쪽으로 몸통을 구부린다.

몸통에 계속 힘을 준다.

효과
허벅지, 골반, 복사근을 이완시킨다.

엘보-투-풋 런지 Elbow-to-Foot Lunge

- 팔을 양 옆으로 내리고 똑바로 선다.
- 몸통에 힘을 주고 오른쪽 다리를 앞으로 뻗으면서 런지 동작을 취한다.
- 런지 동작을 취하면서 골반을 구부려 몸을 앞으로 기울이고, 왼손이 오른발과 동일 선상에 오도록 바닥을 짚는다.
- 오른쪽 팔꿈치를 오른발 안쪽에 최대한 가까이 위치시킨 상태에서 2초 동안 동작을 멈춘다.
- 그 다음 몸통을 오른쪽으로 회전시키면서 천정을 향해 오른손을 최대한 높이 들어 올린다.
- 이번에는 몸통을 반대로 회전시키고 오른손으로 오른발 바깥쪽 지면을 짚은 다음, 엉덩이를 위로 올린다. 여기까지가 1회 반복이다.
- 왼쪽 다리를 앞으로 뻗고 같은 요령으로 반복한다.

효과
대퇴사두근, 슬와부근육군, 둔근, 사타구니를 이완시킨다.

세계 최강 스트레칭
이 운동에 엘보-투-풋 런지라는 이름을 붙여 유행시킨 사람은 유명한 전문 트레이너인 마크 버스트겐(Mark Verstegen)이다.

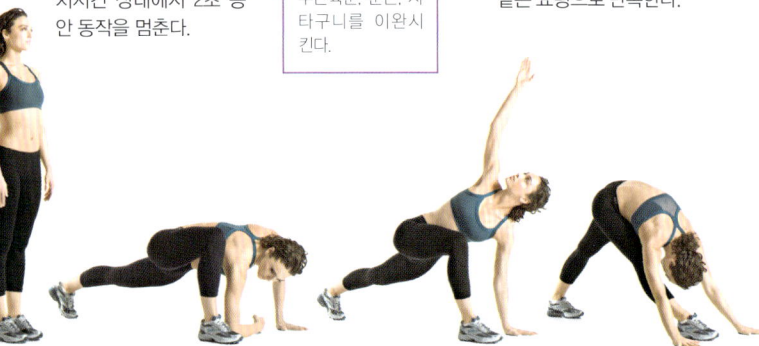

Chapter 9

인치웜
Inchworm

- 다리를 곧게 펴고 똑바로 선 상태에서 허리를 구부려 손으로 지면을 짚는다.
- 다리를 곧게 유지한 상태로 손을 앞으로 뻗어 걷는다.
- 그 다음 손 뒤에 발이 오도록 발을 조금씩 앞으로 내딛어 옮긴다. 여기까지가 1회 반복이다.

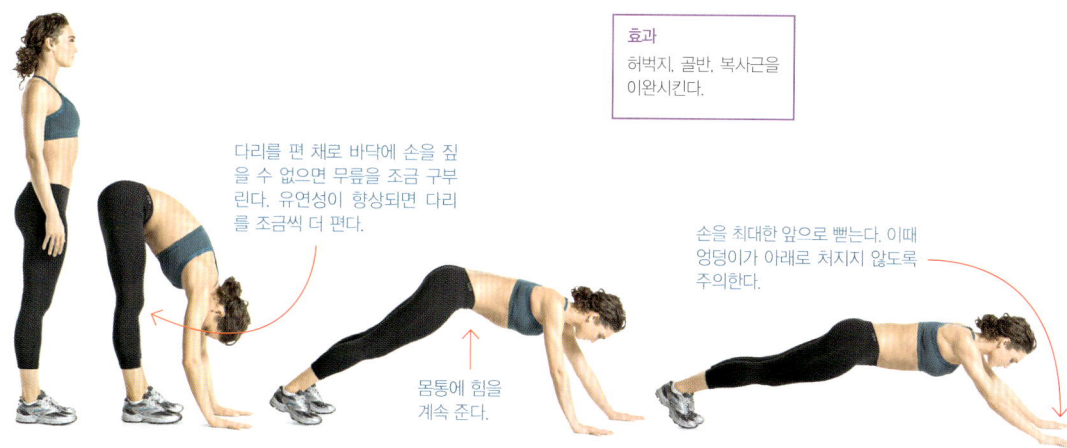

효과
허벅지, 골반, 복사근을 이완시킨다.

다리를 편 채로 바닥에 손을 짚을 수 없으면 무릎을 조금 구부린다. 유연성이 향상되면 다리를 조금씩 더 편다.

몸통에 힘을 계속 준다.

손을 최대한 앞으로 뻗는다. 이때 엉덩이가 아래로 처지지 않도록 주의한다.

스모 스쿼트 투 스탠드 Sumo Squat to Stand

- 발을 어깨너비로 벌리고 다리를 편 채로 똑바로 선다.
- 다리를 곧게 편 상태를 유지하면서 허리를 구부려 손으로 발을 잡는다 (무릎을 구부려야 하는 경우에는 최소한만 구부린다.).
- 발을 잡은 상태로 몸을 낮춰 스쿼트 자세를 취하면서 가슴과 어깨를 돌운다.
- 스쿼트 자세를 유지하면서 오른팔을 높고 넓게 들어 올린 다음, 마찬가지로 왼팔을 들어 올린다.
- 팔을 든 상태로 일어선다.

효과
대퇴사두근, 슬와부근육군, 둔근, 사타구니, 허리를 이완시킨다.

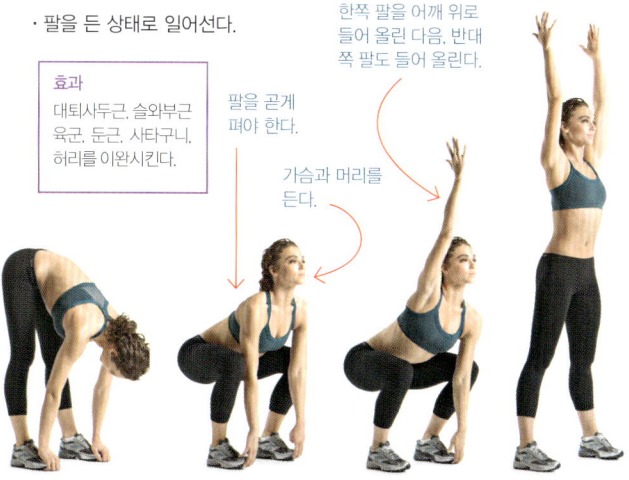

팔을 곧게 펴야 한다.

가슴과 머리를 든다.

한쪽 팔을 어깨 위로 들어 올린 다음, 반대쪽 팔도 들어 올린다.

인버티드 햄스트링 Inverted Hamstring

- 오른발을 지면으로부터 살짝 들어 올리고 왼발로 서서 무릎을 살짝 구부린다.
- 왼쪽 무릎 각도를 유지한 상태에서 몸통이 지면과 수평을 이룰 때까지 골반 관절을 구부려 몸통을 앞으로 기울인다.
- 몸통을 기울이면서 팔을 옆으로 펴 올린다. 이때 손바닥은 아래를 향하고 몸통과 팔이 같은 높이에 오도록 한다.
- 몸통을 앞으로 기울일 때 오른쪽 다리와 몸이 일직선을 이루게 한다.
- 시작 자세로 돌아간다. 정해진 반복 횟수를 완료한 다음, 자세를 반대로 바꾸어 같은 요령으로 반복한다.

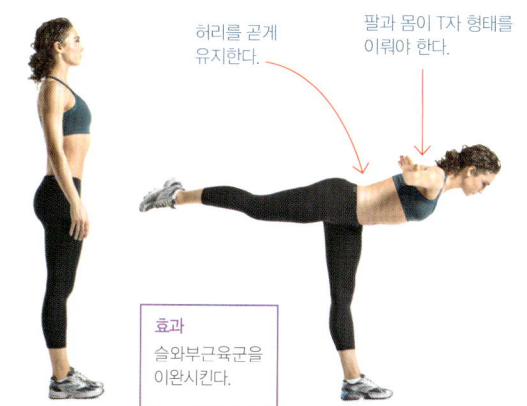

허리를 곧게 유지한다.

팔과 몸이 T자 형태를 이뤄야 한다.

효과
슬와부근육군을 이완시킨다.

197

워밍업 | WARMUP EXERCISES

래터럴 슬라이드
Lateral Slide

- 발을 어깨너비보다 약간 넓게 벌리고 선다.
- 엉덩이를 뒤로 빼고 무릎을 구부리면서 엉덩이가 무릎보다 약간 높은 위치에 올 때까지 몸을 낮춘다.
- 오른발이 왼발 자리에 오도록 오른발을 왼쪽으로 한 발 내딛은 다음, 왼발을 왼쪽으로 한발 내딛는 방식으로 옆으로 10걸음을 걷는다.
- 반대 동작을 통해 시작 위치로 돌아온다.
- 30초 또는 정해진 시간만큼 동작을 반복한다.

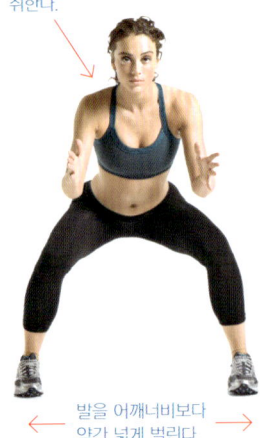

기마자세를 취한다.

발을 어깨너비보다 약간 넓게 벌린다.

효과
골반 관절의 회전 및 측면 가동성을 향상시킨다.

워킹 하이 니
Walking High Knees

- 발을 어깨너비로 벌리고 똑바로 선다.
- 몸의 자세를 유지한 상태에서 왼쪽 무릎을 최대한 높이 들어 올리면서 앞으로 한 발 내딛는다.
- 발을 바꾸면서 동작을 반복한다.

효과
둔근과 슬와부근육군을 이완시킨다.

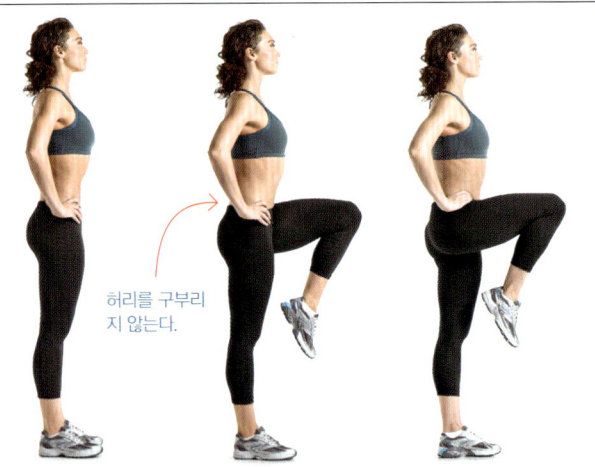

허리를 구부리지 않는다.

워킹 레그 크래들
Walking Leg Cradles

- 발을 어깨너비로 벌리고 서서 팔을 몸 옆으로 내린다.
- 왼발을 내딛으면서 오른손으로 오른쪽 무릎을 잡고 왼손으로는 오른쪽 발목을 잡는다.
- 가슴을 향해 오른쪽 다리를 부드럽게 잡아당긴 상태로 똑바로 선다.
- 오른쪽 다리를 내려놓고 앞으로 세 걸음을 걸은 다음, 왼쪽 무릎을 올리면서 같은 동작을 취한다. 발을 바꿔가며 동작을 반복한다.

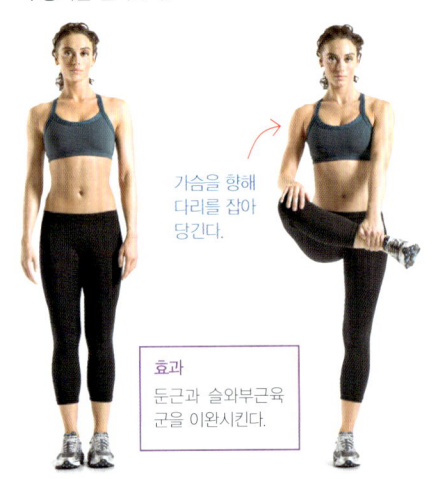

가슴을 향해 다리를 잡아당긴다.

효과
둔근과 슬와부근육군을 이완시킨다.

워킹 니 허그
Walking Knee Hugs

- 발을 어깨너비로 벌리고 서서 팔을 몸 옆으로 내린다.
- 왼발을 앞으로 내딛은 다음, 왼쪽 무릎을 구부리고 몸통을 약간 앞으로 기울인다.
- 양손으로 오른쪽 무릎 바로 아래를 감싸 쥐고 가슴을 향해 오른쪽 무릎을 들어 올린 다음, 선 자세를 유지하면서 오른쪽 무릎을 최대한 가슴 가까이로 잡아당긴다.
- 오른쪽 무릎을 내려놓고 앞으로 세 걸음을 걸은 다음, 왼쪽 무릎을 올리면서 같은 동작을 취한다. 발을 바꿔가며 동작을 반복한다.

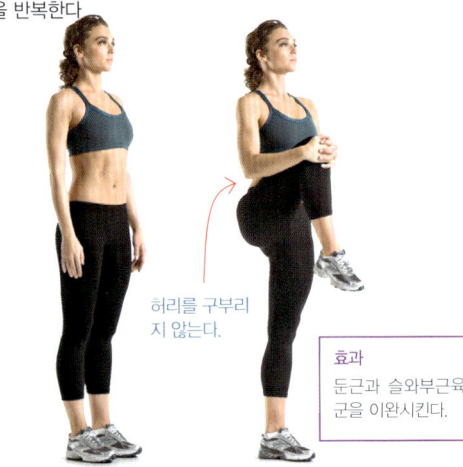

허리를 구부리지 않는다.

효과
둔근과 슬와부근육군을 이완시킨다.

Chapter 9

라잉 사이드 레그 레이즈
Lying Side Leg Raise

- 몸의 왼쪽 측면으로 누워서 왼쪽 다리 위에 오른쪽 다리를 포개고 다리를 곧게 편다. 이때 왼쪽 상완을 지면에 밀착시키고 왼손으로 머리를 지탱한다.
- 무릎을 곧게 편 상태를 유지하면서 오른쪽 다리를 최대한 높이 들어 올린다.
- 다리를 내리면서 시작 자세로 돌아간다.

워킹 힐 투 버트
Walking Heel to Butt

- 팔을 몸 옆으로 내리고 똑바로 선다.
- 왼쪽 다리를 앞으로 내딛은 다음, 엉덩이를 향해 오른쪽 발목을 들어 올리고 오른손으로 오른쪽 발목을 잡는다.
- 발목을 최대한 엉덩이 가까이 잡아당긴다.
- 발목을 내려놓고 앞으로 세 걸음 걸은 다음, 왼쪽 발목을 올리면서 같은 동작을 취한다.

WARNING!
정적 스트레칭의 맹점

정적 스트레칭만이 대세를 이루던 시대는 지났다. 정적 스트레칭이란 초등학교 때 배운 것처럼 특정한 자세에서 느리게 움직이면서 유연성을 향상시키는 스트레칭을 말한다. 정적 스트레칭은 일상적인 관절의 가동범위를 향상시키거나 딱딱한 근육을 풀어 자세를 바로 잡는 데에는 효과가 있다(이 책에서도 각 근육군마다 정적 스트레칭을 한 가지씩 소개해 두었다.).

하지만 웨이트트레이닝이나 스포츠를 즐길 때는 근육이 다양한 자세에서 빠르게 늘어나기 때문에 좀 더 역동적인 스트레칭이 효과적이다.

역동적 스트레칭은 중추신경계를 활성화하고, 혈류를 증가시키며, 근력과 파워를 상승시킨다. 그렇기 때문에 역동적 스트레칭은 모든 육체활동을 하기 전에 워밍업으로도 이상적이다. 이번 장에서 역동적 스트레칭을 중점적으로 소개하는 것도 바로 그 때문이다. 역동적 스트레칭과 정적 스트레칭을 모두 규칙적으로 실시하여 두 가지의 장점을 최대한 활용하는 것이 좋다.

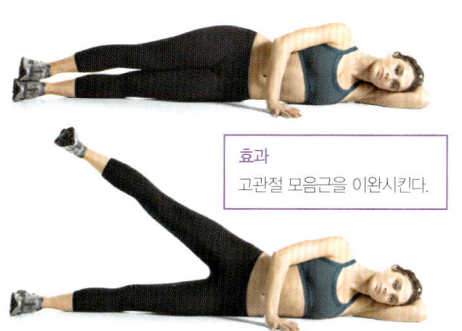

효과: 고관절 모음근을 이완시킨다.

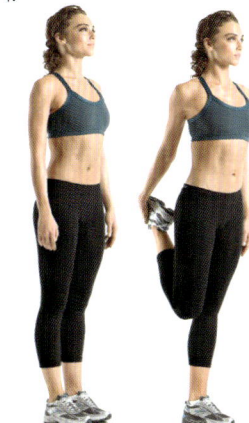

효과: 대퇴사두근을 이완시킨다.

라잉 스트레이트 레그 레이즈
Lying Straight Leg Raise

- 다리를 곧게 펴고 바닥에 눕는다.
- 양쪽 무릎을 곧게 유지하면서 왼쪽 다리를 최대한 높이 들어 올린다(몸 앞에 있는 공을 찬다고 생각한다.).
- 왼쪽 다리로 정해진 반복 횟수를 완료한 다음, 발을 바꾸어 동일한 요령으로 반복한다.

효과: 슬와부근육군을 이완시킨다.

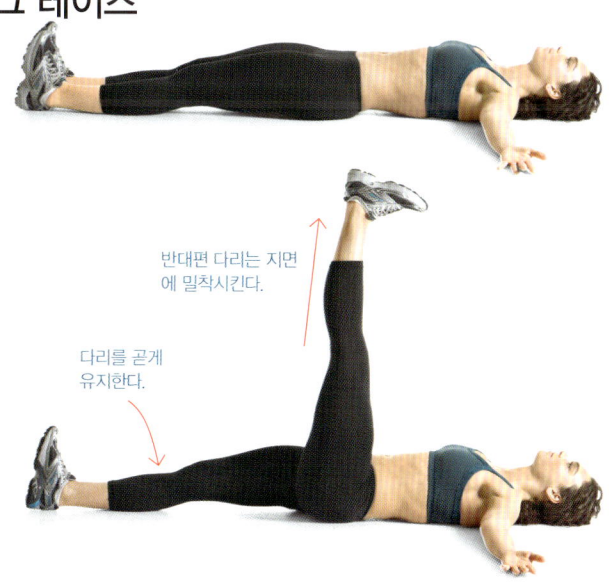

반대편 다리는 지면에 밀착시킨다.

다리를 곧게 유지한다.

199

워밍업 | WARMUP EXERCISES

워킹 하이 킥
Walking High Kicks

- 팔을 몸 옆으로 내리고 똑바로 선다.
- 오른팔을 앞으로 뻗어 올린 상태에서 무릎을 곧게 펴고 오른손을 향해 왼쪽 다리를 차올리면서 한 걸음을 내딛는다(러시아 군인의 걸음걸이를 상상한다.).
- 왼발이 지면에 닿으면 곧바로 왼팔과 오른발을 올리면서 같은 요령으로 동작을 반복한다.

효과
둔근과 슬와부근육군을 이완시킨다.

프론 힙 인터널 로테이션
Prone Hip Internal Rotation

- 바닥에 엎드려 무릎을 모으고 90도로 구부린다.
- 골반이 바닥에서 떨어지지 않도록 주의하면서 양쪽 발을 최대한 옆으로 벌리면서 내린다. 최저지점에서 1~2초 동안 멈춘 다음, 시작 자세로 돌아간다.

효과
허벅지 바깥쪽과 골반의 근육을 이완시킨다.

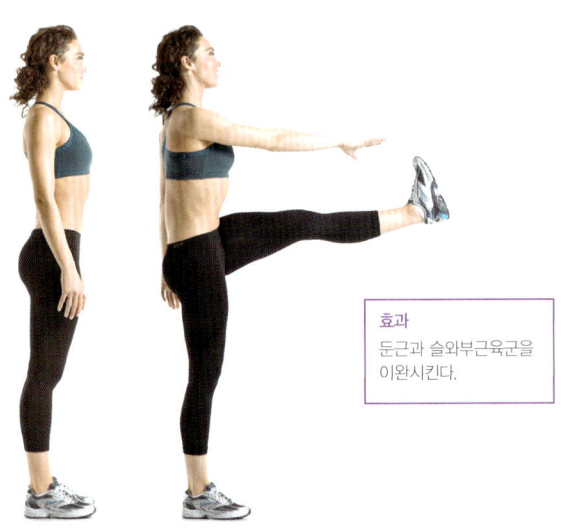
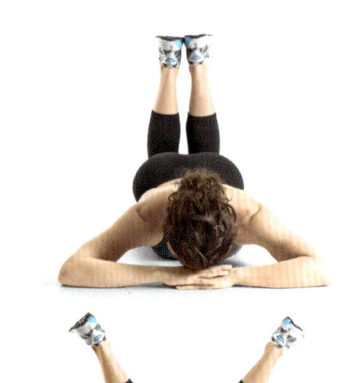
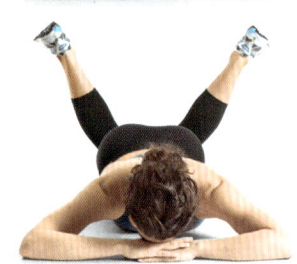

그로이너
Groiners

- 푸시업 자세를 취한다.
- 오른발을 오른손 옆에 최대한 가까이 내딛으면서 골반을 잠시 동안 아래로 내린다.
- 시작 자세로 돌아간 다음, 다리를 바꾸어 같은 요령으로 반복한다.

효과
고관절 모음근을 이완시키고 가동성을 높인다.

골반을 아래로 내린다.

가슴과 머리를 세운다.

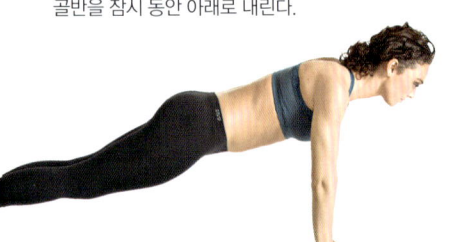
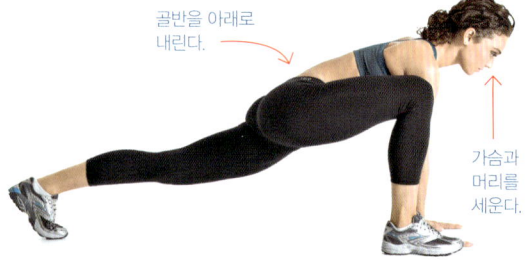

Chapter 9

앵클 서클
Ankle Circles

- 똑바로 서서 허벅지가 지면과 수평을 이루도록 왼쪽 다리를 들어 올리고 양손으로 왼쪽 오금을 받친다.
- 다리를 내리지 않도록 주의하면서 발목을 시계 방향으로 회전시킨다. 1회전이 1회 반복이다.
- 정해진 반복 횟수를 완료한 다음, 다리를 바꾸어 같은 요령으로 반복한다.

효과
발목의 가동성을 향상시킨다.

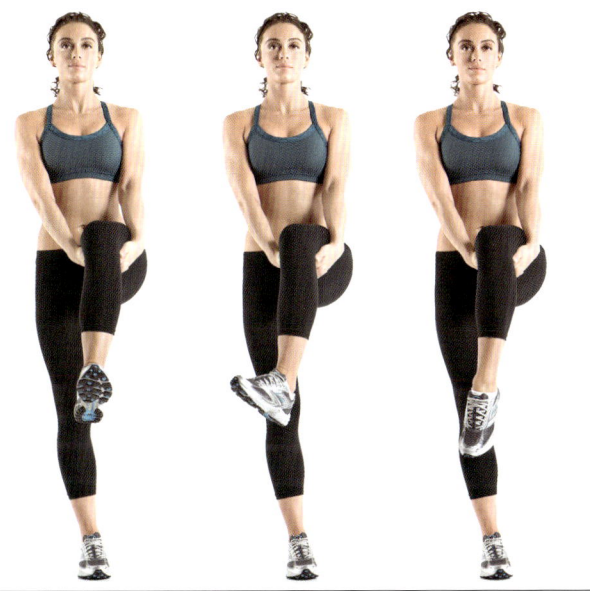

앵클 플렉션
Ankle Flexion

- 약 5센티미터 높이의 물체를 바닥에 놓고 양쪽 발의 볼 부분만 올린다.
- 다리를 거의 곧게 펴고 똑바로 선다.
- 무릎을 구부리면서 뒤꿈치가 스트레칭되는 느낌이 들 때까지 몸을 앞으로 기울인 다음, 2~3초 동안 멈췄다가 시작 자세로 돌아간다. 여기까지가 1회 반복이다.

효과
발목의 가동성을 향상시킨다.

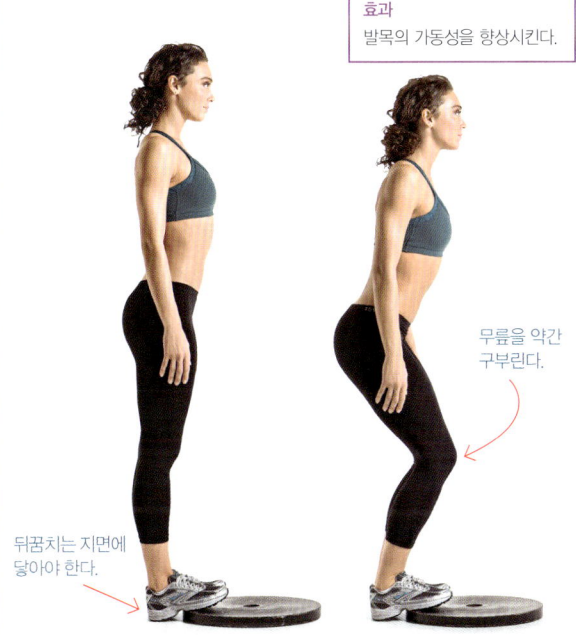

무릎을 약간 구부린다.

뒤꿈치는 지면에 닿아야 한다.

수파인 힙 인터널 로테이션
Supine Hip Internal Rotation

- 무릎을 90도로 구부리고 바닥에 눕는다.
- 발을 지면에 밀착시킨 채로 다리를 어깨 너비보다 2배로 벌린다.
- 발을 고정시키고 무릎을 안쪽으로 모으면서 최대한 낮게 내린다. 최저지점에서 1~2초 동안 멈췄다가 시작 자세로 돌아간다.

효과
허벅지 안쪽과 골반의 근육을 이완시킨다.

발을 움직이지 않는다.

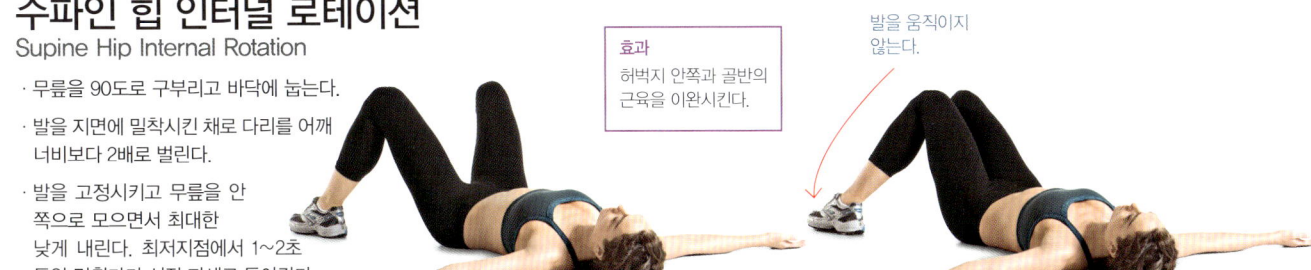

워밍업 WARMUP EXERCISES

폼 롤러 운동

폼 롤러 운동에는 마사지 효과도 있다. 탄탄한 폼 롤러를 허벅지, 종아리, 등 아래로 굴리면 뻣뻣한 결합조직과 근육이 이완되고 유연성과 가동성이 향상되어 근육의 기능을 유지하는 데에도 도움이 된다. 그렇기 때문에 폼 롤러 운동은 본격적인 운동 전후에도 좋지만 평상시에도 언제든지 활용할 수 있다. 앞으로는 텔레비전을 볼 때도 폼 롤러를 사용해보자.

하지만 처음에는 불편한 느낌을 받을 수도 있다. 특히 근육과 결합조직이 뭉쳐있을수록 더 그렇다. 그러나 불편하고 아플수록 폼 롤러는 더 필요하다. 아프다고 걱정할 필요는 없다. 폼 롤러를 규칙적으로 사용하면 매번 사용할 때마다 근육이 조금씩 더 부드러워지는 것을 느낄 수 있을 것이다. 폼 롤러를 사용할 때는 목표한 근육에 폼 롤러를 대고 약 30초 동안 앞뒤로 천천히 굴린다. 그리고 특별히 부드러운 지점이 있으면 그 지점에서 5~10초 동안 동작을 멈춘다.

우리의 목표는 폼 롤러를 가장 필요로 하는 근육에 적용하는 것이다. 폼 롤러를 사용한 뒤에 곧바로 운동을 해보면 확연한 차이를 느낄 수 있다. 폼 롤러는 웨이트트레이닝 기구 전문점이나 인터넷에서 쉽게 구입할 수 있다. 하지만 폼 롤러가 없는 경우에는 농구공, 테니스공, PVC 파이프 등을 대신 사용할 수도 있다.

슬와부근육군 롤
Hamstrings Roll

- 다리를 곧게 펴고 오른쪽 무릎 뒤에 폼 롤러를 놓는다.
- 오른쪽 발목 위로 왼쪽 다리를 교차시킨다.
- 손을 몸 뒤로 뻗어 체중을 지탱한다.
- 등을 곧게 유지한다.
- 폼 롤러가 엉덩이에 닿을 때까지 몸을 앞으로 굴리는 동작을 반복한다.
- 다리를 바꾸어 같은 요령으로 반복한다.

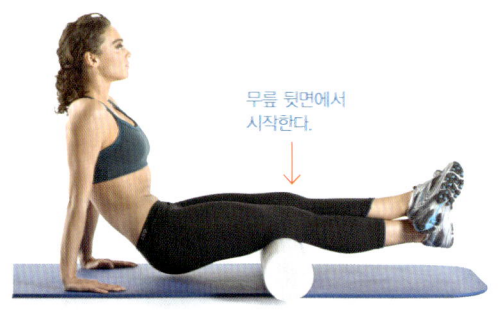

무릎 뒷면에서 시작한다.

이 동작이 너무 어려우면, 양쪽 다리를 폼 롤러 위에 같이 올리고 동작을 취한다.

폼 롤러를 엉덩이 아랫부분까지 굴린다.

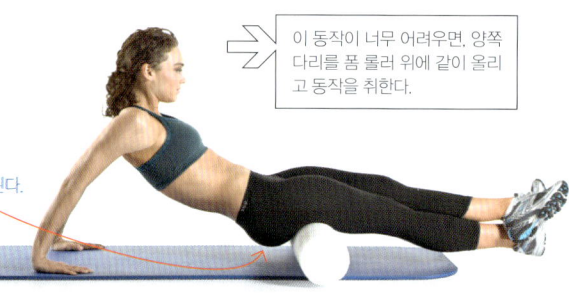

엉덩이 롤
Glutes Roll

- 오른쪽 엉덩이 바로 아래 허벅지 부분에 폼 롤러를 놓고 앉는다.
- 오른쪽 다리를 왼쪽 허벅지 앞으로 교차시킨다.
- 손을 몸 뒤로 뻗어 체중을 지탱한다.
- 폼 롤러가 허리에 닿을 때까지 몸을 앞으로 굴리는 동작을 반복한다.
- 다리를 바꾸어 같은 요령으로 반복한다.

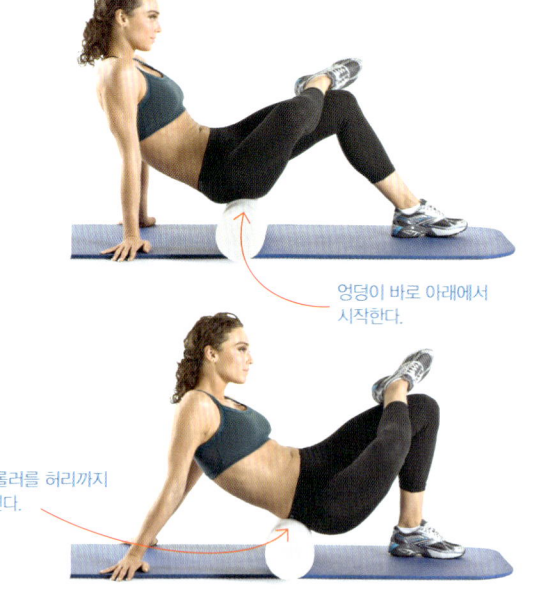

엉덩이 바로 아래에서 시작한다.

폼 롤러를 허리까지 굴린다.

Chapter 9

장경인대 롤
Iliotibial-Band Roll

- 왼쪽 골반 아래에 폼 롤러를 놓고 왼쪽 측면으로 눕는다.
- 양손으로 바닥을 짚고 체중을 지탱한다.
- 왼쪽 다리 위로 오른쪽 다리를 교차시키고 오른발을 지면에 밀착시킨다.
- 폼 롤러가 무릎에 닿을 때까지 몸을 위로 굴리는 동작을 반복한다.
- 자세를 반대로 바꾸어 같은 요령으로 반복한다.
- 골반 바로 아래에서 시작한다.
- 폼 롤러를 무릎까지 굴린다.

골반 바로 아래에서 시작한다.

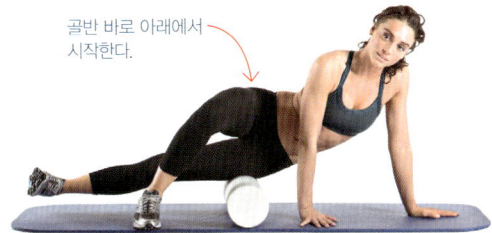

이 동작이 너무 쉬워지면, 오른쪽 다리를 왼쪽 다리 위에 포개고 동작을 취한다.

폼 롤러를 무릎까지 굴린다.

장경인대 긴장 완화

장경인대는 골반 뼈에서 시작하여 무릎 아래까지 길게 이어지는 허벅지 옆면의 질긴 결합조직이다. 폼 롤러를 사용해보면 장경인대가 폼 롤러를 사용할 수 있는 가장 민감한 부위 가운데 하나라는 사실을 알게 될 것이다. 이는 아마도 장경인대의 긴장도가 높기 때문일 것이다. 그러나 장경인대의 긴장은 반드시 우선적으로 풀어줘야 한다. 장경인대의 긴장 상태가 장시간 지속되면 무릎에 통증이 생길 수도 있다.

종아리 롤
Calf Roll

- 오른쪽 다리를 곧게 편 상태에서 오른쪽 발목 아래에 폼 롤러를 놓는다.
- 왼쪽 다리를 오른쪽 발목 위로 교차시킨다.
- 손을 몸 뒤로 뻗어 체중을 지탱한다.
- 허리를 곧게 유지한다.
- 폼 롤러가 오른쪽 무릎 뒤에 닿을 때까지 몸을 앞으로 굴리는 동작을 반복한다.
- 다리를 바꾸어 같은 요령으로 반복한다.

이 동작이 너무 어려우면, 양쪽 다리를 폼 롤러 위에 같이 올리고 동작을 취한다.

발목에서부터 시작한다.

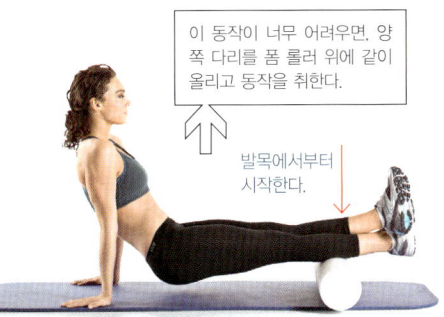

폼 롤러를 무릎까지 굴린다.

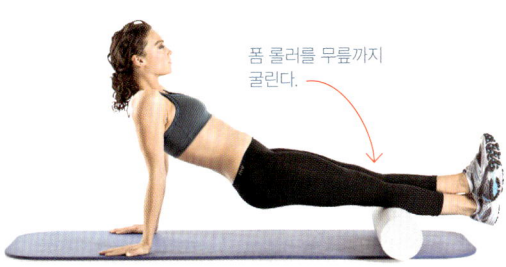

대퇴사두근과 고관절 굽힘근 롤
Quadriceps-and-Hip-Flexors Roll

- 오른쪽 무릎 위에 폼 롤러를 놓고 바닥에 엎드린다.
- 왼쪽 다리를 오른쪽 발목 위로 교차시키고 팔꿈치로 체중을 지탱한다.
- 폼 롤러가 오른쪽 허벅지 상단에 닿을 때까지 몸을 아래로 굴린다.
- 아래, 위로 굴리는 동작을 반복한다.
- 다리를 바꾸어 같은 요령으로 반복한다.

이 동작이 너무 어려우면, 양쪽 다리를 폼 롤러 위에 같이 올리고 동작을 취한다.

무릎에서부터 시작한다.

허벅지 상단까지 폼 롤러를 굴린다.

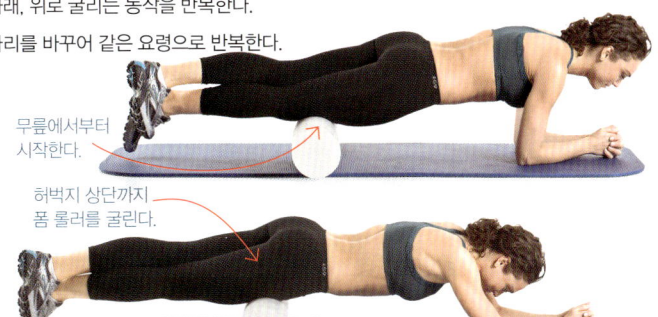

203

Chapter 10
최고의 운동 프로그램 15가지

내 몸이 새롭게 태어나는 놀라운 경험

> **이번 장에서는 새로운 몸을 위한 청사진을 제시한다.**

팔뚝 라인을 예쁘게 만들든, 힙 사이즈를 줄이든, 죽어도 안 빠지던 마지막 5킬로그램을 감량하든, 또는 그 어떤 목표로 운동을 하든, 이 프로그램들이 해결책을 제시해줄 것이다.

이제부터 우리는 세계 최고의 운동 전문가들이 만든 다양한 프로그램들을 만나게 될 것이다. 따라서 원하는 수영복을 입고 싶거나, 청바지 사이즈를 줄이고 싶거나, 가장 아름다운 몸으로 웨딩드레스를 입고 싶다면 목적에 따라 프로그램을 선택할 수 있다.

또한 이 프로그램들은 다양한 라이프스타일을 반영하고 있다. 평소에 너무 바빠서 헬스클럽에 갈 시간이 없다면 15분 운동 프로그램을 이용하면 된다. 여행이나 출장 등 장거리 이동이 잦은 사람들을 위해선 호텔 방에서 도구 없이 할 수 있는 자유 운동 프로그램이 준비되어 있다.

당신은 그저 207페이지의 설명을 훑어보고 자신에게 필요한 프로그램을 선택하면 된다(스마트폰에서 Women's Health Workouts 애플리케이션을 검색하면 더 많은 프로그램을 다운받을 수 있다.).

이제 운동을 할 시간이다. 새로운 몸이 우리를 기다린다.

최고의 운동 프로그램 15가지

베스트 체중 운동 프로그램 208
· 어디에서나 가능한 자유 운동 프로그램

군살 제거 프로그램 210
· 지방 연소, 탄탄한 몸, 체형 변화를 위한 프로그램

팔 라인 만들기 프로그램 213
· 이두근, 삼두근은 물론 전신에 효과적인 프로그램

여름 대비 비키니 프로그램 214
· 해변에서의 멋진 몸을 위한 6주 프로그램

마지막 5킬로그램 감량 프로그램 216
· 마지막까지 잘 안 빠지는 군살 제거 프로그램

섹시 복근 프로그램 218
· 뱃살을 빼고 모양을 다듬는 프로그램

척추 건강 프로그램 219
· 건강한 척추를 위한 7분 프로그램

칼로리 폭발 프로그램 220
· 휴식시간을 최소화한 지방 제거 프로그램

근육질&슬림 바디 프로그램 224
· 신진대사량을 극대화하는 프로그램

시간 절약형 심혈관계 운동 프로그램 226
· 심폐 능력 강화 및 군살 제거 프로그램

굿바이 체지방 프로그램 228
· 체지방을 날려버리는 파워 프로그램

20초 핫 프로그램 230
· 격렬한 타바타 운동 응용 프로그램

트리플 세트 토치 프로그램 232
· 예쁜 팔, 다리, 배를 가장 빨리 만드는 프로그램

베스트 15분 운동 프로그램 234
· 빠르게 끝내는 자유 운동 프로그램

미드 스파르타쿠스 프로그램 236
· 인기 미드 〈스파르타쿠스SPARTACUS〉 출연 배우들을 훈련시킨 바로 그 프로그램

Chapter 10

프로그램을 시작하기 전에 알아야 할 것들

아래의 설명을 읽어보고 이번 장의 프로그램들을 정확히 이해하자.

프로그램 활용법

- 운동은 항상 목록에 나와있는 순서대로 실시한다.
- 각 표의 '세트' 칸에 따로 설명이 없이 숫자만 나와 있으면 적혀 있는 숫자에 해당하는 세트 횟수만큼 운동을 실시한다. 즉, 해당하는 운동을 1세트 실시한 다음, 옆에 적힌 시간만큼 휴식을 취하고 나서 다시 1세트를 반복하는 방식으로 정해진 세트를 모두 완료한 후에 다음 운동으로 넘어간다.
- 알파벳과 함께 적혀 있는 숫자는 그 운동이 속해 있는 그룹을 뜻한다. 예를 들어, 1A, 1B, 1C는 같은 그룹에 속한 운동이지만 뒤에 오는 문자는 서로 다르다. 이런 운동은 먼저 1세트를 실시한 다음, 정해진 만큼 휴식을 취하고 나서 그 그룹에 속한 다른 운동을 1세트 실시한다. 가령, 어떤 운동 프로그램에 2A와 2B가 있으면 먼저 2A를 실시한 다음, 정해진 만큼 휴식을 취하고 나서 2B를 실시하고 다시 휴식을 취한다. 이때 각 운동에 책정된 세트를 모두 완료할 때까지 이 과정을 반복한다. 한 그룹에 속한 운동의 개수가 아무리 많아도 이 과정을 준수해야 한다.
- 각 표의 '휴식' 칸에 '0'이라는 숫자가 적혀 있으면 휴식 없이 바로 다음 운동으로 넘어가야 한다.
- 각 표의 '반복' 칸에 반복 횟수 대신 운동 지속 시간(가령 30초)이 적혀 있으면 반복 횟수를 따지지 말고 적혀 있는 시간만큼 운동을 실시한다. 예를 들어, 플랭크나 사이드 플랭크는 적혀 있는 시간만큼 자세를 유지한다. 또, 일반적으로 반복을 요하는 운동이라도 반복 횟수 대신 시간이 적혀 있으면 해당하는 시간 동안 최대한 여러 번 동작을 반복한다.
- 각 표의 '반복' 칸에 '최대한 많이'라고 적혀 있으면 동작을 최대한 여러 번 반복해야 하며, '세트' 칸에 '최대한 많이'라고 적혀 있으면 정해진 시간 동안 최대한 많은 세트를 실시해야 한다.
- 각 표의 '휴식' 칸에 '최대한 짧게'라고 적혀 있으면 필요한 최소한의 휴식만을 취해야 한다. 이때는 기본적인 호흡만 가다듬고 다시 운동에 돌입한다.

최고의 운동 프로그램 15가지

베스트 체중 운동 프로그램

꼭 헬스클럽에 가야만 몸을 만들 수 있는 것은 아니다. 이 프로그램은 언제 어디서나 아무런 장비 없이도 근육을 만들고 지방을 감량할 수 있는 최고의 체중 운동 프로그램이다.

운동 1

운동	세트	반복	휴식
1. 체중 불가리안 스플리트 스쿼트	p.115~117	3	10~12	1분
2A. 푸시업	p.10~11	3	12~15	1분
2B. 힙 레이즈	p.130~131	3	12~15	1분
3A. 사이드 플랭크	p.162	3	30초 유지	30초
3B. 플로어 Y-T-I 레이즈	p.45~46	3	10	30초

1~3A까지 처음 4가지 운동이 너무 어려우면 정해진 반복 횟수를 소화할 수 있는 다른 응용동작을 실시해도 괜찮다. 이 4가지 운동이 너무 쉬울 경우에도 마찬가지다.

플로어 Y-T-I 레이즈는 Y, T, I 레이즈 당 각 10회씩 반복한다. 즉, Y 레이즈, T 레이즈, I 레이즈를 각각 10회씩 반복한다.

운동 2

운동	세트	반복	휴식
1. 아이소-익스플로시브 체중 점프 스쿼트	p.106	4	6~8	1분
2A. 아이소-익스플로시브 푸시업	p.18	3	6~8	1분
2B. 싱글-레그 힙 레이즈	p.134	3	12~15	1분
3A. 인버티드 숄더 프레스	p.73	3	최대한 많이	1분
3B. 프론 코브라	p.168	2	1분 유지	1분

아이소-익스플로시브 점프 스쿼트와 아이소-익스플로시브 푸시업은 매번 반복 시마다 최저지점에서 5초 동안 멈춘다.

아이소-익스플로시브 푸시업이 너무 어렵다면 다른 응용동작을 실시해도 괜찮다.

Chapter 10

운동 3

운동	세트	반복	휴식
1A. 점핑 잭	p.191	2~5	30초	0
1B. 프리즈너 스쿼트	p.104	2~5	20	0
1C. 클로즈-핸드 푸시업	p.14	2~5	20	0
1D. 워킹 덤벨 런지	p.119	2~5	12	0
1E. 마운틴 클라이머	p.164	2~5	10	0
1F. 인버티드 햄스트링	p.197	2~5	8	0
1G. T-푸시업	p.17	2~5	8	0
1H. 제자리 뛰기	2~5	30초	0

처음에는 이 루틴을 각 운동 당 2세트씩 실시하고, 체력이 좋아지면 각 운동 당 5세트까지 운동량을 늘린다.

T-푸시업이 너무 어려우면 다른 응용동작을 실시해도 괜찮다.

최고의 운동 프로그램 15가지

군살 제거 프로그램

이제 운동으로 지방을 덜어낼 차례다. 이 운동 프로그램은 전문 트레이너인 크레이그 라스무센Craig Rasmussen이 고안한 것으로 군살을 빼는 데 탁월한 효과가 있다. 이 프로그램은 재료만 주문하여 손수 만들어 사용하는 DIY 가구처럼 당신이 직접 운동을 선택할 수 있도록 구성되어 있다. 우리는 크레이그 라스무센이 차려 놓은 밥상에서 마음에 드는 반찬만 골라 먹으면 된다.

프로그램 활용법

- 211~212페이지 표 아래에 있는 가이드라인에 따라 운동을 선택한다.
- 일주일에 3일을 선택하여 운동 A와 운동 B를 번갈아 실시하고, 운동을 실시한 다음 날은 반드시 최소 한 하루를 쉰다. 만약 월, 수, 금에 운동을 한다면 월요일은 운동 A, 수요일은 운동 B, 금요일은 다시 운동 A를 실시한다. 그리고 그 다음 주에는 월요일에 운동 B, 수요일에 운동 A, 금요일에 운동 B를 실시한다.
- 운동은 표에 나온 순서대로 실시한다. 각 운동은 표에 나온 반복 횟수를 모두 완전히 마칠 수 있는 최대 중량으로 실시한다.
- 제일 먼저 운동 1을 3세트 모두 완료한다. 이때 각 세트 사이에는 1분 동안 휴식을 취한다.
- 그 다음에는 운동 2A와 운동 2B를 짝지어 실시한다. 이때 먼저 운동 2A를 1세트 실시하고 1분 동안 휴식을 취한 다음, 운동 2B를 1세트 실시한다. 그리고 다시 1분 동안 휴식을 취한 다음, 이 과정을 2회 더 반복하여 운동 2A와 운동 2B를 각각 3세트씩 총 6세트 반복한다.
- 그 다음에는 운동 3A와 운동 3B를 짝지어 실시한다. 이때 먼저 운동 3A를 1세트 실시하고 1분 동안 휴식을 취한 다음, 운동 3B를 1세트 실시한다. 그리고 다시 1분 동안 휴식을 취한 다음, 이 과정을 2회 더 반복하여 운동 3A와 운동 3B를 각각 3세트씩 총 6세트 반복한다.
- 그 다음에는 즉시 맨 아래에 나와 있는 심혈관계 운동을 실시한다.
- 운동을 시작하기 전에는 5~10분에 걸쳐 워밍업을 실시한다. 9장의 '워밍업'을 활용해보자.

개발자 소개

크레이그 라스무센
Craig Rasmussen

크레이그 라스무센은 캘리포니아 산타 클라리타에 위치한 〈리절츠 피트니스 센터〉의 전문 트레이너이다. 그는 운동능력을 높이려는 운동선수나 살을 빼려는 일반인들과 10년 가까이 동고동락했다.

Chapter 10

운동 A

운동	세트	반복	휴식
운동 1. 코어 근육(Chapter 7)	3	12	1분
운동 2A. 둔근과 슬와부근육군(Chapter 6)	3	12	1분
운동 2B. 등 상부(Chapter 2)	3	12	1분
운동 3A. 대퇴사두근(Chapter 5)	3	12	1분
운동 3B. 가슴(Chapter 1)	3	12	1분

- **운동 1: 코어 근육** 몸통 중심의 안정성을 강화하는 Chapter 7의 코어 근육 운동들 가운데 원하는 운동을 선택한다. 플랭크(156~157페이지), 사이드 플랭크(162페이지), 마운틴 클라이머(164페이지), 스위스볼 잭나이프(166페이지) 같은 운동이 특히 좋다.
  *참고: 플랭크나 사이드 플랭크의 경우 반복 횟수 대신 시간을 기준으로 운동한다면, 해당 운동 동작에 나와 있는 시간을 위 표의 반복 횟수와 곱한 총시간이 1세트가 된다.

- **운동 2A: 둔근과 슬와부근육군** Chapter 6의 둔근과 슬와부근육군 운동들 가운데 싱글-레그 바벨 스트레이트-레그 데드리프트(146페이지), 싱글-레그 힙 레이즈(134페이지), 덤벨 스텝업(151페이지) 같이 다리를 한쪽씩 움직이는 운동을 선택한다.

- **운동 2B: 등 상부** Chapter 2의 등 운동들 가운데 '등 상부'라고 표기된 운동을 하나 선택한다(34~53페이지). 덤벨 로우(40~43페이지), 바벨 로우(38~39페이지), 케이블 로우(50~53페이지) 등의 모든 응용동작들이 이에 해당한다.

- **운동 3A: 대퇴사두근** Chapter 5의 대퇴사두근 운동들 가운데 양쪽 다리를 동시에 움직이는 운동을 선택한다. 덤벨 스쿼트(113페이지), 고블릿 스쿼트(114페이지), 바벨 프론트 스쿼트(111페이지) 같은 응용 스쿼트 동작들이 이에 해당한다.

- **운동 3B: 가슴** Chapter 1의 가슴 운동들 가운데 원하는 운동을 선택한다. 푸시업(10~19페이지), 덤벨 벤치 프레스(24~27페이지)와 관련된 응용동작들이 이에 해당한다.

심혈관계 운동

- 226~227페이지에 나와 있는 '시간절약형 심혈관계 운동 프로그램'의 '마무리용 심혈관계 운동'이나 이 장에 나와 있는 심혈관계 운동 프로그램 가운데 한 가지를 선택하여 실시한다.

최고의 운동 프로그램 15가지

운동 B

운동	세트	반복	휴식
운동 1. 코어 근육(Chapter 7)	3	12	1분
운동 2A. 대퇴사두근(Chapter 5)	3	12	1분
운동 2B. 광배근(Chapter 2)	3	12	1분
운동 3A. 둔근과 슬와부근육군(Chapter 6)	3	12	1분
운동 3B. 어깨(Chapter 3)	3	12	1분

- **운동 1: 코어 근육** 몸통 중심의 안정성을 강화하는 Chapter 7의 코어 근육 운동들 가운데 원하는 운동을 선택한다. 플랭크(156~157페이지), 사이드 플랭크(162페이지), 마운틴 클라이머(164페이지), 스위스볼 잭나이프(166페이지) 같은 운동이 특히 좋다.
  *참고: 플랭크나 사이드 플랭크의 경우 반복 횟수 대신 시간을 기준으로 운동한다면, 해당 운동 동작에 나와 있는 시간을 위 표의 반복 횟수와 곱한 총시간이 1세트가 된다.

- **운동 2A: 대퇴사두근** Chapter 5의 대퇴사두근 운동들 가운데 양쪽 다리를 동시에 움직이는 운동을 선택한다. 덤벨 런지(118~123페이지), 바벨 스플리트 스쿼트나 덤벨 스플리트 스쿼트(115페이지), 싱글-레그 스쿼트(108~109페이지) 등의 모든 응용동작들이 이에 해당한다.

- **운동 2B: 등 상부** Chapter 2의 등 운동들 가운데 '등 상부'라고 표기된 운동을 하나 선택한다(34~53페이지). 친업(54~59페이지), 랫 풀다운(60~63페이지), 풀오버 등의 모든 응용동작들이 이에 해당한다.

- **운동 3A: 둔근과 슬와부근육군** Chapter 6의 둔근과 슬와부근육군 운동들 가운데 양쪽 다리를 동시에 움직이는 운동을 선택한다. 바벨 데드리프트(140페이지), 스위스볼 힙 레이즈와 레그 컬(137페이지) 같은 응용 동작들이 이에 해당한다.

- **운동 3B: 어깨** Chapter 3의 어깨 운동들 가운데 원하는 운동을 선택한다. 덤벨 숄더 프레스(70페이지), 스캡션과 슈러(79페이지)와 같은 동작들이 이에 해당한다.

심혈관계 운동

- 226~227페이지에 나와 있는 '시간절약형 심혈관계 운동 프로그램'의 '마무리용 심혈관계 운동'이나 이 장에 나와 있는 심혈관계 운동 프로그램 가운데 한 가지를 선택하여 실시한다.

Chapter 10

팔 라인 만들기 프로그램

인기 있는 온라인 트레이닝 프로그램 전문 사이트 〈Turbulence-Training.com〉의 소유주인 크레이그 발렌타인Craig Ballantyne이 고안한 프로그램으로, 전신 운동을 통해 지방을 태우면서 팔 라인을 만드는 효과가 있다. 이 프로그램은 온몸의 근육을 사용하도록 설계되었지만 특히 운동 A는 삼두근을, 운동 B는 이두근을 강화한다. 운동 후엔 팔 라인이 잡히고 바디 라인도 살아난 걸 느낄 수 있을 것이다.

활용법: 일주일에 3일을 선택하여 운동 A와 운동 B를 번갈아 실시하고, 운동을 실시한 다음 날은 반드시 최소한 하루를 쉰다. 만약 월, 수, 금요일에 운동을 한다면 월, 금요일에는 운동 A를, 수요일에는 운동 B를 실시한다. 그 다음 주에는 반대로 월, 금요일에는 운동 B를, 수요일에는 운동 A를 실시한다. 운동 A와 운동 B는 서킷트레이닝 방식으로, 즉 각 운동 사이에 휴식 없이 진행한다. 일단 1세트를 마치면 2분간 휴식을 취하고 1~2세트를 더 반복한다.

클로즈–핸드 푸시업이 어렵다면: 클로즈–핸드 푸시업을 최소 6회도 실시하기 어렵다면, 6페이지의 인클라인 푸시업과 같이 약간 높은 곳을 짚고 클로즈–핸드 푸시업을 실시한다. 손은 짚는 곳의 적절한 높이는 최소한 6회는 실시할 수 있는 높이여야 한다. 똑같은 가이드라인에 따라 클로즈–핸드 푸시업을 최대한 많이 실시한다.

운동 A

운동	세트
1. 덤벨 데드리프트 ǀ p.142 또는 바벨 데드리프트 ǀ p.140	8
2. 싱글–암 덤벨 숄더 프레스 ǀ p.72	8
3. 덤벨 스플리트 스쿼트 ǀ p.115	8
4. 클로즈–핸드 푸시업 ǀ p.14	최대한 많이
5. 덤벨 라잉 트라이셉스 익스텐션 ǀ p.92	8

운동 B

운동	세트
1. 닐링 언더핸드– 그립 랫 풀다운 ǀ p.63	12
2. 스위스볼 레그 컬 ǀ p.137	15
3. 덤벨 스텝업 ǀ p.151	10
4. 스위스볼 롤아웃 ǀ p.168	10
5. 스탠딩 덤벨 컬 ǀ p.86	8

최고의 운동 프로그램 15가지

여름 대비 비키니 프로그램

무더운 여름 해변에서 멋진 몸매를 드러내고 싶다면 이 프로그램을 따라 해보자. 이 프로그램은 장소에 구애받지 않고 짧은 시간 내에 할 수 있다. 당신은 이 프로그램이 심장을 얼마나 빨리 뛰게 만드는지에 한 번 놀랄 것이고, 너무 재미있어서 또 한 번 놀랄 것이다. 몸 구석구석에 있는 칼로리를 태우기 위해 2~4킬로그램 정도의 가벼운 덤벨 한 세트만 준비하면 된다. 집 밖에 나갈 필요도 없고 트레드밀 위에서 뛸 필요도 없다. 스케줄에 맞춰 루틴을 마음대로 조정할 수 있다는 최고의 장점도 있다.

프로그램 활용법

- 총 5가지 운동이 있으며, 각 운동마다 60초 동안 실시한다. 30초 동안 운동을 실시하고 나머지 30초 동안은 휴식을 취한 후 다음 운동으로 넘어간다. 이런 방식으로 5가지 운동을 모두 마칠 때까지 반복한다. 이것이 1서킷이며, 서킷이 끝나면 호흡을 가다듬고 다시 서킷을 반복한다.

- 일주일에 3일을 선택하여 힘들더라도 한 번에 4~5 서킷을 실시한다. 그래야 최단 시간에 지방을 없앨 수 있다. 이 프로그램은 가벼운 중량을 사용하도록 구성되었다. 각 운동을 실시할 때마다 도전 의욕이 생길 정도의 중량이면 적당하다. 목표한 서킷을 모두 마칠 때에는 숨이 헐떡거릴 정도가 되어야 제대로 한 것이다. 2~4킬로그램 정도의 중량이 너무 가벼우면 시행착오를 거쳐 본인에게 적합한 중량을 찾길 바란다.

- **초보자:** 초보자는 약간 쉬운 듯이 운동하는 것이 좋다. 15초 동안 운동을 실시하고 나머지 45초 동안은 휴식을 취한다. 그리고 서킷수도 2~3회로 제한한다. 이 루틴에 적응이 되면 각 운동 실시 시간과 서킷 수를 늘린다.

- **중급자:** 운동 강도를 높이고 싶다면 60초 내에서 운동시간을 늘리고 휴식시간을 줄이면 된다. 가령, 45초 동안 운동을 실시하고 나머지 15초 동안 휴식을 취한다.

- **맞춤형 진행:** 서킷을 1회 마치는데 정확히 5분이면 되기 때문에 장소나 시간의 구애 없이 마음대로 프로그램을 실시할 수 있다. 가령, 월요일에 10분밖에 시간이 없다면 2서킷을 실시하면 된다. 마찬가지로 수, 금요일에 각 20분밖에 시간이 없다면 4서킷씩 실시하면 된다. 하지만 토요일이나 일요일에 시간

Chapter 10

을 내어 10~15분 동안 운동을 해야 한다. 각 서킷을 '5분간의 지방 연소 타임'이라고 생각하고 실시하길 바란다. 이 전략으로 시간이 날 때마다 비키니 몸매를 만들겠다는 각오로 실시하라. 운동 강도가 너무 세다면 중량을 낮추거나 좀 더 쉬운 응용동작을 골라서 실시한다. 반대로 운동 강도가 너무 약하다면 중량을 높이거나 좀 더 난이도가 높은 응용동작을 골라서 실시한다.

서킷트레이닝

운동 1

- 덤벨 런지와 로테이션 | p.121

운동 2

- 마운틴 클라이머 | p.164

운동 3

- 덤벨 푸시 프레스 | p.71

운동 4

- 덤벨 로우 | p.40

운동 5

- 스쿼트 트러스트 | p.192

최고의 운동 프로그램 15가지

마지막 5킬로그램 감량 프로그램

지방을 영원히 없앨 수 있는 프로그램을 소개한다. 이 프로그램은 몸 전체를 속속들이 자극하기 때문에 마지막까지 안 빠지고 남아 있는 군살을 없앤다.

프로그램 활용법

- 운동은 일주일에 3~4회 실시하며, 운동을 실시한 다음 날은 반드시 하루를 쉰다. 이 프로그램은 3가지 미니 서킷트레이닝으로 구성되었으며, 각 미니 서킷은 3가지 운동을 포함하고 있다. 미니 서킷 #1은 각 운동을 30초 동안 1세트씩 순서대로 연달아 실시한다. 그렇다면 운동 1을 30초 동안, 운동 2를 30초 동안, 운동 3을 30초 동안 실시하게 된다. 이것이 1서킷이다. 서킷을 1회 실시한 다음에는 60초 동안 휴식을 취하고, 한 번 더 서킷을 반복한다. 그러면 총 2서킷을 실시하게 된다. 그 다음 다시 60초 동안 휴식을 취한 다음 미니 서킷 #2로 넘어가 같은 방식으로 실시한다. 미니 서킷 #2를 마치면 미니 서킷 #3으로 넘어간다.

- 운동 강도를 높이고 싶다면 운동시간을 30초에서 60초까지 늘릴 수 있다. 운동시간은 특정 운동에 대한 개인능력에 따라 마음대로 바꿀 수 있다. 가령 어떤 한 가지 운동은 30초가 적합한 반면 다른 운동은 45초가 적합할 수도 있으니 자유롭게 해도 된다. 서킷 횟수를 늘리는 방법도 있다.

- 운동 강도가 너무 세다면 중량을 낮추거나 좀 더 쉬운 응용동작을 골라서 실시한다. 반대로 운동 강도가 너무 약하다면 중량을 높이거나 난이도가 높은 응용동작을 골라서 실시한다.

Chapter 10

미니 서킷 #1

운동 1. 옵셋 덤벨 리버스 런지 | p.122

운동 2. 언더핸드-그립 리어 래터럴 레이즈 | p.48

운동 3. 옵셋 덤벨 리버스 런지 | p.122

← 왼쪽 다리만 반복한다.

← 오른쪽 다리만 반복한다.

미니 서킷 #2

운동 1. 덤벨 플로어 프레스 | p.27

운동 2. 고블릿 스쿼트 | p.114

운동 3. 덤벨 로우 | p.40

← 운동 강도가 세다면 덤벨 없이 실시한다. 이때는 양팔을 앞으로 뻗어 균형을 잡는다.

미니 서킷 #3

운동 1. 트러스터 | p.187

운동 2. 스위스볼 힙 레이즈와 레그 컬 | p.137

운동 3. T-스태빌리제이션 | p.169

최고의 운동 프로그램 15가지

섹시 복근 프로그램

모든 여성들이 흠모하는 섹시한 복근을 만드는 프로그램이다.

프로그램 활용법

- 매번 운동을 할 때마다 제시된 세트, 반복 횟수, 휴식을 그대로 적용하여 순서대로 실시한다. 레벨 1은 초보자에게 적합한 가장 쉬운 프로그램이고, 레벨 3의 난이도가 가장 높다. 성과를 극대화하려면 이 프로그램을 일주일에 2회씩 실시한다. 만약 레벨 1부터 시작한다면 레벨 1을 3~4주 동안 실시한 다음에 레벨 2, 레벨 3으로 넘어간다.

레벨 1

1. 플랭크 | p.156
플랭크 자세를 30초 동안 유지한 다음, 30초 동안 휴식을 취하고 이 과정을 다시 한 번 반복한다.

2. 핸드 온 벤치 마운틴 클라이머 | p.165
가슴을 향해 무릎을 들어 올릴 때마다 2초씩 멈춘 다음, 다리를 천천히 내리면서 시작 자세로 돌아간다. 다리를 번갈아가며 총 30초를 실시한 다음, 30초 동안 휴식을 취하고 이 과정을 다시 한 번 반복한다.

3. 사이드 플랭크 | p.162
플랭크 자세를 30초 동안 유지한 다음, 30초 동안 휴식을 취하고 이 과정을 다시 한 번 반복한다.

레벨 2

1. 엘리베이티드-피트 플랭크 | p.158
플랭크 자세를 30초 동안 유지한 다음, 30초 동안 휴식을 취하고 이 과정을 다시 한 번 반복한다.

2. 핸드 온 스위스볼 마운틴 클라이머 | p.165
가슴을 향해 무릎을 들어 올릴 때마다 2초씩 멈춘 다음, 다리를 천천히 내리면서 시작 자세로 돌아간다. 다리를 번갈아가며 총 30초를 실시한 다음, 30초 동안 휴식을 취하고 이 과정을 다시 한 번 반복한다.

3. 피트 온 벤치 사이드 플랭크 | p.163
플랭크 자세를 30초 동안 유지한 다음, 30초 동안 휴식을 취하고 이 과정을 다시 한 번 반복한다.

레벨 3

1. 익스텐디드 플랭크 | p.158
플랭크 자세를 30초 동안 유지한 다음, 30초 동안 휴식을 취하고 이 과정을 다시 한 번 반복한다.

2. 스위스볼 잭나이프 | p.166
15회 반복으로 2세트를 실시하고 세트 사이에는 30초 동안 휴식을 취한다.

3. 싱글-레그 사이드 플랭크 | p.163
플랭크 자세를 30초 동안 유지한 다음, 30초 동안 휴식을 취하고 이 과정을 다시 한 번 반복한다.

Chapter 10

척추 건강 프로그램

이 프로그램은 워털루 대학의 척추 생체역학 교수이자 「허리 질환Low Back Disorders」의 저자인 스튜어트 맥길Stuart McGill 박사가 고안한 프로그램으로, 등 부상의 위험성을 낮춰준다. 이 프로그램을 실시하는 데 걸리는 시간은 7분이 채 안 된다. 하지만 이 프로그램은 등과 복부의 깊은 곳에 있는 근육의 지구력을 상승시키고 척추의 안정성을 강화하며, 궁극적으로 요통 발생을 막는 효과가 있다.

프로그램 활용법

- 이 프로그램은 각 운동 사이에 휴식시간 없이 1세트씩 서킷트레이닝 방식으로 하루에 한 차례씩 실시한다.

• **캣 캐멜** | p.161
5~8회씩 반복한다.

• **맥길 컬업** | p.167
컬업 자세를 7~8초 동안 유지한 다음, 곧바로 시작 자세로 돌아간다. 여기까지가 1회 반복이다. 이 동작을 4회 반복한 다음, 다리를 바꾸어 같은 요령으로 다시 반복한다.

• **사이드 플랭크** | p.162
사이드 플랭크 자세를 7~8초 동안 유지한 다음, 골반을 바로 내린다. 여기까지가 1회 반복이다. 이 동작을 4~5회 반복한 다음, 자세를 반대로 바꾸어 같은 요령으로 다시 반복한다.

• **버드 도그** | p.161
버드 도그 자세를 7~8초 동안 유지한 다음, 팔과 다리를 똑바르게 내린다. 여기까지가 1회 반복이다. 이 동작을 4회 반복한 다음, 팔과 다리를 바꾸어 같은 요령으로 반복한다.

최고의 운동 프로그램 15가지

칼로리 폭발 프로그램

지방을 태우고, 땀을 흠뻑 흘리고, 근육을 만들고 싶다면 '40-20' 인터벌 트레이닝을 추천한다. '40-20' 트레이닝이란 각 운동을 40초 동안 실시하고 20초 동안 휴식을 취하는 것을 말한다. 휴식이 짧으면 운동 간에 회복할 시간이 부족하기 때문에 심혈관계 운동의 효과를 높일 수 있어 칼로리와 지방 연소 효과가 탁월해진다.

프로그램 활용법

- 프로그램 1, 2, 3 중에서 한 가지를 선택한다. 일주일에 3일을 선택하고 3가지 프로그램을 번갈아 실시하면 더 효과적이다. 또는 '40-20' 트레이닝 중 한 가지, '30-30' 트레이닝 중 한 가지(224~225페이지), '20-40' 트레이닝 중 한 가지(228~229페이지)를 조합하여 번갈아가며 실시한다.
- 이 프로그램은 서킷트레이닝 방식으로 각 프로그램을 1세트씩 연달아 실시하며, 각 운동은 40초 동안 동작을 최대한 많이 반복한 후에 20초 동안 휴식을 취하고 다음 운동으로 넘어간다. 각 프로그램별로 1세트씩 마치면 서킷을 1회 마친 것이다.
- 서킷은 총 3회 실시한다. 프로그램을 좀 더 다양하게 하려면 프로그램 1, 2, 3을 조합하여 실시할 수도 있다. 다시 말해, 첫 번째 서킷은 프로그램 1을, 두 번째 서킷은 프로그램 2를, 세 번째 서킷은 프로그램 3을 실시한다.
- 표에 제시된 대로 루틴을 마치면 다음 루틴으로 넘어가기 전에 1분 동안 휴식을 취한다. 원하지 않으면 쉬지 않아도 된다.
- 운동 강도가 너무 세다면 중량을 낮추거나 좀 더 쉬운 응용동작을 골라서 실시한다. 반대로 운동 강도가 너무 약하다면 중량을 높이거나 난이도가 높은 응용동작을 골라서 실시한다.
- 매번 운동을 시작하기 전에는 반드시 5분 동안 워밍업을 실시한다. 이때는 9장의 '워밍업'을 참고한다.

Chapter 10

프로그램 1

운동
1. 덤벨 스텝업	p.151
2. T-푸시업	p.17
3. 고블릿 스쿼트	p.114
4. 얼터네이팅 덤벨 로우	p.40
5. 점핑 잭	p.191
1분 휴식
6. 덤벨 스트레이트-레그 데드리프트	p.147
7. 푸시업	p.10~11
8. 얼터네이팅 덤벨 런지	p.119
9. 언더핸드-그립 리어 래터럴 레이즈	p.48
10. 마운틴 클라이머	p.164
1분 휴식

20초 후 다리를 바꾼다.

최고의 운동 프로그램 15가지

프로그램 2

운동
1. 얼터네이팅 덤벨 런지	p.119
2. 플로어 인버티드 숄더 프레스	p.73
3. 스위스볼 힙 레이즈와 레그 컬	p.137
4. 언더핸드-그립 인버티드 로우	p.36
5. 스위스볼 파이크	p.180
1분 휴식
6. 덤벨 사이드 런지	p.123
7. 얼터네이팅 덤벨 숄더 프레스	p.71
8. 와이드-스탠스 고블릿 스쿼트	p.114
9. 덤벨 로우	p.40~41
10. 스쿼트 트러스트	p.192
1분 휴식

20초 후 다리를 바꾼다.

Chapter 10

프로그램 3

운동
1. 덤벨 스플리트 스쿼트	p.115
2. 푸시업과 로우	p.19
3. 덤벨 스플리트 스쿼트	p.115
4. 해머 컬 투 프레스	p.91
5. T-스태빌리제이션	p.169
1분 휴식
6. 싱글-레그 덤벨 스트레이트-레그 데드리프트	p.148
7. 푸시업과 로우	p.19
8. 싱글-레그 덤벨 스트레이트-레그 데드리프트	p.148
9. 트위스팅 스탠딩 덤벨 컬	p.87
10. 스쿼트 트러스트	p.192
1분 휴식

← 왼발만 실시한다.

← 오른발만 실시한다.

← 왼발만 실시한다.

← 오른발만 실시한다.

최고의 운동 프로그램 15가지

근육질&슬림 바디 프로그램

근육질이면서 날씬한 몸이라! 대부분의 사람들에게는 운동의 성배라고 할 수 있는 이런 몸을 만들어 줄 운동이 바로 '30-30' 인터벌 트레이닝이다. 이 프로그램은 30초 동안 운동을 하고 30초 동안 휴식을 취하는 방식으로, '40-20' 트레이닝에 비해 운동시간은 짧지만 더 무거운 중량을 사용하여 근육에 상당한 긴장감을 줄 수 있다. 또한 휴식시간을 30초로 제한하기 때문에 일반적으로 1시간 동안의 운동량보다 25~30분 동안 더 많은 운동량을 소화할 수 있다. 다시 말해, 더 짧은 시간에 더 많은 칼로리를 태우고 운동을 마친 후에도 수 시간에 걸쳐 신진대사를 활발하게 유지할 수 있다.

프로그램 활용법

- 프로그램 1, 2, 3 중에서 한 가지를 선택한다. 일주일에 3일을 선택하고 3가지 프로그램을 번갈아 실시하면 더 효과적이다. 또는 '30-30' 트레이닝 중 한 가지, '40-20' 트레이닝 중 한 가지(220~223페이지), '20-40' 트레이닝 중 한 가지(228~229페이지)를 조합하여 번갈아가며 실시한다.

- 이 프로그램은 서킷트레이닝 방식으로 각 프로그램을 1세트씩 연달아 실시하며, 각 운동은 30초 동안 동작을 최대한 많이 반복한 후에 30초 동안 휴식을 취하고 다음 운동으로 넘어간다. 매 운동마다 몸을 낮추거나 중량을 내리는 동작은 천천히 실시하고, 밀거나 당기는 동작은 빠르게 실시한다. 각 프로그램별로 1세트씩 마치면 서킷을 1회 마친 것이다.

- 서킷은 총 6회 실시한다. 프로그램을 좀 더 다양하게 하려면 프로그램 1, 2, 3을 조합하여 실시할 수도 있다. 다시 말해, 첫 번째 서킷은 프로그램 1을, 두 번째 서킷은 프로그램 2를 실시하고, 각 서킷을 1~2회 반복한다. 또는 프로그램 1, 2, 3 연속으로 실시하고 한 번 더 반복한다.

- 표에 제시된 대로 루틴을 마치면 다음 루틴으로 넘어가기 전에 1분 동안 휴식을 취한다. 원하지 않으면 쉬지 않아도 된다.

- 운동 강도가 너무 세다면 중량을 낮추거나 좀 더 쉬운 응용동작을 골라서 실시한다. 반대로 운동 강도가 너무 약하다면 중량을 높이거나 난이도가 높은 응용동작을 골라서 실시한다.

- 매번 운동을 시작하기 전에는 반드시 5분 동안 워밍업을 실시한다. 이때는 9장의 '워밍업'을 참고한다.

Chapter 10

프로그램 1

운동
1. 덤벨 불가리안 스플리트 스쿼트	p.116
2. 트리플–스톱 푸시업	p.14
3. 덤벨 불가리안 스플리트 스쿼트	p.116
4. 덤벨 로우	p.40
5. 스위스볼 힙 레이즈와 레그 컬	p.137

← 왼발만 실시한다.

← 오른발만 실시한다.

프로그램 2

운동
1. 싱글–레그 벤치 겟업	p.108
2. 싱글–레그 벤치 겟업	p.108
3. 인버티드 로우	p.34~35
4. 메디신볼 푸시업	p.16
5. 덤벨 스트레이트–레그 데드리프트	p.147

← 왼발만 실시한다.

← 오른발만 실시한다.

프로그램 3

운동
1. 덤벨 프론트 스쿼트	p.114
2. 싱글–암 뉴트럴–그립 덤벨 로우	p.41
3. 싱글–암 뉴트럴–그립 덤벨 로우	p.41
4. 덤벨 사이드 런지	p.123
5. 디클라인 푸시업	p.12

← 왼팔만 실시한다.

← 오른팔만 실시한다.

최고의 운동 프로그램 15가지

시간 절약형 심혈관계 운동 프로그램

항상 시간에 쫓기고 있다면 세계 최고의 근력 코치인 알윈 코스그로브Alwyn Cosgrove가 만든 시간 절약형 심혈관계 운동을 활용해보자. 알윈 코스그로브는 캘리포니아 산타 클라리타에 있는 리절츠 피트니스 센터의 전문 트레이너이다. 이 프로그램은 달리기 못지않게 심혈관계를 활성화시키고 지방 연소 속도를 증가시키는 효과가 있다. 그것이 가능한 이유는 이 프로그램이 신진대사를 활성화하는 고강도 서킷트레이닝 방식으로 구성되어 있기 때문이다. 게다가 이 프로그램은 넓은 공간이 필요 없으면서도 웬만한 속도로 몇 킬로미터를 달릴 때만큼이나 유산소 대사능력을 향상시킬 수 있다. 하지만 자투리 시간을 활용한 고강도 프로그램이니만큼 마음의 준비는 필요하다.

혼합형 심혈관계 운동

아래에 있는 4가지 운동을 순서대로 각각 15초 동안 1세트씩 실시하고 각 세트 사이에는 15초 동안 휴식을 취한다. 이런 방식으로 총 5분 동안 전체 과정을 서킷트레이닝 방식으로 최대한 많이 반복한다. 이때 체중 스쿼트의 경우 매번 동작을 반복할 때마다 최소한 허벅지가 지면과 수평을 이룰 때까지 몸을 낮췄다가 최대한 높이 뛰어 오른다.

- 달리기 또는 계단 오르기
  휴식
- 체중 스쿼트 | p.102~103
  휴식
- 오버헤드 덤벨 사이드 벤드 | p.182
  휴식
- 싱글-암 덤벨 스윙 또는 싱글-암 케틀벨 스윙 | p.153
  휴식

Chapter 10

마무리용 심혈관계 운동

이 프로그램은 심혈관계 운동을 끝마칠 때 마지막으로 실시할 수 있는 속성 심혈관계 운동이다. 여기에서 마무리라는 것은 운동을 마친다는 뜻이기도 하지만 지방과의 악연을 마무리한다는 뜻이기도 하다.

하체 혼합 운동

중간 휴식 없이 각 운동을 1세트씩 연달아 실시하고 전체 과정을 완료하는 데 걸린 시간을 측정한다. 그 다음에는 그 시간의 2배에 해당하는 만큼 휴식을 취하고 나서 다시 전체 운동을 1세트씩 연달아 실시한다. 이때 전체 운동을 90초 안에 마칠 수 있을 정도가 되면 휴식을 취하지 않는다.

- **체중 스쿼트** | p.102~103: 24회 반복
- **체중 얼터네이팅 런지** | p.118~119
  : 한쪽 다리 당 12회 반복
- **체중 스플리트 점프** | p.117: 한쪽 다리 당 12회 반복
- **체중 점프 스쿼트(지방 감량용)** | p.106: 24회 반복

연속 스쿼트

중간 휴식 없이 각 운동을 1세트씩 연달아 실시한다. 이 과정을 총 3회 반복한다.

- **체중 점프 스쿼트(지방 감량용)** | p.106: 20초 동안 최대한 많이 반복
- **체중 스쿼트** | p.102~103: 20초 동안 최대한 많이 반복
- **아이소메트릭 스쿼트**: 허벅지가 지면과 수평을 이룰 때까지 몸을 낮춘 자세를 30초 동안 유지

카운트다운

옵션 1과 옵션 2에서 각각 하나씩 운동을 선택하여 중간 휴식 없이 2가지 운동을 교대로 반복한다. 첫 번째 라운드에는 각 운동을 10회씩, 두 번째 라운드에는 각 운동을 9회씩, 세 번째 라운드에는 각 운동을 8회씩 반복한다. 이런 방식으로 정해진 시간 안에 최대한 낮은 숫자까지 내려간다(0에 도달하면 운동을 마친다.). 그리고 매주 첫 라운드는 반복 횟수를 1씩 높인다. 그러므로 2주차 첫 라운드에는 각 운동을 11회씩 반복하게 된다.

옵션 1
- 싱글-암 덤벨 스윙 | p.153
- 스쿼트 트러스트 | p.192

옵션 2
- 체중 점프 스쿼트(지방 감량용) | p.106
- 익스플로시브 푸시업 | p.18

최고의 운동 프로그램 15가지

굿바이 체지방 프로그램

운동을 오래 한다고 더 좋은 것은 아니다. '20-40' 인터벌 트레이닝은 파워를 늘리고 체지방을 줄여주는 데 탁월한 프로그램으로, 20초 동안 한다고 해서 결코 만만하게 볼 수 없는 운동이다. 모든 운동을 매우 격렬하게 하기 때문이다. 다시 말해, 자세를 제대로 유지하면서 최대한 빠르게 동작을 수행하는 것이다. 만약 20초 동안 조깅을 하면 숨이 살짝 찰 것이다. 하지만 20초 동안 전력질주를 하면 어떻게 될까? 아마도 거의 쓰러지기 일보 직전이 될 것이다. 바로 이 점이 이 운동의 핵심이다. 20초 동안 세트를 마치면 40초 동안 휴식을 취하는데, 이 시간 동안 몸이 충분히 회복되기 때문에 다음 운동을 매우 격렬하게 실시할 수 있다.

프로그램 활용법

- 프로그램 1, 2, 3 중에서 한 가지를 선택한다. 일주일에 3일을 선택하고 3가지 프로그램을 번갈아 실시하면 더 효과적이다. 또는 '20-40' 트레이닝 중 한 가지, '40-20' 트레이닝 중 한 가지(220~223페이지), '30-30' 트레이닝 중 한 가지(224~225페이지)를 조합하여 번갈아가며 실시한다.

- 이 프로그램은 서킷트레이닝 방식으로 각 프로그램을 1세트씩 연달아 실시하며, 각 운동은 20초 동안 동작을 최대한 많이 반복한 후에 40초 동안 휴식을 취하고 다음 운동으로 넘어간다. 매 운동마다 몸을 낮추거나 중량을 내리는 동작은 천천히 실시하고, 밀거나 당기는 동작은 빠르게 실시한다. 각 프로그램별로 1세트씩 마치면 서킷을 1회 마친 것이다.

- 서킷은 총 6회 실시한다. 프로그램을 좀 더 다양하게 하려면 프로그램 1, 2, 3을 조합하여 실시할 수도 있다. 다시 말해, 첫 번째 서킷은 프로그램 1을, 두 번째 서킷은 프로그램 2를 실시하고, 각 서킷을 1~2회 반복한다. 또는 프로그램 1, 2, 3 연속으로 실시하고 한 번 더 반복한다.

- 표에 제시된 대로 루틴을 마치면 다음 루틴으로 넘어가기 전에 1분 동안 휴식을 취한다. 원한다면 쉬지 않아도 된다.

- 운동 강도가 너무 세다면 중량을 낮추거나 좀 더 쉬운 응용동작을 골라서 실시한다. 반대로 운동 강도가 너무 약하다면 중량을 높이거나 난이도가 높은 응용동작을 골라서 실시한다.

- 매번 운동을 시작하기 전에는 반드시 5분 동안 워밍업을 실시한다. 이때는 9장의 '워밍업'을 참고한다.

Chapter 10

프로그램 1

운동
1. 싱글-암 덤벨 스윙 또는 싱글-암 케틀벨 스윙	p.153
2. 익스플로시브 푸시업	p.18
3. 체중 스쿼트	p.102~103
4. 친업	p.54
5. 체중 스플리트 스쿼트	p.115

10초 후 팔을 바꾼다.

프로그램 2

운동
1. 리버스 덤벨 런지	p.119
2. 푸시업과 로우	p.19
3. 리버스 덤벨 런지	p.119
4. 덤벨 푸시 프레스	p.71
5. 스쿼트 트러스트	p.192

왼발만 실시한다.

오른발만 실시한다.

프로그램 3

운동
1. 싱글-암 데드리프트	p.143
2. 싱글-암 데드리프트	p.143
3. 클로즈-핸드 푸시업	p.14
4. 얼터네이팅 덤벨 로우	p.40
5. 체중 점프 스쿼트	p.106

왼팔만 실시한다.

오른팔만 실시한다.

최고의 운동 프로그램 15가지

20초 핫 프로그램

몸을 변화시키는 데 편법이란 없다. 그런 의미에서 이 프로그램은 인정사정 봐주지 않는다. 이 프로그램은 지방을 파괴하고, 근육을 폭발시키며, 몸을 땀으로 흠뻑 적시어 한계 상황까지 몰아붙일 만큼 강도가 세다. 그리고 운동을 끝낸 뒤에도 몸이 계속 운동을 하고 있다는 착각을 하게 만들어 칼로리를 소비하게끔 만든다. 이 운동은 4분 타바타 운동을 기본 모델로 삼았는데 약간 변형을 시킨 버전이다. 다시 말해, 운동을 1가지만 하는 대신 근육이 서로 다른 자극을 받도록 2가지 운동을 번갈아 실시한다. 그러면 총 4분 이상 운동을 하게 되는데, 4분 동안 운동을 실시하고 1분 동안 휴식을 취하는 루틴이다. 이런 방식으로 2회, 3회, 그 이상으로 늘려간다. 30분까지 도전한다면 몸에 있던 지방은 온데 간데 없이 사라질 것이다.

프로그램 활용법

- 일주일에 3일을 선택하여 슈퍼 세트를 실시하거나 다른 운동, 가령 '40-20' 트레이닝 중 한 가지(220~223페이지), '30-30' 트레이닝 중 한 가지(224~225페이지), '20-40' 트레이닝 중 한 가지(228~229페이지), 트리플 세트 토치 프로그램(232~233페이지) 중 한 가지를 조합하여 번갈아가며 실시한다.

- 이 프로그램은 2개의 운동, 가령 1A와 1B를 차례로 실시하며 이것을 슈퍼 세트라고 한다. 1A를 20초 동안 실시하고 10초 동안 휴식을 취한 다음 1B를 20초 동안 실시하고 다시 10초 동안 휴식을 취한다. 이것이 슈퍼 세트 1회이며, 총 4회를 실시하면 4분이 소요된다. 그 다음 2A와 2B도 마찬가지 방법으로 반복하고 5개의 슈퍼 세트를 마치면 휴식시간을 포함하여 총 24분이 소요된다. 운동이 부족하다고 느껴지면 세트를 더 반복한다.

- 운동 강도가 너무 세다면 중량을 낮추거나 좀 더 쉬운 응용동작을 골라서 실시한다. 반대로 운동 강도가 너무 약하다면 중량을 높이거나 난이도가 높은 응용동작을 골라서 실시한다.

- 이 운동이 마음에 들지만 자신에게 다소 벅차다면 운동과 휴식 시간을 조절하면 된다. 10초 동안 운동을 실시하고 20초 동안 휴식을 취한 다음 15초 동안 운동을 실시하고 15초 동안 휴식을 취한다. 이런 방식으로 20초 운동, 10초 휴식으로 발전시킬 수 있다.

- 매번 운동을 시작하기 전에는 반드시 5분 동안 워밍업을 실시한다. 이때는 9장의 '워밍업'을 참고한다.

Chapter 10

슈퍼 세트 1

1A. 트러스터 | p.187

1B. 싱글-암 덤벨 스윙 또는 싱글-암 케틀벨 스윙 | p.153 ← 각 세트마다 팔을 바꾼다.

1분 휴식

슈퍼 세트 2

2A. 푸시업 | p.10~11

2B. 리버스 덤벨 런지 | p.119

1분 휴식

슈퍼 세트 3

3A. 얼터네이팅 덤벨 숄더 프레스 | p.71

3B. 얼터네이팅 덤벨 로우 | p.40

1분 휴식

슈퍼 세트 4

4A. 스태거드-핸드 푸시업 | p.15 ← 각 세트마다 팔의 위치를 바꾼다.

4B. 덤벨 사이드 런지 | p.123 ← 각 세트마다 다리를 바꾸거나 반복할 때마다 다리를 번갈아 실시한다.

1분 휴식

슈퍼 세트 5

5A. 스쿼트 트러스트 | p.192

5B. 싱글-암 덤벨 스윙 또는 싱글-암 케틀벨 스윙 | p.153 ← 각 세트마다 팔을 바꾼다.

1분 휴식

최고의 운동 프로그램 15가지

트리플 세트 토치 프로그램

이 프로그램은 불을 붙이는 토치가 장작을 태우듯 지방을 연소시키는 프로그램으로, 맨즈헬스 및 우먼즈헬스 헬스클럽에서 회원들에게 수백 개의 운동을 테스트 한 결과, 당당히 상위에 랭크된 운동들로 구성하였다. 이 프로그램은 상당히 힘들지만 빠른 동작을 다양하게 사용하기 때문에 운동 효과가 매우 뛰어나다.

프로그램 활용법

- 일주일에 3일을 선택하여 트리플 세트를 실시하거나 다른 운동, 가령 '40-20' 트레이닝 중 한 가지(220~223페이지), '30-30' 트레이닝 중 한 가지(224~225페이지), '20-40' 트레이닝 중 한 가지(228~229페이지), 20초 핫 프로그램(230~231페이지) 중 한 가지를 조합하여 번갈아가며 실시한다.
- 이 프로그램은 3개의 운동, 가령 1A, 1B, 1C를 차례로 실시하며 이것을 트리플 세트라고 한다. 1A를 20초 동안 실시하고 휴식 없이 바로 1B를 20초 동안 실시하고 이어서 1C를 20초 동안 실시한다. 그리고 1분 동안 휴식을 취하고 운동 2A, 2B, 2C로 넘어간다. 이런 방식으로 트리플 세트를 총 10회 마칠 때까지 반복하며 총 19분이 소요된다. 운동이 부족하다고 느껴지면 세트를 더 반복해도 된다.
- 운동 강도가 너무 세다면 중량을 낮추거나 좀 더 쉬운 응용동작을 골라서 실시한다. 반대로 운동 강도가 너무 약하다면 중량을 높이거나 난이도가 높은 응용동작을 골라서 실시한다.
- 매번 운동을 시작하기 전에는 반드시 5분 동안 워밍업을 실시한다. 이때는 9장의 '맞춤식 워밍업 프로그램'을 참고한다.

트리플 세트 1

1A. 스파이더맨 푸시업 | p.15
1B. 유도 푸시업 | p.17
1C. T-푸시업 | p.17
1분 휴식

트리플 세트 2

2A. 덤벨 스플리트 스쿼트 | p.115 ← 왼발만 실시한다.
2B. 덤벨 스플리트 스쿼트 | p.115 ← 오른발만 실시한다.
2C. 체중 점프 스쿼트 | p.106
1분 휴식

Chapter 10

트리플 세트 3
3A. 마운틴 클라이머 | p.164
3B. 스쿼트 트러스트 | p.192
3C. 래터럴 슬라이드 | p.198
1분 휴식

트리플 세트 4
4A. 싱글-암 뉴트럴-그립 덤벨 로우 | p.41 ← 왼팔만 실시한다.
4B. 싱글-암 뉴트럴-그립 덤벨 로우 | p.41 ←
4C. 푸시업과 로우 | p.19 ← 오른팔만 실시한다.
1분 휴식

트리플 세트 5
5A. 피트 온 스위스볼 힙 레이즈 | p.133
5B. 스위스볼 마칭 힙 레이즈 | p.133
5C. 스위스볼 힙 레이즈와 레그 컬 | p.137
1분 휴식

트리플 세트 6
6A. 싱글-암 리버스 런지와 프레스 | p.188 ← 오른팔만 실시한다.
6A. 싱글-암 리버스 런지와 프레스 | p.188 ←
6C. 점핑 잭 | p.191 ← 왼팔만 실시한다.
1분 휴식

트리플 세트 7
7A. 스태거드-핸드 푸시업(왼손) | p.15
7B. 스태거드-핸드 푸시업(오른손) | p.15
7C. 스위스볼 잭나이프 | p.166
1분 휴식

트리플 세트 8
8A. 덤벨 사이드 런지 | p.123 ← 왼발만 실시한다.
8B. 덤벨 사이드 런지 | p.123 ←
8C. 로우 사이드-투-사이드 런지 | p.195 ← 오른발만 실시한다.
1분 휴식

트리플 세트 9
9A. 프리즈너 스쿼트 | p.104
9B. 얼터네이팅 덤벨 런지 | p.119
9C. 체중 스플릿 스쿼트 | p.115
1분 휴식

트리플 세트 10
10A. 익스플로시브 푸시업 | p.18
10B. 점핑 잭 | p.191
10C. 체중 점프 스쿼트 | p.106
1분 휴식

최고의 운동 프로그램 15가지

베스트 15분 운동 프로그램

늘씬하고 강인한 몸을 만드는 데 꼭 많은 시간이 필요한 것은 아니다. 캔자스 대학 과학자들은 초보자의 경우, 일주일에 15분씩 세 번만 웨이트트레이닝을 하면 근력이 2배로 상승된다고 말한다. 더욱이 웨이트트레이닝을 한 달 안에 그만두는 일반인들과 달리, 이 짧은 15분 운동 프로그램을 사용했던 캔자스 대학의 연구에 참여한 사람들은 웨이트트레이닝을 쉽게 생활화할 수 있었다. 그렇다면 우리도 못할 이유는 없다. 이 4개의 15분 운동 프로그램은 지방을 연소시킴과 동시에 근육을 만들 수 있도록 구성되어 있다.

운동 1

운동	세트	반복	휴식
1A. 고블릿 스쿼트	p.114	3	15	0
1B. 푸시업	p.10~11	3	최대한 많이	0
1C. 힙 레이즈	p.130~131	3	12~15	0
1D. 덤벨 로우	p.40	3	10~12	0
1E. 플랭크	p.156~157	3	30초 유지	0

운동 2

운동	세트	반복	휴식
1A. 스위스볼 힙 레이즈와 레그 컬	p.137	3	최대한 많이	0
1B. 푸시업 플러스	p.30~31	3	최대한 많이	0
1C. 스위스볼 잭나이프	p.166	3	최대한 많이	30초
2A. 친업	p.54~55	2~3	최대한 많이	30초
2B. 덤벨 숄더 프레스	p.70	2~3	8~10	30초

Chapter 10

시작하기 전에

이 프로그램을 진행하면서 어떤 운동이 너무 쉽거나 어렵게 느껴지면 정해진 반복 횟수를 완료할 수 있는 다른 응용동작으로 언제든지 대체해도 무방하다. 하지만 각 세트는 완전한 근육 탈진 상태에 이르지 않으면서도 힘겹게 느껴지는 시점까지 근육을 자극할 수 있어야 한다.

이 프로그램은 15분이라는 짧은 시간으로 구성되어 있지만 결코 만만치는 않다. 왜냐하면 시종일관 빠른 속도와 강도를 유지해야 하기 때문이다. 처음에는 프로그램이 힘들게 느껴질 수도 있다. 이럴 때는 세트 사이에 휴식을 좀 더 취하고 15분 안에 최대한 여러 세트를 완료하도록 한다. 그리고 다음에 운동을 할 때는 전체 루틴을 완성할 때까지 휴식시간을 조금씩 줄여나간다.

프로그램 활용법

- **옵션 1:** 4가지 운동 가운데 하나를 선택하여 일주일에 3회 실시하고, 각 운동일 다음에는 최소한 하루 동안 휴식을 취한다. 그리고 그 다음 주부터는 매번 새로운 운동을 선택한다.

- **옵션 2:** 4가지 운동 가운데 2가지를 선택하여 일주일에 3일에 걸쳐 2가지 운동을 번갈아 실시하고, 각 운동일 다음에는 최소한 하루 동안 휴식을 취한다. 가령, 월, 수, 금요일에 운동을 한다면 첫째 주 월요일과 금요일에는 운동 1을 실시하고 수요일에는 운동 2를 실시한 다음, 둘째 주 월요일과 금요일에는 운동 2를 실시하고 수요일에는 운동 1을 실시한다. 그리고 4주가 지난 후에는 새로운 운동을 2가지 선택하여 같은 방식으로 진행한다.

운동 3

운동	세트	반복	휴식
1. 싱글-암 리버스 런지와 프레스 | p.188	3	10~12	1분
2A. 친업 | p.54~55	3	최대한 많이	0
2B. 사이드 플랭크 | p.162	3	30초 유지	0
2C. 푸시업 | p.10~11	3	최대한 많이	45초

운동 4

운동	세트	반복	휴식
1A. 싱글-암 덤벨 스윙 | p.153	3	12	30초
1B. 푸시업과 로우 | p.19	3	12	30초
2A. 트러스터 | p.187	2	12	30초
2B. 스위스볼 잭나이프 | p.166	2	12~15	30초

최고의 운동 프로그램 15가지

미드 스파르타쿠스 프로그램

할리우드 스타들은 어떻게 그처럼 눈부신 몸을 가지고 있는 것일까? 사실 그들의 몸은 운동 과학의 산물이다. 미국의 유료 케이블 방송 스타즈 Starz의 제작진은 2010년 1월부터 방영한 프리미엄 미드 시리즈 스파르타쿠스 Spartacus의 배우들을 위한 트레이닝 프로그램을 내게 의뢰했다. 그때 내가 한 점 망설임 없이 자문역을 부탁한 이는 레이첼 코스그로브 Rachel Cosgrove였다. 그녀는 세계에서 가장 유명한 건강 전문가 중 한 사람일 뿐만 아니라, 근육과 지방 감량에 관한 최신 과학을 연금술사처럼 결합해 놀라운 성과를 자아내는 능력을 가지고 있다. 이 프로그램에는 그녀의 노하우가 고스란히 녹아 있다.

우리는 스파르타쿠스 프로그램을 구성하기 위해 전신의 모든 부위를 운동할 수 있는 10가지 운동을 선택했다. 그리고 각 운동은 근육은 물론이고 심폐 기능까지 발달시킬 수 있도록 60초 동안 실시하도록 정했다. 그 최종 결과물은 지방을 태우고, 가슴과 팔과 복근을 다듬으며, 최상의 건강 상태를 유지해주는 최신에 서킷트레이닝 프로그램이다. 이 프로그램을 활용하면 스파르타쿠스에 출연한 배우들처럼 미끈한 근육질의 몸매를 가지게 될 것이다.

Chapter 10

프로그램 활용법

- 이 프로그램은 일주일에 3회에 걸쳐 실시한다. 이 프로그램은 기본 웨이트트레이닝 프로그램으로도 손색이 없지만, 이미 다른 운동 프로그램을 진행하고 있다면 웨이트트레이닝 휴식일에 심혈관계 운동 프로그램으로 활용할 수도 있다. 그 경우에는 더욱 신속하게 지방을 감량하는 데 도움이 될 것이다.
- 이 프로그램은 서킷트레이닝 방식으로 각 운동을 60초 동안 1세트씩 연달아 실시하며, 60초 동안 동작을 최대한 많이 반복한 후에 다음 운동으로 넘어간다. 이때 각 운동 사이에는 15초 동안 휴식을 취하고, 10가지 운동을 1세트씩 모두 완료한 다음에는 2분 동안 휴식을 취하고 같은 과정을 2회 더 반복한다. 만약 체중 운동을 60초 동안 지속할 수 없는 경우에는 중간에 간간히 휴식과 운동을 반복하면서 60초를 채운 후에 다음 운동으로 넘어간다.
- 매번 운동을 시작하기 전에는 반드시 5~10분 동안 워밍업을 실시한다. 이때는 9장의 '워밍업'을 참고한다.

운동 1
- 고블릿 스쿼트 | p.114

운동 2
- 마운틴 클라이머 | p.164

운동 3
- 싱글-암 덤벨 스윙 | p.153

운동 4
- T-푸시업 | p.17

← T-푸시업이 어렵다면 좀 더 쉬운 응용동작을 실시한다.

운동 5
- 덤벨 스플리트 스쿼트 | p.115

운동 6
- 덤벨 로우 | p.40

운동 7
- 덤벨 사이드 런지와 터치 | p.123

운동 8
- 푸시업과 로우 | p.19

← 푸시업 포지션 로우는 19페이지 '푸시업과 로우' 동작을 참조하되, 같은 자세에서 푸시업 동작은 취하지 말고 로우 동작만 취한다.

운동 9
- 덤벨 런지와 로테이션 | p.121

운동 10
- 덤벨 푸시 프레스 | p.71

운동 체크표

날짜: 체중:

운동	세트	반복	시간	중량	특이사항

날짜: 체중:

운동	세트	반복	시간	중량	특이사항

※복사해서 사용하세요.

WORKOUT LOG

날짜:　　　　　　체중:

운동	세트	반복	시간	중량	특이사항

날짜:　　　　　　체중:

운동	세트	반복	시간	중량	특이사항

음식 체크표

날짜:

음식/음료	칼로리
아침	
간식	
점심	
간식	
저녁	
간식	
총량	
오늘 최소한 8잔의 물을 마셨습니까? YES / NO	
특이사항:	

날짜:

음식/음료	칼로리
아침	
간식	
점심	
간식	
저녁	
간식	
총량	
오늘 최소한 8잔의 물을 마셨습니까? YES / NO	
특이사항:	

※복사해서 사용하세요.

FOOD LOG

날짜:

	음식/음료	칼로리
아침		
간식		
점심		
간식		
저녁		
간식		
	총량	
오늘 최소한 8잔의 물을 마셨습니까? YES / NO		
특이사항:		

날짜:

	음식/음료	칼로리
아침		
간식		
점심		
간식		
저녁		
간식		
	총량	
오늘 최소한 8잔의 물을 마셨습니까? YES / NO		
특이사항:		

Women'sHealth
우먼즈헬스 빅북 : 핵심판

초판 1쇄 발행 2017년 1월 16일
초판 2쇄 발행 2023년 8월 1일

지은이 아담 캠벨 | **옮긴이** 김승환
펴낸이 김영조
편집 김시연 | **디자인** 이병옥 | **마케팅** 김민수 | **제작** 김경묵 | **경영지원** 정은진 | **외주디자인** ALL design group
펴낸곳 싸이프레스 | **주소** 서울시 마포구 양화로7길 44, 3층
전화 (02)335-0385/0399 | **팩스** (02)335-0397
이메일 cypressbook1@naver.com | **홈페이지** www.cypressbook.co.kr
블로그 blog.naver.com/cypressbook1 | **포스트** post.naver.com/cypressbook1
인스타그램 싸이프레스 @cypress_book | 싸이클 @cycle_book
출판등록 2009년 11월 3일 제2010-000105호

ISBN 979-11-6032-016-9   13690

- 이 책은 저작권법에 따라 보호 받는 저작물이므로 무단 전재 및 무단 복제를 금합니다.
- 책값은 뒤표지에 있습니다.
- 파본은 구입하신 곳에서 교환해 드립니다.
- 싸이프레스는 여러분의 소중한 원고를 기다립니다.